I

医学
文化史

A CULTURAL

HISTORY

OF MEDICINE

「古代卷」

IN ANTIQUITY

总　主　编　〔英〕罗杰·库特 (Roger Cooter)
分卷主编　〔比利时〕劳伦斯·托特林 (Laurence Totelin)
译丛主编　张大庆 苏静静
译　　者　苏静静

人民文学出版社

著作权合同登记号 　图字 01-2023-1045

© Bloomsbury Publishing Plc, 2021
This translation of *A Cultural History of Medicine in Antiquity*, first edition is
published by arrangement with Bloomsbury Publishing Plc.

图书在版编目（CIP）数据

医学文化史．古代卷／（英）罗杰·库特总主编；
（比）劳伦斯·托特林分卷主编；苏静静译．-- 北京：
人民文学出版社，2025．-- ISBN 978-7-02-018975-5

Ⅰ．R-091

中国国家版本馆 CIP 数据核字第 20248K7Q03 号

责任编辑　陈彦瑾
装帧设计　陶　雷
责任印制　张　娜

出版发行　人民文学出版社
社　　址　北京市朝内大街166号
邮政编码　100705

印　　刷　三河市鑫金马印装有限公司
经　　销　全国新华书店等

字　　数　304千字
开　　本　880毫米×1230毫米　1/32
印　　张　13.75　插页2
印　　数　1—5000
版　　次　2025年3月北京第1版
印　　次　2025年3月第1次印刷

书　　号　978-7-02-018975-5
定　　价　69.00元

如有印装质量问题，请与本社图书销售中心调换。电话：010-65233595

目　录

总主编前言

罗杰·库特

（Roger Cooter）

医学文化史包罗万象。几乎没有什么可以被排除在外，包括不同时期文学及其他形式对身体的呈现、关于文明与人类的观念，以及健康与福祉方面的社会学、人类学和认识论，更不用说疼痛、疾病、痛苦和死亡这些存在体验，以及专业人士努力应对它们的方式。为囊括这些浩瀚的内容，本系列丛书聚焦八个与当代息息相关的类别：环境、食物、疾病、动物、物品、经验、心灵／大脑和权威。从古代到后现代世界，专家们以批判性的广度、深度和新颖性探究了这些主题，跨国视角被广泛接受。最重要的是，本系列关注并阐明了究竟什么是医学文化史——一个研究范畴和一个20世纪80年代兴起的认识论概念。

关于古代医学文本的注解

　　古希腊罗马的医学文献之丰富，浩如烟海。我们虽在力之所及范围内尽量广泛地参考现存的各种版本和译本，特别是洛布古典丛书版（Loeb Classical Library edition），然而，囿于一些署名希波克拉底（Hippocrates）和盖伦（Galen）的文本并没有收录于现代版本中，希波克拉底文本部分，我们主要参考了19世纪埃米尔·利特雷（Paul-Émile Littré）的版本；盖伦文本部分，主要参考了戈特利布·雅各布·库恩（Gottlieb Jacob Kühn）的版本。这些参考文献的格式例如"K/L 6.515"，其中"K"指"Kühn"（库恩），"L"指"Littré"（利特雷），"6"指卷号，"515"指页号。

导　言

劳伦斯·托特林

（Laurence Totelin）

劳伦斯·托特林（Laurence
Totelin），英国卡迪夫大学古代
史教授。主要研究古代药学、妇
科和植物学的历史。著有《希波克
拉底的药方：公元前5—前4世纪
希腊药学知识的口头和书面传播》
（ *Hippocratic Recipes: Oral and Written
Transmission of Pharmacological
Knowledge in Fifth- and Fourth-
Century Greece*, 2020 ），与植物学
家加文·哈迪（Gavin Hardy）合著
有《古代植物学》（ *Ancient Botany*,
2016 ）。

罗马诗人尤韦纳尔（Juvenal，1世纪末—2世纪初）在他的第14首《讽刺诗》（Satires）中，开玩笑地建议一位父亲应当预防性地服用一种药物，以免遭觊觎财产的儿子下毒手：

> 赶紧去找阿奇格涅斯 [医生]，
>
> 买一种米特拉达梯发明的混合物。
>
> 如果你想摘无花果，修剪玫瑰花，
>
> 你必须事先服用一些药；
>
> 如果你是一名父亲或国王时，进食前也要先服药。① [1]

诗人表面上在一本正经地谈论水果和鲜花，实则在说，如果父亲向阿奇格涅斯医生（Archigenes，1世纪的一位名医）求医问药，并在吃饭前服用米特拉达梯发明的混合物，那么他将一生绵长旖旎，风月无边。[2] 这种药通常被称为米特拉达梯解毒剂 [3]，是本都王国（Pontus）国王米特拉达梯六世（Mithradates Ⅵ，公元前120—前63年）发明的解毒剂。它是西方前现代医学中最著名的两种药方之一；另一种是尼禄的御医老安德罗马库斯（Andromachus the Elder）所发明的底野迦（译注：theriac 的音译，即解毒剂），在米特拉达梯解毒剂的基础上加入了毒蛇肉等成分 ②。这些药方据称可以使人免受中毒的威胁，就像尤韦纳尔《讽刺诗》中父亲的情况一样，但证据显示它们对许多

---

① Juvenal, Satires 14.252 – 5.

② 见 Watson 1966; Stein 1997; Boudon – Millot 2010。

疾病也有帮助。它们是很多古代解药剂相关文献的主题，如盖伦的《论解药》（*On Antidotes*），以及伪盖伦《论庇索之底野迦》（*On Theriac to Piso*）和《论潘菲力安之底野迦》（*On Theriac to Pamphilianus*）①。[4] 即使在古代之后，米特拉达梯解毒剂和底野迦依然应用广泛，例如，在18世纪仍被列入官方的《伦敦药典》（*London Pharmacopoeia*，见图0.1）②。本卷将以米特拉达梯解毒剂复杂的早期历史为线索，并在一定程度上参考底野迦的历史，围绕以下八个主要的主题和进路展开，包括环境、食物、疾病、动物、物品、经验、心灵 / 大脑和权威。

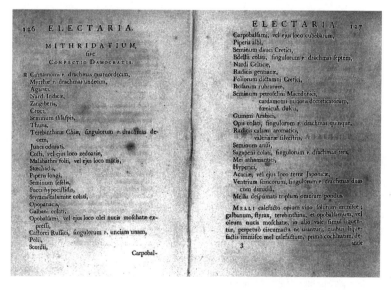

图 0.1 《伦敦药典》中米特拉达梯解毒剂或德谟克利特制剂的配方，1746年。每个成分另起一行，药方清晰易读。来源：Wellcome Library。

① 关于这两篇是否真的盖伦之作，见 Nutton 1997；Leigh 2015；Boudon – Millot 2016：LII – LXXIV。

② 见 Cowen 1985。

| 王权、作者和经验

关于古代医学的学术研究大多集中在两个语料库，即两部大型文本集。第一部是《希波克拉底文集》（Hippocratic Corpus），其中收录的一系列文章被认为是科斯（Cos）的希波克拉底所作。希波克拉底是一位活跃在公元前5世纪下半叶至公元前5世纪初的医生，不过，文集中收录的所有文本是否都是由希波克拉底本人所作尚不清楚[①]。第二部是《盖伦文集》（Galenic Corpus），这是一套由帕加蒙的盖伦（Galen of Pergamum，129—200/216年）撰写或归于他名下的文本。盖伦来自小亚细亚，曾为以下几任罗马皇帝担任御医：马可·奥勒留（Marcus Aurelius）和他的儿子康茂德（Commodus），塞普提米乌斯·塞维鲁（Septimius Severus）和他的儿子卡拉卡拉（Caracalla）[②]。盖伦的著作也很重要，因为它们是我们了解希腊化时期（从公元前323年亚历山大大帝去世，到公元前31年阿克提姆战役这段时间）医学文本的主要史料之一，而这些文本大部分已经失传。因此，要了解米特拉达梯统治下和希腊化时期撰写的医学文本，现在只能通过盖伦和其他后来的作者，如奥里巴修斯（Oribasius，4世纪）、阿米达的埃提乌斯（Aetius

---

① 关于介绍，见 Craik 2015；Pormann ed. 2018。

② 关于他们的介绍，见 Hankinson ed. 2008; Boudon – Millot 2012; Nutton 2020。

of Amida，6世纪）和埃吉纳的保罗（Paul of Aegina，7世纪）引用的片段来了解。

本卷在充分挖掘《希波克拉底文集》和《盖伦文集》的同时，也尽量参考了一系列其他的资料来源，包括文献和物质材料，其中一些（如上面引用的尤韦纳尔的诗句）通常不被归类为医学文献[1]。本卷还认识到，在古代大多数与医学文化史相关的资料都是来自社会精英成员，他们通常是男性，但笔者还将试图还原妇女、被奴役者和其他没有特权的社会行为者的声音[2]。米特拉达梯解毒剂据称是由一位国王首创的，但透过它的历史，我们可以窥见罪犯、市场卖家、社会攀附者和患病妇女及儿童的生活。

米特拉达梯是本都王国的国王，该国毗邻欧新海（Euxine Sea，即黑海）。他是公元前1世纪罗马最顽强的劲敌之一：罗马先后发动了三次米特拉达梯战争，直到他被罗马大将军庞培击败并自杀[3]。他的宫廷里人才荟萃，其中不乏医学权威。在这里，希腊语是通用的语言。国王对医学有着浓厚的兴趣。资料显示，他与同时代三位著名的医学专家都有联系，分别是：比提尼亚的阿斯克莱皮亚德斯（Asclepiades of Bithynia），他拒绝觐见米特拉达梯，而是寄来了一篇文章[4]；[5]"割根者（root-cutter）"克拉特乌斯（Crateuas），他特将一

---

① 关于这种类型的方法，见 Nutton 2013。

② 关于"大众医学"，见 Harris ed. 2016。

③ 关于其传记，见 Mayor 2010。

④ Pliny, *Natural History* 25.6；另见7.124。

种植物命名为"米特拉达梯（mithridateia）"以示纪念[①]（见图0.2）；以及亚历山大里亚（Alexandria）的经验主义医生佐普鲁斯（Zopyrus，见下文）。据历史学家普鲁塔克（Plutarch）的记载[②]，国王本人"俨然一位业余医生"，他的朝臣们络绎不绝地来请他做手术和实施烧灼疗法（cauterization）。[6] 然而，最让这位国王着迷的是药理学。根据盖伦的说法[③]，他"急切地想要试验几乎所有的单方药物（empeiria）"[④]，米特拉达梯解毒剂便是这样找到的。据罗马百科全书式学者老普林尼（Pliny the Elder, 23–79）的记载[⑤]，米特拉达梯每天会服用毒药，以使自己获得免疫（这一过程在法语中仍被称为 *mithridatisation*），他是第一个发明解毒剂的人，其中一种解毒剂被冠以他的名字而被铭记于今。虽然这些药学实验可能是由米特拉达梯的某位医生或被誉为医学家的人进行的，或至多在他的监督下进行的，但人们记住的是这位国王，他是发明解毒剂的权威。有谁能比一位据传曾毒害过一些亲属，而他自己又经常受到毒害威胁的国王更适合做解毒剂的代言人呢？

　　古代资料明确揭示了米特拉达梯的政治权力与他的药理能力之间的联系。老普林尼指出[⑥]，国王会直接从他的臣民那里收集关于药材的详细信息，"他们构成了世界的很大一部分"。他能做到这一点，是因

---

① *Natural History* 25.62.

② *How to Tell a Flatterer* 15.

③ *On Antidotes* 1.1, K14.2.

④ 见 von Staden 1975。

⑤ *Natural History* 25.6.

⑥ *Natural History* 25.5–7.

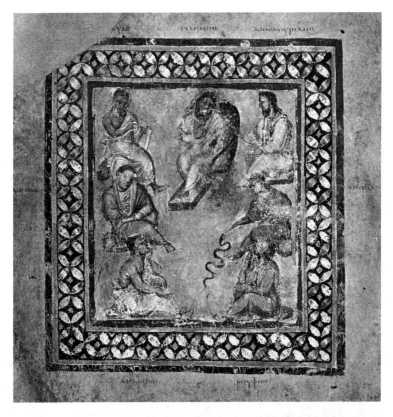

图 0.2　迪奥斯科里德斯（Dioscorides）的药学著作《论药物》（*Materia Medica*，512 年）著名的维也纳抄本（Vienna Dioscorides），在前言中描绘了若干古代权威。从上中位开始，按顺时针方向分别为：盖伦，迪奥斯科里德斯，克罗丰的尼坎德，以弗所的鲁弗斯，卡利斯托的安德烈亚斯，阿波罗尼乌斯·米斯和克拉特乌斯。来源：Österreichische Nationalbibliothek。

为他精通 22 种语言^①。[7] 因此，米特拉达梯俨然一位民族志学家，热衷于了解帝国的风土人情，甚至各民族的根源，帝国和医学是密切相

---

① 根据奥卢斯·革利乌斯 (Aulus Gellius) 的说法是 25 种（*Attic Nights* 17.17）。

关的^①。根据老普林尼的记载，米特拉达梯在一系列文本中记录了他的发现和标本，庞培大将军拿到了这些文本，并命令自由民莱奈斯（Lenaeus）将其翻译成拉丁文，确保他的成就能"惠及子民和国家"。庞培了解米特拉达梯的植物学和药理学兴趣所带来的政治影响，并眼光敏锐地将其引入罗马文化，使其在那里继续生根发芽。

在其他方面，政治权力对米特拉达梯的发现也是至关重要的。根据盖伦的记载^②，国王在"死刑犯"身上测试了药理成分的特性。盖伦还讲述了医生佐普鲁斯的故事^③，他将自己发明的一种解毒剂送给国王（但不清楚医生送去的是药剂还是写下来的配方），在一个被判刑的罪犯身上进行试验。佐普鲁斯希望米特拉达梯先给毒药或解药。据说，那个囚犯活了下来。正是因为他是统治者，是法律制度的化身，米特拉达梯才能够找到这些罪犯来进行试验。对于古代医生而言，与拥有生杀大权的统治者关系紧密显然是有益的，因此，他们为其赞助人开脱道德上的罪责，就像盖伦所做的那样^④："如果是国王在被判死刑的人身上尝试药物，也就无须置喙了。"^⑤ [8]《论庇索之底野迦》的作者在第 2 章提出了类似的主张，并补充说，由于他没有能力在人身上测试底野迦（检测药物是否掺假的必要条件），他不得不在动物身上进行试验：让一只有毒的野兽咬一只野鸡，如果给它服用了真正的底野迦，

---

① 见 Flemming 2003；Totelin 2012a。

② *On Antidotes* 1.1，K14.2.

③ *On Antidotes* 2.7，K14.150.

④ *On the Powers of Simple Drugs* 10.1，K12.252.

⑤ 关于道德和古代科学，见 Lloyd[1985]1991。

它就能活下来，否则就会死亡。人们无法回避这样的结论：古代博学的医生从对人和动物的折磨中获利，这种折磨有时以"奇观"的形式公开进行，让人联想到古代马戏团的游戏，动物和持异议者（如基督徒）被杀死以"娱乐"众人[1]。

虽然古代统治者对他们的臣民拥有生杀大权，但没有任何解药可以让他们永生，尽管有些解药号称可以"长生不老（希腊语：*atanasia*）"[2]。有关米特拉达梯的传说印证了这一说法，其中包括一则关于他自杀失败的传闻[3]。这个故事有各种版本，其中最具戏剧性的是在伪希腊文本《论庇索之底野迦》[4]中发现。据称，当他被罗马将军庞培击败后，米特拉达梯选择饮毒自杀。他的女儿们服用了同样的毒药，很快就死了，但他仍然活着，"毒药无效，因为他有饮用解毒剂的习惯"。然后，他叫来他的朋友比斯托库斯（Bistocus），让他割断自己的喉咙，"用剑完成毒药的工作"（见图0.3）。米特拉达梯无疑是自杀了［这在古代战败的统治者中是很常见的行为，例如克里奥帕特拉（Cleopatra）在阿克提姆（Actium）战败后的自杀］，但在他死后不久，他的死亡故事就被美化以推广解毒剂，这在1世纪的罗马变得很流行。

老普林尼声称传播了米特拉达梯奇妙解毒剂的原始配方[5]，据称

---

[1]　关于古代解剖学演示与游戏和公开刑事审讯的比较，见 Gleason 2009。

[2]　关于米特拉达梯所发明的长生不老药配方，见 Galen, *On Antidotes* 2.8，K14.148。

[3]　见 Harig 1977。

[4]　盖伦伪书，*On Theriac to Piso* 16.20–2。

[5]　*Natural History* 23.149.

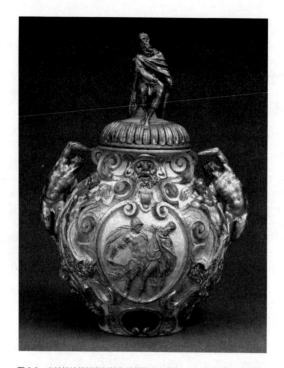

图 0.3 米特拉达梯解毒剂的陶器药罐，意大利，16 世纪，被认为是丰塔纳（Annibale Fontana）所有。药罐上面绘有米特拉达梯国王服毒失败之后，被朋友用剑刺死的画面。藏于盖蒂博物馆，编号 90.SC.42.1。来源 : Getty Museum。

庞培在国王亲手写的笔记本中发现了这一配方。将两颗干坚果、两颗无花果（见图 0.4）、20 片芸香树叶、一撮盐，混合碾碎。斋戒期间服用此药方，可以在一天内避免中毒的威胁。诗人昆图斯·塞勒努斯（Quintus Serenus，2 世纪末 —3 世纪初）在老普林尼的作品中发现了这一信息，将其改写成了诗句，并加入了一些讽刺意味：

　　据记载，米特拉达梯奇妙解毒剂由许多成分组成，

但马格努斯 [庞培] 胜利的时候，

他拿到了它和数不尽的财宝，

在国王的书桌上发现了它。

平平无奇之物的混合，使他开怀大笑。

两倍于十片的芸香叶，几粒盐。

两个核桃，两个无花果，一起碾碎。

国王每天早上佐酒吃一点这个，

害怕他母亲递给他的高脚杯。[1] [9]

　　塞勒努斯和老普林尼都知道，这种由普通家庭材料组成的简单而丰盛的制剂与公元最初几个世纪罗马的米特拉达梯解毒剂毫无相似之处。这种对比确实很可笑，而且这个简短的食谱很可能是一个恶作剧，与米特拉达梯这样的国王所发明的解药毫无相似之处。老普林尼指出[2]，他所熟悉的解毒剂包括54种成分，其中一些成分的用量少得离谱。[10] 这位百科全书式的学者反对这种复合药方，他认为这是希腊人带到罗马的危险品；他赞成一种不太复杂的治疗方式，以少量成分为基础，最好是在意大利种植。

　　老普林尼没有给出米特拉达梯包含54种成分的完整配方。然而，若干位活跃于1—2世纪的医学家在著作中记载了关于米特拉达梯解毒剂的配方，比如斯克里波尼乌斯·拉格斯 (Scribonius Largus) [3]，

---

[1]　Quintus Serenus, *The Medical Book* 1061–8.

[2]　*Natural History* 29.24.

[3]　*Composite Remedies* 170.

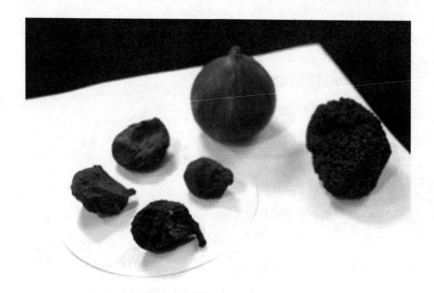

图 0.4 在赫库兰尼姆古城（Herculaneum，因公元 79 年维苏威火山大喷发而埋没的古城）发掘的碳化无花果。在老普林尼所记载的原始米特拉达梯解毒剂中，无花果是四种成分之一。传说利维亚会给自己的丈夫奥古斯都皇帝服用有毒的无花果。来源 :Getty Images。

塞尔苏斯（Celsus）[1]，小安德罗摩斯（Andromachus the Younger）[2]，安提帕特和克里奥潘图斯（Antipater & Cleophantus）[3]，德谟克利特（Damocrates）[4]，以及色诺克拉底和尼科斯特拉图斯（Xenocrates & Nicostratus）[5]。[11] 盖伦还传播了其他几个被记在米特拉达梯名下的配

---

① *On Medicine* 5.23.2.

② 载于 Galen, *On Antidotes* 2.1, K14.107-8。

③ 载于 Galen, *On Antidotes* 2.1, K14.108-9。

④ 载于 Galen, *On Antidotes* 2.2, K14.115-19。

⑤ 载于 Galen, *On Antidotes* 2。

方，特别是一个包含"石龙子（Skink，译注：一种蜥蜴）"的解毒剂[①]，这种成分也出现在其他米特拉达梯的配方中（见下文）。

这些配方彼此都有所不同，不论是成分的种类还是数量。鉴于这种多样性，米特拉达梯的原始配方是无法恢复的[②]。然而，找到真实的原始配方是现代人的愿望。古代医家们似乎在毫无顾忌地生产自己的米特拉达梯解毒剂，并大肆使用国王的名字为自己的产品打广告。德谟克利特则用诗化的方式为药方打上了属于自己的风格印记，盖伦称赞这种方法[③]使人们更容易记住复杂的药方[12]。

| 植物、动物、矿物：药性

虽然所有现存的米特拉达梯配方（除了上面讨论的4种成分的配方）都不一样，但有几个共同点。最明显的是，它们都是由一长串成分所组成，从38种到54种不等。[13]它们是复方（含有多种成分）制剂，复方在米特拉达梯时代还相对较新。根据盖伦的记载[④]，经验主义医生曼提亚斯（Mantias，公元前2世纪下半叶）是第一个写到复方药物的人。[14]在此之前，药方要短得多，如《希波克拉底文集》中保存

---

① *On Antidotes* 2.9, K14.152-4.

② 见 Watson 1966: 44; Totelin 2004。

③ 如 *On the Composition of Drugs according to Kind* 5.10, K13.820。

④ *On the Composition of Drugs according to Kind* 2.1, K13.462.

的药方，很少有超过5至6种成分 ①。根据盖伦的记载，在曼提亚斯的药方中 ② 有一种包含12种成分的阿塔利克解毒剂（Attalic antidote），这是一种冠以另一位国王——帕加蒙的阿塔卢斯三世（Attalus III of Pergamum，公元前170—前133年）——名字的药方。[15] 与米特拉达梯解毒剂一样，阿塔卢斯也因对植物学和医学兴趣浓厚而闻名 ③，他可能是这位本都国王的灵感来源。盖伦的措辞让人不清楚曼提亚斯是为国王设计了一种解药，还是记录了国王创造的解药。无论如何，我们在这里可以看到宫廷与复方解毒剂发展之间密切相关。这些东西对国王和其他杰出的政治人物很有吸引力，不仅因为它们可以防止中毒，还因为它们的昂贵和扩张性：它们被大肆使用，象征着国王的财富、贸易能力和对自然的权力。相反，亚历山大大帝对疆域的征服以及随后建立的帝国——希腊化王国，为众多"新"物质从亚洲进入欧洲创造了条件，从而促进了复方疗法的诞生 ④。

事实上，米特拉达梯的配方就像一长串昂贵的产品目录，其中许多成分来自本都王国之外，甚至大罗马帝国之外，如遥远的阿拉伯、印度和更远的东方。其中包括各种类型的胡椒、肉桂、决明子、豆蔻、阿拉伯没药、印度没药、乳香和生姜。[16] 盖伦不断地强调 ⑤，要选择

---

① 见 Totelin 2009：259。

② *On the Composition of Drugs according to Kind* 8.3，K13.162-3.

③ 见 Totelin 2012a。

④ 例如，见 Nutton 1985。

⑤ *On Antidotes* 1.1，K14.24.

最优质的原料来制备米特拉达梯解毒剂、底野迦和其他复方，他承认，在罗马这种帝国的中心和贸易重镇比较容易做到这一点①。但即使在亚历山大和罗马这样的贸易中心，库存也很容易耗尽。192年，盖伦所储存的肉桂就在罗马大火中悉数付之一炬，其数量比该市所有商店的库存加起来还要多②。[17]他仍然可以使用帝国的库存，但即使是那些库存的药物也有点陈旧了，因为康茂德皇帝已经卖掉了他父亲马可·奥勒留的大部分个人收藏，盖伦只能按照图拉真（Trajan，98—117年在位）和哈德良（Hadrian，117—138年在位）的规定使用肉桂③。在原料很难采购的情况下，商人们毫不犹豫地选择对原料进行掺假。例如，他们将黑胡椒搓成团，并在其中掺入除虫菊（欧洲一种常见的花）和芥末，以仿造长胡椒的形状和味道④。

上面提到的成分还要求产地是来自东方的才能合格，如印度猪油和全土栖阿拉伯没药。米特拉达梯解毒剂的其他成分也都冠上了指代欧洲和近东地区的地理称谓。克里特（Cretan）的野胡萝卜、阿提卡（Attic）的蜂蜜、凯奥斯的葡萄酒（Chian wine）、伊利里亚（Illyrian）的鸢尾花、莱姆尼亚（Lemnian）的泥土、庞特（Pontic）的海狸香（castoreum）、庞特的福（*phou*，一种野生芥末）和高卢（Gallic）的芥末。古代史学家林·福克斯霍尔（Lin Foxhall）在研究古代贸易史时，将这些符合地理条件的成分称为"地方特产（local specialties）"⑤。

---

① 关于罗马东部贸易，见 Young 2001。

② *Avoiding Distress* 6.

③ *On Antidotes* 1.13, K.14.65.

④ *On Theriac to* Piso 12.10.

⑤ Foxhall 1998, 2005.

她提出，这类产品的显眼和竞争性消费有助于在古风时期（约公元前800—前500年）对精英身份的界定。可以说，米特拉达梯的首次出现，以及后来成为时尚，地方特产也发挥了类似的作用。米特拉达梯药方里每种成分的名字会让人想起来自不同的地方，让人感觉到所有的贸易路线都通向调配和消费这种解药的地方。[18]

米特拉达梯和其他复方解毒剂可以说是"窥一药而见大世界"①，因为它们的成分来自世界各地，是欧洲和近东居民所熟知的成分。对于国王、将军或皇帝来说，服用这样的药物是一种具有象征意义的行为：它相当于每天吞下一个缩微的世界。

在更基本的层面上，米特拉达梯解毒剂也是"窥一药而见大自然"，因为所有现存的解毒剂配方都既包含植物成分，还包括动物成分；有些版本中还包括矿物成分。所有版本的解毒剂都含有海狸香，古代人认为这种分泌物存在于海狸的睾丸中（事实上它存在于海狸的肛门囊中）；有些版本的配方中包含了石龙子，根据迪奥斯科里德斯（Dioscorides，1世纪）的记载②（见图0.2），这是一种来自埃及、印度或毛里塔尼亚（Mauretania）的陆栖蜥蜴；有些版本还包括来自莱姆诺斯岛（Lemnos）的泥土，这是一种矿物产品，上面印有阿尔特弥斯女神（the goddess Artemis）的形象，以证明其正宗③。因此，米特拉达梯解毒剂可谓凝聚了天地之精华，来保护其使用者免受毒药和疾病的侵害。

---

① 见 Totelin 2016 b。

② *Materia Medica* 2.66.

③ 见 Marganne 1997。

欲望之物：罗马精英阶层的解毒剂消费

无数种与医药文化史相关的物质文化已经流传下来[1]，比如外科手术器械、遗骸和考古遗址。药剂容器是一种比较常见的考古发现，有时，这些容器可以说明它们所装的制剂，如装 *lukion*（一种昂贵的润肤剂）的小容器[2]。时至今日，在考古记录中还没有明确地发现任何古代的米特拉达梯解毒剂容器。然而，考古学家玛丽娜·西亚拉尔迪（Marina Ciaraldi）认为[3]，在庞贝城附近可能发现了类似米特拉达梯解毒剂或底野迦的复杂解毒剂的遗迹。这些是在所谓的维苏威别墅（Villa Vesuvio）里发现的，在一个杜力姆陶罐（*dolium*，古罗马时期用于存储或运输货物的大型陶器花瓶或器皿）里，除了桃子和核桃之外，里面还放置了古代药用植物和动物成分的混合物。在维苏威别墅还有一些其他的发现，包括一个可能被用于生产肥皂、染料或药品的小锅。

古代的解毒剂却几乎没有实物的线索留下。它们的历史主要是基于文本来书写。然而，重要的是要永远记住，这些药物是物质性的物品，古代人对它们的渴望和消费是不加掩饰的[4]。"富人在效仿皇帝的

---

① 概述，请参见 Baker 2013。

② 见 Taborelli & Marengo 1998, 2010。

③ Ciaraldi 2000.

④ 关于古代的"消费"和"消费主义"，见 Greene 2008。

品味，或至少希望被人看到自己在模仿他们，这是非常明显的"，这就是盖伦对富有的罗马人消费底野迦、米特拉达梯解毒剂和其他解毒剂的批评①。盖伦写到，在马可·奥勒留的统治下，罗马的精英们纷纷都想购买解毒剂，但在他的儿子康茂德的统治下，由于他对医学没有兴趣，很少有人继续准备解毒剂。盖伦伪书②进一步指出，这些药物在塞普提米乌斯·塞维鲁和他的儿子卡拉卡拉的联合统治下又重新流行起来，那时它的使用变得更加普遍："事实上，现在我们所有人都可以自由地使用我们从他们（皇帝）那里得到的东西，并毫不犹豫地得到治疗，从另一个人那里得到药物。"

　　将"时尚"一词用于古代医学，以及更广泛地用于古代经济，可能显得不合时宜。时尚通常被认为是一种专属于后工业化社会的现象。然而，在过去的20年里，历史学家们开始探索前工业社会中的时尚观和消费主义。例如，如前所述，林·福克斯霍尔对古代贸易的研究③发现，绝对意义上的"需要"并不是推动古代贸易增长的主要动力。相反，对商品的欲望起到了重要作用。她进一步指出，这种欲望类似于现代的"时尚"概念：

　　　　这并不像它听起来那样愚蠢。我所说的"时尚"是指对风格迅速变化的标准化商品，形成了广泛的、相对大规模的消费。风格变化本身造就了物品的文化价值，而风格变化实际上是由消费欲驱动的。④

---

① *On Antidotes* 1.4, K 14.24.

② *On Theriac to Piso* 2.9.

③ Foxhall 2005.

④ Foxhall 2005: 241.

虽然"风格变化"的概念并不完全适用于解毒剂，但许多医生对解毒剂配方的调整却有某种相似之处。解毒剂容器的风格变化可能也是很快的，不幸的是，如前所述，这些容器在考古记录中没有被发现。

在盖伦看来[1]，解毒剂的普及是有一些负面影响的。一些医生在配制解毒剂时，成分不完整，没有包括那些难以找到的成分。更糟糕的是，除了优秀的医生在配制解毒剂，还有一些资质差得多的人也在出售不合格的解毒剂。盖伦专门对销售软膏的商贩（*muropōlai*）提出了批评（见图0.5）：他们基本都是错误百出，有些人甚至错得一塌糊涂。盖伦伪书也揭露了一些不诚实的人，完全为了金钱利益而从事解毒剂生意，在以极高的价格兜售劣质制剂[2]。

当然，我们无法听到这些被精英医学家所不齿的销售软膏的商贩和其他小贩的声音。他们中许多人都是文盲或识字能力有限[3]。然而，他们在铭文记录中留下了一些痕迹[4]。因此，我们可以阅读一位名为卢修斯·卢塔修斯·帕克修斯（Lucius Lutatius Paccius）的葬礼铭文，他是一位在罗马活动的香料商（卖香人或制香者），可能活跃于奥古斯都统治时期（*CIL* I²1334＝*ILS*7612）。这位商人自称"来自米特拉达梯国王的家族"。在拉丁文中，"*familia*"所涵盖的范围是远超如今家族成员这个概念的，我们推测帕克修斯是一个自由人，是某个叫米特拉达梯的国王的一位随行人员。不过，这个国王究竟是米特拉达梯六世，即米特拉达梯解毒剂的发明者，

---

[1] *On Antidotes* 1.4, K14.24.

[2] *On Theriac to Piso* 2.5.

[3] 关于古代背景下识字能力有趣的重新定义，见 Woolf 2015。

[4] 见 Korpela 1995。

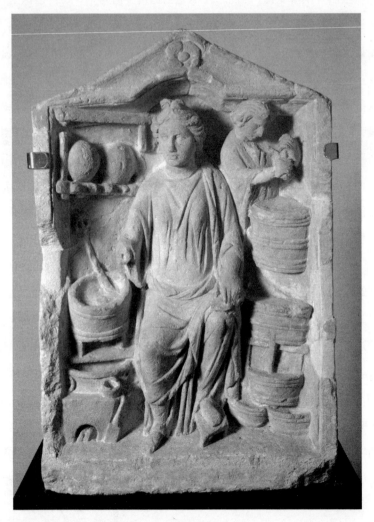

图 0.5 石灰岩石碑。雕刻的可能是一个女药剂师和她的随从，罗马，2 世纪。中间的药剂师坐在工作室的中间，一个助手在她后面工作。来源：Muséedépartemental d'Art Ancien et Contemporain, Épinal, France。

还是后来的米特拉达梯国王 [博斯普鲁斯王国（Bosporan Kingdom）的历任国王都是这个名字]，目前还不清楚。人们不禁要问，帕克修斯是否出售解毒剂，特别是米特拉达梯解毒剂。艾德丽安·梅尔（Adrienne Mayor）认为 ①，帕克修斯可能知道米特拉达梯解毒剂的原始配方，而且他与另一位名叫帕克修斯的药物学家有关系。医学文献很好地证明另一位帕克修斯的存在，他发明了一种名曰"神药（hiera）"的秘方，直到去世时将其遗赠给罗马皇帝提比略（Tiberius，14—37年在位），在此之前他一直保守着这个秘密 ②。

　　盖伦在批评配制解药的软膏商贩时，他是否想到了像这两位一样的人，或者是其他社会地位较低的人，我们不得而知。无论如何，盖伦在强调，是富人为了效仿皇帝而从庸医那里购买劣质的解药。虽然他提到在死刑犯身上试验解毒剂，但他没有讨论普通人消费这些药物的情况。我们根本不知道那些既不富有也不贫穷的普通人是否有机会得到哪怕廉价版的米特拉达梯和其他解毒剂。这是古代史中很常见的一个问题：史料所能提供的往往是关于社会精英以及他们所奴役的人的信息，但关于大多数普通人的信息却很少。

| 疾病和疗效：一切尽在不言中

　　米特拉达梯研制出解毒剂，希望能保护自己免受毒害。然而，到

---

① Mayor 2010：243.

② Scribonius Largus, *Composite Remedies* 97.

了1世纪，除了作为预防措施外，这种药还有许多其他用途。它也被用来对付所有有毒动物的咬伤，尽管对毒蛇的咬伤，它被认为不如含有毒蛇肉的底野迦有用，也就是所谓以毒攻毒的治疗[1]。最后，它被推荐用于治疗其他内脏疾病，从简单的消化不良（dyspepsia，不消化），到非常严重的呼吸道疾病，如肺炎，以及胃病、肝病、黄疸、脾病、肾病、髋骨疼痛、痛风、神经紊乱、胸膜炎、咳嗽、发热、寒战、破伤风和角状后凸、尿潴留和眼睛疲劳。这些疾病标签究竟指的是什么，如今已很难确定，即使同一个词，在古代和现代医学中所涵盖的意义可能也是不同的，例如消化不良和破伤风。也就是说，古代和现代的破伤风可能不是同一种疾病，学者们已经指出了试图对古代病人进行追溯性诊断会存在无法避免的问题[2]。

到此为止，前文所列举的疾病影响到所有人，不分性别。不过，据称一种含有石龙子的米特拉达梯解毒剂专门用于妇科治疗："有助于受孕，使月经减少，避免死胎，减少产后恶露。"[3]这四种妇科用药背后的药理貌似不相干，实则是相同的：解毒剂被认为可以调节女性体内的血液。古人把健康看作是体液平衡的状态。妇女的身体由于其本身的素质禀赋，被认为在消化过程中会比男人积累更多的血液。如果这些血液没有通过月经定期排出，或在怀孕或哺乳期用完，就会导致健康不良和不孕[4]。通过药物调节妇女的血液，有时可能会导致堕胎，

---

① *On Antidotes* 2.1，K14.106.

② 例如，见 Leven 2004。

③ *On Antidotes* 2.9，K14.152.

④ 见 Dean-Jones 1994；King 1998。

不管是主动的还是意外的 ①。

虽然米特拉达梯解毒剂在很大程度上是一种多用途药物，但它不能用来治疗灵魂疾病，也就是我们现在所说的精神疾病 ②。另一方面，根据盖伦伪书 ③，底野迦对黑胆汁引起的灵魂疾病 [忧郁症（melancholy），译注：该词本意即与黑胆汁有关的] 可能有效，更笼统地说，它通过呼气可以清除黑胆汁，而使人头脑清醒。

人们有理由问，为什么古代的解毒剂能被认为对这么多不同的疾病状况有效。盖伦以下述方式解释了这些药物的功效。

> 如果所有不健康的状态都可以用单一的药方来治疗，那么就不需要任何复合药方了，但情况远非如此 …… 在同时需要相反力量的疾病中，复方药物的需求最大：例如，既要排斥又要驱散；或既要清肠又要通便；既要体液增稠又要稀释。正如我们所看到的，最有用和最好的药物本身就具有相反的力量。如果我们要治疗有毒的动物咬伤或致命的毒药，复方药就是必要的。正是这种需要导致了"底野迦"这种解毒剂的制备，在这之前还有米特拉达梯和许多其他药物。④

在盖伦看来（他的推理似乎有些闭环），解毒剂对于复杂的情况尤

---

① 见 Riddle 1994。

② 关于古代的精神疾病，见例如 Harris ed. 2013；Thumiger 2017。

③ *On Theriac to Piso* 15.26，16.18.

④ Galen, *On the Composition of Drugs according to Kind*，K13.371，374.

其有效，它们可以作为一种广谱的治疗药物。从现代医学的角度来看，米特拉达梯解毒剂、底野迦和其他解毒剂似乎完全是一种骗局。然而对古人来说，这些药物是有效的。盖伦和许多其他医生，不管学派如何，都给他们的病人开具了这些药。他们基于自己的经验和实践，对这些解毒剂做出了正面的评价。

现代读者可能会想把解毒剂的功效归功于其中的一些成分。大多数米特拉达梯解毒剂的配方都列出了鸦片，这是一种著名的镇痛剂[1]。盖伦伪书在写到底野迦（而不是米特拉达梯解毒剂）时，也不断提到鸦片，并解释了皇帝马可·奥勒留如何改变其解毒剂中的鸦片含量：

> 起初，马可·奥勒留是为了自己的安全制备解毒剂，每天服用埃及豆大小的量，用水或酒混合后口服，或者直接吞服。但由于他经常会在白天陷入沉睡，所以他把制剂中的罂粟汁去掉了。但是，由于他长期的作息习惯，而且身体属干，又长期服用这种燥性的药物，以致他在夜里大部分时间都是清醒的。正因为如此，他不得不再次服用包含鸦片汁在内的解毒剂，但这一次是用更成熟的鸦片汁。因为，我曾经常常说，更成熟的鸦片汁中含有一种更温和的鸦片。[2]

部分学者认为这段话以及历史学家狄奥·卡西乌斯（Dio Cassius）在《罗马史》（*Roman History*）中的记载[3]提示马可·奥勒留已经出现鸦片成

---

① 关于古代的鸦片，见 Scarborough 1995。

② *On Antidotes* 1.1，K14.4.

③ *Roman History* 72.6.3 – 4.

瘾的表现①。[20] 而其他学者则合理地否定了这一观点，认为解毒剂中包含的鸦片量太少，并不足以导致成瘾②。无论人们如何看待马可·奥勒留对鸦片的态度，将非常复杂的多药制剂简化为一种或少数几种成分，这在历史上是有问题的。为了充分理解米特拉达梯或底野迦，我们必须考虑它们的所有成分，以及附加在它们身上的一系列文化内涵。

也许，要理解古代解毒剂疗效的问题，最好是回到第一原则，思考疗效的概念以及它满足期望的方式。医学人类学家妮娜·艾迪肯（Nina Etkin）在她奠基性的研究中强调③，疗效"可能意味着许多事情，从症状的完全缓解到一些体征的出现（如发热、流涎、呕吐等），这些体征被解释为一个接近康复的必要过程，表明疗愈正在进行中"。也就是说，那些服用米特拉达梯解毒剂的人可能并不指望通过服用解毒剂来治愈他们的疾病，而是满足于小的变化，这可能是由于药物本身带来的疗效，抑或是强大的安慰剂效应。这些消费者可能已经满足于将解毒剂作为补药，定期服用它的方式无异于现代人补充复合维生素的做法。

| 作为食物的解毒剂，作为毒药的解毒剂

解毒剂最初是针对毒药的预防用药，通常作为一种菜肴或饮料来

---

① Africa 1961；Trancas et al. 2008.

② 例如，见 Hadot 1984。

③ Etkin 1988：302.

服用。在希腊和罗马宫廷上，关于企图下毒和中毒的故事比比皆是[1]。例如，马克·安东尼（Marc Antony）显然对他的情人克里奥帕特拉产生了怀疑，他拒绝进食她提供的任何食物，除非是经过试毒者试吃才可以[2]；据称利维亚（Livia）在帝国花园里种植的无花果上涂抹了毒药，试图杀死自己的丈夫奥古斯都（Augustus，译注：历史学家通常以头衔"奥古斯都"来称呼罗马开国皇帝盖乌斯·屋大维·图里努斯）[3]；众所周知，小阿格里皮娜（Agrippina the Younger）为她的丈夫克劳狄皇帝（Claudius）[4]准备了一盘毒蘑菇。[21]对食物有毒的恐惧对于试菜官的出现发挥了重要作用[5]，这些朝臣每天为自己的主君冒生命危险。

不管食物中毒的威胁是真实的还是想象的，解毒剂都不失为一个简单甚至是愉快的解决方案。据悉，皇帝马可·奥勒留将底野迦视为一种食物。历史学家狄奥·卡西乌斯写道："马可白天不会进食，除了一种名曰底野迦的药物。"[6]盖伦伪书指出："神圣的马可 …… 服用大量的这种药，俨然当饭一样。"[7]对于患有消化系统疾病的皇帝来说，底野迦几乎是一种代餐。服用这种药物可能是一种相对比较愉快的体验，因为它含有许多草药和香料，如八角、玫瑰、胡椒和小豆蔻[8]，兑

----

① 见 Winder 2017。

② *Natural History* 21.12.

③ Dio Cassius, *Roman History* 56.30.2.

④ Tacitus, *Annals* 12.67.

⑤ Collins 2012.

⑥ *Roman History* 72.6.3 - 4.

⑦ *On Theriac to Piso* 2.7.

⑧ 关于这些成分作为食品的使用，见 Dalby 2003。

在酒和蜂蜜呈煎膏剂（electuary，一种药膏）冲服。人们应该注意到，英语单词 treacle，今天主要指一种黏稠的糖果糖浆，源自古法语中的 *triacle*，其本身源自晚期拉丁语中的 *triaca*，即 *theriaca*（底野迦，牛津英语词典：s.v. treacle）。直到19世纪，"糖蜜（treacle）"这个词一直指的都是解毒药制剂。可以说，这种常见的烘焙原料的祖先可以追溯到罗马皇帝甄选的解毒剂。

在古代医学中，食物与药物之间、药学与饮食学之间的界限在哪里，是一个令人困惑的问题[①]。盖伦《论混合》（*On Mixtures*）对二者的区别定义如下："那些 [被身体] 同化的物质被称为食物，其他物质谓之药物。"[②][22]换句话说，食物可以被消化，药物则不能；身体作用于食物，而药物对身体产生作用。盖伦承认，有些物质可能同时属于这两个类别，但他没有把解毒剂算作兼为食物和药物的物质。对古代医生来说，解毒剂是一种药物，即 *Pharmaka*。因此，它们可能会对身体有害，当然也就不宜推荐给所有人。盖伦伪书[③]中记载了一个孩子的悲惨故事，他因为父亲让他坚持服用底野迦而死亡，这种药对孩子的身体来说太强了，他无法消化它[④]。解毒剂本身也可能变成毒药。事实上，它们是温和的毒药[⑤]，用来对付更严重的毒物：有毒的食物、动物毒

---

① 这仍然是一个复杂的问题，人类学家对食物与医学之间连续性的讨论，见 Etkin 2008；关于古代世界的食物，见 Wilkins & Nadeau eds 2015。

② *On Mixtures* 3.2，译文见 Singer 1997：271。

③ *On Theriac to Piso* 17.7.

④ 见 Gourevitch 2001。

⑤ 希腊语中的 *Pharmakon* 和拉丁语中的 *venenum*，既可以指代治疗性药物，也可以指代毒药。见 Samama 2002。

液和在体内会变成毒物的体液。

| 结论

　　本卷与"医学文化史"系列中的所有其他卷一样，围绕着八个看似简单的主题展开：环境、食物、疾病、动物、物品、经验、心灵／大脑和权威。在这篇导言中，通过对米特拉达梯解毒剂的案例研究，我试图对这些概念进行解读，有时也会反过来。

　　正如希波克拉底的《论流行病（一）》第11章所指出的，所谓"希波克拉底三角（Hippocratic triangle）"指的是医学艺术的三个主要组成部分：病者、疾病和医者。[23]病人和医生被有意排除在这套《医学文化史》的关键主题之外，米特拉达梯解毒剂和其他解毒剂的历史向我们揭示了这样做的原因。那么，在我们的故事中，温顺的病人和强大的医生究竟是谁？盖伦和伪盖伦虽然在解毒剂问题上知识渊博，但在这里并没有作为权威的医生形象出现；相反，他们迎合了帝国赞助人的奇思妙想，对古代国王为了试验而折磨囚犯的故事滔滔不绝，绝望地观望商人兜售假货。同时，病人作为解毒剂的消费者，决定了它们的成分，并把它们当作食物一样吞下。

注释

[1]　此处和下文的其他引文均来自洛布古典丛书版，莫顿·布朗德译

(Morton Braund 2004)。除非明确指出,引言部分所有的英译本都是由笔者所译。

[2]　尤韦纳尔在他的《讽刺诗》6.236和13.98中提到阿奇格涅斯是一名医生。关于本导言中提到的古代医生和其他医学权威的信息,参见Keyser & Irby-Massie eds 2008。

[3]　尽管大家更熟悉米特拉达梯解毒剂的拼写方式是"Mithridates",不过,作者参考历史学家布莱恩·麦克金(McGing 2012)在他的《牛津古典词典》(*Oxford Classical Dictionary*)中的写法,在这里选择了更准确的拼写"Mithradates"。为了保持一致,作者也用到了"Mithradatic antidote"和"Mithradatium"两种说法,不过译者在本文中均译作"米特拉达梯解毒剂"。

[4]　此处以及下文对《论底野迦》的所有引用均来自库恩版的第14卷,此后简称为"K14"。此处和下文的《论庇索之底野迦》均引自布袋版(Les Belles Lettres edition),波登-米洛译(Boudon-Millot 2016)。《论潘菲力安之底野迦》的这段引文来自库恩版本的第14卷。

[5]　此处以及下文中引用的老普林尼《博物志》(*Natural History*)24—27卷均来自洛布古典丛书版,琼斯译(Jones 1956)。

[6]　此处引自洛布古典丛书版,巴比特译(Babbitt 1927)。

[7]　此处引自洛布古典丛书版,罗尔夫译(Rolfe 1927)。

[8]　此处及下文均引自库恩版的第11和12卷,下文分别简称K11和K12。

[9]　此处引自特布纳版,佛尔译(Vollmer 1916)。

[10]　此处引自洛布古典丛书版,琼斯译(Jones 1963)。

[11]　斯克里波尼乌斯·拉格斯的《论复方》(*Composite Remedies*)引自特布纳版,斯科诺基亚译(Sconocchia 1983)。塞尔苏斯的《论医学》(*On Medicine*)引自洛布古典丛书版,斯宾塞译(Spencer 1935–1938)。在后来的医书中也保留了许多米特拉达梯解毒剂的配方。

[12]　此处引自库恩版的第13卷,下文将简称K13。

［13］ 斯克里波尼乌斯·拉格斯的《论复方》所载的配方只包含22种成分，不过文本是不完整的。

［14］ 此处及下文均引自库恩版的第12和13卷，下文分别简称K12和K13。

［15］ 此处引自库恩版的第13卷，下文将简称K13。

［16］ 要确认古方中的成分可能是困难的，笔者将不在这个问题上纠缠不休。

［17］ 该引文来自法兰西大学版，波登－米洛和约安娜译（Boudon-Millot & Jouanna 2010）。

［18］ 即使产品并不实际来自名称中所指的产地，情况也是如此。

［19］ 此处引自威尔曼版（Wellmann 1907）。

［20］ 此处和下文引用的狄奥·卡西乌斯著作均来自洛布古典丛书版，卡里译（Cary 1927）。

［21］ 此处引用的塔西佗来自洛布古典丛书版，杰克逊译（Jackson 1937）。

［22］ 此处引用的盖伦《论混合》来自特布纳版，黑尔姆里希译（Helmreich 1904）。

［23］ 此处引自洛布古典丛书版，琼斯译（Jones 1923a）。

第一章

环　境

伊多·伊斯雷洛维奇

（Ido Israelowich）

伊多·伊斯雷洛维奇(Ido Israelowich)，以色列特拉维夫大学古典学系高级讲师。其研究重点是古代医学和罗马法，包括医学实践的社会、经济和法律框架，以及各种学科和专业对罗马法的演变及其实施方式的影响。

| 引言

在古典医学文化史研究中，涉及环境的讨论存在两种有影响力的进路：第一种是研究古希腊罗马世界中环境对健康和卫生保健的影响；第二种是探讨当时的人们是如何看待环境对人类体质的影响，以及这些观点是如何影响了医疗保健的方式。此外，必须牢记环境本身并不是一成不变的，它本身也有其历史，这一点呼应了最近的一些史学发现。无论是人为的还是其他原因，环境变迁的本质意味着环境对健康和医疗保健的影响是不断变化的。因此，火山爆发、饥荒、洪水或瘟疫都可以，而且应该被视为对它们具有影响。同样，移民、城市化、大规模的建筑工程和自然资源的开发对环境也产生了深远的影响，这反过来也会作用于人的健康。然而，环境本身的不断变化却很少被同时身处其中的人们、普通公众和医学家所意识到。正是由于这些原因，本章将不会对这一部分的环境史着墨过多。

这种划分虽然具有阐释和历史意义，但只是概念层面上的，而不是真实存在这样的分野。据老普林尼记载，日耳曼尼库斯·恺撒（Germanicus Caesar，公元前15—公元19年）麾下的士兵驻扎在莱茵河对岸日耳曼沿海地区时患上了两种严重的疾病，罗马医生将这两种病分别称为"口腔炎（stomacace）"和"小腿痉瘫（scelotyrbe）"，不过这两种病都是用一种名为不列颠草（Britannica）的草药治疗，在治疗上并没有差别①。[1]这两种病分别会导致牙齿和膝盖严重受损。他们认为自己的病是因为喝当地的水所致，可通过服用当地的一种植物得到治愈。对这种疾病及其治疗方法的认识之后在整个罗马世界被广为传播。因此，我们如果要辨别环境"真正"的影响，而且是恺撒麾下的士兵们所以为的环境的影响，这几乎是不可能的。要将士兵们实时的感知与老普林尼事后对这种感知的重新表述区分开来，也几乎是不可能的，老普林尼作为从事写作的学者并不是当事人，他依赖的是事后的报告。虽然当地的饮用水可能并不真的有毒，但士兵们相信当地的饮用水导致了他们的疾病，这继而影响了他们在当时所采取的行动，并导致了整个罗马世界知识的传播和编纂。同样，像阿利乌斯·阿里斯蒂德（Aelius Aristides）这样的病人，他会听从医嘱前往特定的温泉疗养，作为一名信徒，他会听从医神类似的劝告，而作为负责城市规划的建筑师，他也认识到了环境对人体的影响。阿里斯蒂德是一位古希腊学者，活跃在2世纪，他生病后会去找医生、祭司和神灵寻求治疗②。他的医生以及医神阿斯克勒庇俄斯（Asclepius）都嘱他去各种有益于健康的地方，如河流、海洋、泉水或温泉③。所有为他看病的人无不认为这些地方有保健作用。在整个古希腊罗马世界，各地的阿斯克勒庇俄斯医神庙中都摆放着大量的祭品（见图1.1），可见阿里斯蒂德的经历十分具有代表性。同样，维特鲁威（Vitruvius，公元前1世纪）关于建筑的论著《论建筑》（*On Architecture*）和维吉休斯（Vegetius，公

---

① *Natural History* 25.20-1.

② 关于阿里斯蒂德的健康，见 Israelowich 2012。

③ 关于阿里斯蒂德的朝圣之旅，见 Petsalis-Diomidis 2005。

元前4世纪）关于军事问题的论著《罗马军制论》（*Epitome of Military Science*，译注：又名《罗马兵法》《兵法简述》）表明，认为环境与健康相关的观念是很普遍的。[2] 这些理解有些是基于经验，有些是基于理论，两者都提示环境与医疗保健相关。

本章的目的是探究环境与古典时期健康和保健的相关性。需要回答以下问题：（1）古代医生是如何看待环境对人体的影响？（2）这些观念的普及程度如何？它们是仅限于医学家和医学文本，还是渗透到其他形式的论述和医生以外的受众？（3）它们在艺术和建筑作品中是否有所表达？撰写文化史所要挖掘的史料远远超过单纯的医学资料，因为医学资料只能提供有限的信息，并不能告诉我们其中的医学观念是如何影响习惯、生活方式和政府行为。因此，本文将使用

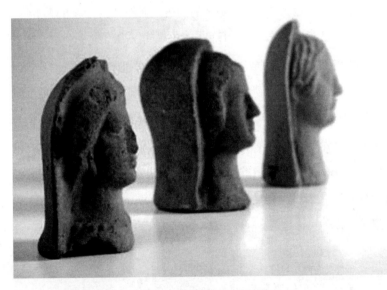

图1.1　三个头颅陶制祭品。罗马，时期不详，藏于惠康图书馆。在惠康图书馆保存着无数件类似的祭品。来源：Wellcome Images。

的史料除了医学著作，还包括民族志作品一部、法医演讲一篇、法律资料若干、兵书一部，以及其他各种资料。它们所针对的受众各有不同，写作的目标也各不相同。然而，它们无不传递了一条重要的信息，即关于环境对健康的影响，以及古希腊罗马社会又是如何应对这种影响的。

医学背景

公元前5世纪，希波克拉底（译注：原文是 Hippocratic doctors，由于文集被认为不是希波克拉底一人所作，故作者如此称呼，为使行文简洁，此处一律译为"希波克拉底"）的《气候水土论》（On Airs, Waters and Places）问世，至少自那时起，古希腊罗马医学就已充分认识到了环境对健康深远的影响。[3] 在这部作品中，《气候水土论》的作者向那些不得不以游医身份从业的专业医生展示了如何在一个新的城市赢得潜在客户的信任。[4] 这种技能是必不可少的，因为在整个古典时期，官方并未颁发任何形式的医疗证书。[5] 该文本为初到一个新城市的医生提供了将自己与其他医疗服务提供者区分开来的方法。更具体地说，它教会了游医如何根据城市的地形和气候做出准确的预判。在古希腊罗马的医疗市场上，医疗服务的提供者要想展示自己的本领，准确的预言是最可靠的手段。[6] 希波克拉底认为，环境对人类体质的影响是巨大的。它会造成某些疾病，也会防止某些疾病的发生。因此，深入了解环境的影响，才能得出准确的预后，从而保证医生在做出预后时的威信。

《气候水土论》的作者告诉读者们，凡是想正规从医的人都必须考虑一年四季对身体可能产生的影响①。其次是热风和冷风，每个地区都既有热风，又有冷风，但各地又都各有不同。了解当地的水质也同样重要，"因为各地水的味道和重量上都不一样，所以每一种水的特性都相差甚远"②。当地的水质与人的体质有关，因此更进一步，水质与医生的工作也有关系。沼泽水和来自岩石地带的硬水对人体也有特别的影响。综合来看，从环境分析中收集数据可以让医生在到达一个他不熟悉的城镇时了解当地的疾病或那些普遍存在的疾病的性质③。此外，随着时间的推移，关注环境的医生可以知道哪些流行病将在夏季或冬季侵袭这个城市，在希波克拉底的文集中，所谓流行病指的是某些地方特有的、由环境引起的瘟疫。"了解季节的变化、斗转星移的规律，以及这些现象的各种情形，他（即江湖游医）会事先知道下一年的情况。"④《气候水土论》首次系统地分析了环境对人体的影响，并为医生治疗由环境引起的疾病提供了实用指南。

在整个古典时期乃至更晚近的时期，希波克拉底的观点被广为接受。医生、学者和普通人都接受了希波克拉底关于环境对人体影响的理解，继而影响了他们的行为。与其他希波克拉底文本一样，《气候水土论》成了古希腊、希腊化和罗马时期医生们的必读书目，而且指导着他们的行医实践。哲学家亚里士多德（Aristotle，公元前384—前322年），希腊哲学家、历史学家和学者波西多尼乌斯（Posidonius，

①② *On Airs, Waters and Place* 1.

③④ *On Airs, Waters and Place* 2.

公元前135 — 前51年）以及罗马作家、学者马可·特伦提斯·瓦罗
（Marcus Terentius Varro，公元前116 — 前27年）等也都阅读过这本
书，并对其价值大为肯定①。有意思的是，这些思想还指导了医学以外
其他领域的专业人员，如建筑师和军事专家，他们在理论著作和实践
中都运用了希波克拉底有关环境的研究。众所周知，在希腊化之后的
罗马帝国时期，古罗马人居住在不同的小气候区②，这些小气候区形成
了不同的文化体制。[7] 想对偏远地区进行解释的作者习惯于讨论环境。

　　例如，塔西佗（Tacitus）在著作《日耳曼尼亚志》（*Germania*）中
承袭了这一传统，他发现日耳曼的环境与当地文化和制度息息相关。
据悉，塔西佗的《日耳曼尼亚志》是唯一一部专门描述其他民族的古希
腊罗马作品③ [8]。而在罗马人眼中，日耳曼人是"野蛮人（barbarians）"
概念的缩影。关于日耳曼人性格与居住地风景之间的联系，该书虽然
没有明确讨论，但从塔西佗的阐述中可以得出，日耳曼人是土生土长
的（autochthonous），他们的秉性和习惯也是环境造就的。"原住民
（autochthony）"概念在古希腊罗马历史学和人类学中发挥了核心作用
（尽管这个名词在那时尚未出现）。希罗多德④和修昔底德⑤在地缘政
治学的研究中使用了这一概念，并赋予它更为积极的含义。[9] 特别是
雅典的自耕农，被视为其民主文化和政治意识形态的基础⑥。[10] 塔西佗

① 见 Jacoby 1911；Pohlenz 1938；Heinimann 1945：13 – 41。

② 见 Horden & Purcell 2000。

③ 见 Gruen 2011：159。

④ Herodotus 8.73.1；4.171.1；4.172.1；4.109.1。

⑤ Thucydides 6.2.1。

⑥ Plato，*Menexenus* 245d；见 Lape 2010：100 – 5。

认为，日耳曼人一定是土生土长的，因为他们与其他任何人都不相似，而且在塔西佗看来，有人会选择从亚洲或欧洲移居到这片土地，这也是不可理解的 ①。[11] 因此，正是环境塑造了人们的外貌，决定了人们的习俗。它是导致某些疾病的原因，并通过草药、矿物药物和其他药物提供了治疗。塔西佗在关于其岳父阿格里科拉（Agricola）的文章中，对英国的描述也反映了类似的想法。在对英国的地形进行简短描述后，塔西佗讨论了这里的居民。他不确定不列颠人是土生土长的，还是从西班牙或高卢迁移过来的，因为无法得出结论，所以塔西佗认为 ②，他们与高卢人相似是因为他们有共同的祖先，或者因为相似的气候塑造了相似的人。[12] 早在一代人之前，塞涅卡（Seneca）已经明确地在日耳曼人的特征和环境之间建立了联系 ③。[13] 更笼统地讲，环境会影响人的身体、塑造人的性格和孕育某种政治制度，基于这样广泛的前提，人们认为它不仅与医生等各类医疗保健提供者有关，而且与建筑师、军事指挥官和政治评论家密切相关。

｜　环境禀赋医学理论的外溢

有关环境对人体影响的观念，并不只存在于学术界，更不只限于

---

① *Germania* 2.1；4.1.

② *Agricola* 12.

③ *On Providence* 4.14.

医生、民族志学家和哲学家。普罗大众似乎也都接受了环境与人体密切相关的观念，这种观念指导着工匠和政策制定者，也影响了罗马军队的征兵政策，甚至在建筑和景观设计中也可以看到它的折射，而且至今仍然可以看到。根据维特鲁威的说法，希腊关于环境对健康影响的理论在实践中得到了专业建筑师的广泛认可。维特鲁威本人在他所著的城市规划指南中就对建筑与健康的关联予以了充分的考虑。例如，他强调，为城市广场（forum）选取一个通风良好的位置是多么重要。广场的位置是至关重要的，因为通常会有大量的人群聚集在广场，公共活动很可能会威胁到人群的健康。维特鲁威解释说[1]，在观看比赛期间，观众以及他们的妻子和孩子都坐在外围，他们的身体毛孔会因为观看活动中感受到的兴奋而打开，很容易受到空气的影响。如果风是从沼泽地或其他嘈杂的地方吹来，那么不好的空气就会被吸收到身体内部。通过精心选择剧场的位置，这些弊端则可以得到避免。

　　根据维特鲁威的论著和下文将讨论的考古学证据及其他佐证，建筑师、城市规划师和公众是从两个方面认为环境与健康有关的。首先是在罗马帝国时期整体的城市规划，特别是市政建筑对医疗保健的贡献。因此，罗马建筑师、军事指挥官和立法者对环境与健康相关性的显著关注，使得在医学史的背景下谈论"环境史"变得更加有意义。[14]第二是关注气候、植被和地形及其对人类体质的影响。然而，就像上面提到的日耳曼士兵的情况一样，这种区分纯粹是方法论上的，与关注的实际现象无关。我们不可能辨别出建筑师对环境和健康之间的联

---

① Vitruvius, *On Architecture* 5.3.1.

系有何观念，他们在工作中纳入这些观念又产生了哪些影响，以及他们对公共卫生有哪些影响，对于公众有关环境和健康的看法又有何影响。我们只需记住一点，根据维特鲁威的说法，建筑师在规划城市时必须有意识地考虑环境。维特鲁威对健康相关问题的思考远不是简单的直觉，他肯定至少对希腊医学理论有基本的了解。他知道体液理论，知道锻炼对各种体液的功能和体液平衡的影响①。这些概念源于希波克拉底的理论，通过教科书传到维特鲁威，即使是以只言片语不完整的方式传播，依然决定了城市规划者必须意识到公共健康环境的影响。

　　维特鲁威进一步解释说，在建造一座城市的城墙时，不能忽视对健康环境的选择：它应该建在高地上，既不会受雾也不会受雨的影响；它的各个方向既不会有酷热，也不会有剧冷，而应当是温和适宜的。必须避免靠近沼泽地，因为在这样的地方，早晨的空气与附近的雾气结合在一起，会随着太阳的升起而到达城市，这些雾气和迷雾，加上动物的呼气，会在居民的身体表面弥漫上不健康的液体，使这座城市成为瘟疫的孳生地。对于一个位于海边的城市，如果朝向南方或西方，将不利于健康，因为在夏天的早晨，这样朝向的城市会很热，晌午必将酷热难当。同样，如果城市朝向西方，日出时已是十分温暖，中午会变得炎热，晚上将是灼热②。这些指导方针揭示了这些看法是如何被用来塑造和设计罗马的景观的。按照他的解释，这样的水土将会摧毁

---

① *On Architecture* 5.9.5.

② *On Architecture* 1.4.1.

居民的身体 ①。此外，正如在希波克拉底的《气候水土论》中一样，维特鲁威不仅强调气候，还强调季节变化的重要性。他解释说，如果一个人从气候寒冷的地方去到炎热的地方，他很少能逃脱疾病的困扰，而且很快就会丧命；而另一方面，如果一个人从气候炎热的地方去到寒冷的地方，非但不会因为这种变化而受伤，身体反而会因此而变得更好 ②。因此，维特鲁威提供了实用的建议，他的结论是在修建城墙时应该非常谨慎 ③。虽然没有证据表明维特鲁威对后来的罗马建筑师，特别是对后来的罗马城市规划有什么影响，但这部著作的流行可见它的影响是不容小觑的。此外，依照皇家对该部著作的接受，可见书中内容是为了呼应帝国的政策，而不是为了推广前卫的建筑。

正如维特鲁威和《气候水土论》所阐释的那样，舒适与地点之间的相关性也为罗马将军选择营地位置和设计军营提供了指导（见图1.2）。奥纳桑德（Onasander，1世纪）在其关于军事指挥官职责的短文《谋略论》（Strategos）中警告罗马将军不要驻扎在沼泽地，因为沼泽地的气味会导致疾病和感染 ④。[15]奥古斯都组建起职业军队（译注：共和国的拉丁部队由兼职应征者组成，这些人在特定的战役前后被募集和解散；奥古斯都的非公民军团是常驻部队，是职业化的士兵），也就意味着军事单位要在潜在冲突地区的永久营地驻扎 ⑤。根据奥纳桑德

---

① *On Architecture* 1.4.2.

② *On Architecture* 1.4.3.

③ *On Architecture* 1.4.4.

④ *Strategos* 8.2.

⑤ 关于罗马帝国军队的医学，见 Israelowich 2016a。

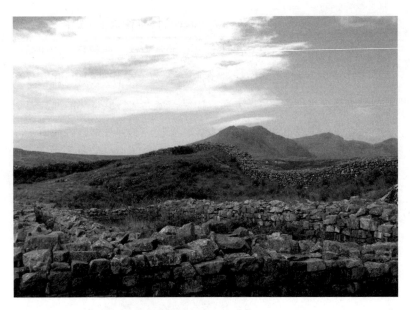

图1.2　位于英国坎布里亚郡(Cumbria)哈德诺山道的哈德诺罗马堡
（Mediobogdum），建在一个风景宜人但相当潮湿的地方。来源：Laurence
Totelin。

和其他资料，选择这样的地点并不仅仅是出于战略考虑，还考虑到了
环境因素。古代晚期的军事家维吉休斯解释说，营地应该建在安全
的地方，有足够的木柴、饲料和水供应，如果计划长期驻军，应特别
注意选择一个宜人的地点[①]。后来又解释了宜居的含义：不应存在瘟疫
或临近不健康的沼泽地，不应在贫瘠的平原和山丘。树木覆盖是至
关重要的，因为部队应该有必要的遮挡保护[②]。这些评论让人想起了
塞尔苏斯，塞尔苏斯是1世纪百科全书式的医学家，他的著作为维吉

---

①　*Epitome of Military Science* 1.22.

②　*Epitome of Military Science* 3.2.

休斯提供了重要的参考。塞尔苏斯在《论医学》（*On Medicine*）的第 1 卷中解释道，健康的居住地是指夏天明亮、空气流通，冬天阳光充足，[16] 应该远离河流和沼泽地。他认为，应不惜一切代价避开那些已知有瘟疫的地区 ①。维特鲁威还讨论了宜居地的选择，并明确指出，它应该是地势较高，而且没有云层、气候温和的地方。沼泽地区也应该避免，因为它们会引起瘟疫 ②。维吉休斯遵循塞尔苏斯和奥纳桑德的建议，建议士兵不要在瘟疫区或不健康的沼泽地附近扎营。此外，维吉休斯指出 ③，将军们必须注意水源、季节、药物和锻炼，因为这对于保障军队的健康至关重要。关于环境对健康的影响，所有这些思考都源于希波克拉底和其他医生的工作。它们对古典时期的各个学科都有深远的影响，公众健康被纳入各个学科的考虑范围。

｜ 环境心理学

希波克拉底的另一项遗产则是关于人类性格的塑造，也同样涉及环境与健康之间的联系。希波克拉底在《气候水土论》中假定，不同地区的气候差异导致所有生活在这里的人们甚至植被都有所不同。因此，气候温和地区的居民将是：

---

① *On Medicine* 1.2.3.

② *On Architecture* 1.4.

③ *Epitome of Military Science* 3.2.

营养良好，体格健壮，身材高大，彼此之间在体格和身材上差别不大。这个地区（即亚洲的温和地区）无论是在性格上还是在季节上都是温和的，都可以说与春天非常相似。然而，在这样的条件下，无论是本地人还是移民，都不可能生出勇敢果敢、吃苦耐劳和高昂的斗志，而之于他们而言快乐至上。[1]

在《气候水土论》第2卷第12—23章，希波克拉底阐述了环境塑造人类性格的方式。这种观点在希腊罗马世界是十分盛行的，不过有现代学者经常认为这是古典时代种族主义的潜在起源[2]。事实上，2世纪的拉丁作家阿普列乌斯（Apuleius）不得不在法庭上驳斥了一项指控，即他的行为是由他的出生地决定的。159年，阿普列乌斯在罗马非洲总督的法庭上被指控实施巫术（magia）。阿普列乌斯说道：

关于我的祖国……毕竟，一个人应该被审视的不该是他的出身，而是他的习惯，不是在哪个地区，而是他所选择的生活方式。只有蔬菜种植者和旅馆老板的习惯是根据产地的优秀程度来赞美蔬菜和葡萄酒，因此才有所谓的"塔西亚"葡萄酒（'Thasian' wine，译注：在古希腊，这被认为是最好的美酒）和"佛利阿斯"蔬菜（'Phliasian' vegetables）。[3][17]

---

① *On Airs, Waters and Places* 12.

② 见 Isaac 2004: 60 – 9。

③ Apuleius, *Apology* 24.

阿普列乌斯做出这一评论有一个特殊的背景，他被指控犯有实施巫术罪。这位来到北非奥亚市（Oea）的拉丁修辞学家，据称在那里使用巫术迫使一位年长的富有的寡妇嫁给了他，并因此而掌握她的财产。在古典时期，他对出生地和性格特征之间内在联系的态度显然是一种特别的声音。本杰明·艾萨克（Benjamin Isaac）对古典时期种族主义的起源进行了研究①，发现在整个希腊罗马世界广泛存在着原生种族主义、对种族群体的偏见和仇外心理，并且被大多数重要的希腊和拉丁作家积极宣传。希腊特有的"蛮族（barbarian）"概念表明了希腊文化是如何有效地标记"他者"，并将其描述为道德和文化上的异类。"barbarian（野蛮人）"这个词最初源于希腊语，指的是那些不会讲希腊语的人。[18] 此外，艾萨克证明，希腊和罗马作家对腓尼基人（Phoenicians）、迦太基人（Carthaginians）、叙利亚人、埃及人、帕提亚人（Parthians）等族群的看法，以及罗马人对希腊人、山里人和平原人、高卢人、日耳曼人和犹太人的看法，都带有希波克拉底思想的明显痕迹，这些思想最早在《气候水土论》中都有所表达。

事实上，阿普列乌斯的《道歉书》（Apology）巧妙地发挥了这种原生种族主义的主题。阿普列乌斯用希波克拉底及其继承者的术语和论证方式，论述了环境对人类和其他生物的影响：

> 这片土地上结出的果子味道更为香甜，是因为这里的土地肥沃、雨水充沛、微风柔和、阳光和煦、土壤湿润。然而，既然心

---

① Isaac 2004.

灵从外部进入身体的家园，那么出身之地怎么能加强或减少罪恶或美德呢？你难道没有发现所有人都有不同的性情，尽管有些人可能素以迟钝一些出名，有的人素有聪明一些之名？ ①

阿普列乌斯对于指控的无罪反驳，意在推翻希波克拉底的《气候水土论》传统。阿普列乌斯的《道歉书》中自始至终都贯穿着希波克拉底的这一主题，充分展示了他作为一个修辞学家的能力。[19] 如果说有什么不同的话，那就是它可以作为证据，证明这些思想在受过教育的精英阶层是非常强势的存在，而阿普列乌斯当时正在对他们喊话。同样地，下列名单列举了不代表其原籍民族的著名人物，由此可见，关于原籍地塑造人的性格和体格的观念是广泛传播的：

> 聪明的阿纳卡西斯（Anacharsis）出身于愚蠢的斯基泰人（Scythian，译注：又译西徐亚人、赛西亚人，中国史书普遍称之为塞族或萨迦人），精明的雅典人也诞出了榆木疙瘩梅列蒂德（Meletides）。我这么说，并不是因为我为自己的故国感到羞耻。尽管我们曾经属于斯基法克斯国王的城市，在国王被推翻后，我们被罗马人作为礼物拱手送给了马西尼萨国王。而现在，随着最近重新安置的老兵的到来，我们已经成为一个宏伟的殖民地。在这里，我的父亲担任行政官（duumvir，译注：二头政治中的一个统治者），相当于国家元首，身居各种尊贵的职位。现在，自从

---

① *Apology* 24.

我开始参与公共事务以来，我一直在以一种荣誉和尊重来维护他在那个共和国的地位，我希望没有丝毫贬低他的地位。我为什么要提供这些信息呢？这样，从现在开始，阿米利安努斯，我将不再冒犯你，而且，如果因为某种疏忽，我没有选择你出生的阿提卡扎拉特作为我的出生地，你可以伸出你的善意和宽恕。^①

阿普列乌斯在《道歉书》中提出，气候、水土与蔬菜的种植或葡萄酒的酿造有关^②。不过，他认为，所谓环境影响人的性格是没有根据的："然而，既然心灵从外部进入身体的家园，那么出身之地怎么能加强或减少罪恶或美德呢？"^③为了证明这一点，他声称，纵观历史，在每个地方都有不同品质的人在类似的条件下长大。作为一个修辞学家和诡辩家，阿普列乌斯对希波克拉底环境决定论的使用和滥用，似乎不应该以此来判断他本身的立场和看法，这更像是一个受过完美掌握希腊"教化（paideia）"的学者的一场炫技。像他这种地位的诡辩家和一个希望招收学生的修辞家，理应表现出这样的技巧。不管阿普列乌斯自己的看法如何，他的演讲是在驳斥那些针对他的指控。当阿普列乌斯不得不在罗马总督的法庭上面对检察官时，他便提出了这一论点。在2世纪，环境和性格之间的内在联系是一个足够庄严的主张，可以在谋杀案的审判中举证。

此外，阿普列乌斯肯定是一个古怪的异见者。维吉休斯对这种形式的人种学似乎并没有那么多的批判。在讨论征兵政策时，他提到了

---

① *Apology* 23.

②③ *Apology* 24.

应该从哪些地区征兵，来自乡村或城市的新兵分别有哪些优势和劣势，以及在征兵时如何通过面容和体态来甄别资质更好的新兵是最重要的。维吉休斯用医学术语解释了所有这些问题[1]，他把结论归于过去的权威名下。[20]继希波克拉底之后，维吉休斯得出结论，所有居住地距离太阳近的人（译注：同一时候赤道上的人离太阳最近，极地的人最远），由于受到高温炙烤，智力更高，但血液更少。因此，他们近距离作战的能力较差，因为他们意识到对他们来说，每一个伤口都可能是致命的。来自北方的人离太阳远，他们的智力较低，但血液较多。因此，维吉休斯建议，应从较温带的地区征召新兵。他们的血液丰富，可以"蔑视伤口和死亡"，但他们不会缺乏智慧，因为不聪明的人"会妨碍营地的纪律，对战斗中的咨询也少有帮助"[2]。值得注意的是，维吉休斯本人并不是一名将军，他的研究是基于共和国晚期和元首制早期的二手资料。这种描述出生地和个人性格因果关系的人种学研究，一定是源于维吉休斯的早期资料。此外，维吉休斯向一位皇帝（姓名不详）进献了自己的作品，可见这种观念反映了当时的意识形态。

| 宜居之地和医疗旅游

环境的另一个方面与古典时代的医学文化史有关，有些地方素

---

[1] *Epitome of Military Science* 1.3 – 7.

[2] *Epitome of Military Science* 1.2，米尔纳（Milner）译。

来以有益于健康闻名，还有一些地方则被认为有害健康。阿斯克勒庇俄斯医神庙建造在被认为有益健康的地方。在这里，也值得重复一下这种关注的双重性，即人们所感受到的环境影响与真实的环境影响，值得注意的是，这只是一种方法上的双重性。现代考古学家仅在小亚细亚就发掘了30多座阿斯克勒庇俄斯医神庙，这些神庙所处的地理位置大多具有某些相似之处 [①]。它们吸引了来自整个古希腊罗马世界的信徒。事实上，经常会有一些人不远万里来到一些重要的神庙疗养。斯特拉博（Strabo）[②] 和保萨尼亚斯（Pausanias）[③] 将埃皮达罗斯（Epidaurus）、科斯和特里卡（Tricca）描述为充满活力的地方，会有来自远方的信徒前来参拜。[21] 在阿利乌斯·阿里斯蒂德（Aelius Aristides）看来，在帕加蒙（Pergamum）的阿斯克勒庇俄斯医神庙遇到来自亚历山大和罗马的参拜者似乎是一件非常自然的事情。[22] 帕加蒙和其他阿斯克勒庇俄斯医神庙的铭文告诉我们，寻求治愈的信徒们会千里迢迢、不遗余力地寻找治病之法。这种形式的医疗旅游便彰显了健康与环境之间的联系。普鲁塔克是当时的一位观察家，与阿斯克勒庇俄斯没有任何特殊关系，他报告说，阿斯克勒庇俄斯的信徒热衷于将神庙建在通风、干净的高处 [④]。[23] 所有的阿斯克勒庇俄斯医神庙都建在被认为具有治疗作用的水源附近 [⑤]。虽然这可能与古希腊早期

---

① 见 Croon 1967: 239。

② *Geography* 8.6.15.

③ *Geography* 2.27.3；7.27.11.

④ *Roman Questions* 286 D.

⑤ 见 Croon 1967；Ginouvès 1994；Lambrinoudakis 1994；Jones 1991。

大多数宗教的教义是吻合的，但具有疗愈功能的水源地是阿斯克勒庇俄斯医神崇拜的主要组成，甚至在古罗马元首制时期，这也被认为是将神庙建在特定环境中的原因。在阿斯克勒庇俄斯的医神崇拜中，清洁的核心作用使水成为神庙的一个重要特征。雅典的情况就是如此，阿斯克勒庇俄斯医神庙位于雅典卫城南坡两个具有疗愈功能的水源头旁边，其历史可以追溯到公元前420年[①]。科林斯（Corinth）的阿斯克勒庇俄斯医神庙就位于勒拿湖（Lerna）附近[②]。特罗岑（Troezen）的阿斯克勒庇俄斯医神庙位于赫拉克勒斯泉（Heracles）附近，那里的水富含矿物质[③]。梅塞纳（Messene）的阿斯克勒庇俄斯医神庙环抱阿西诺埃泉（Arsinoë）[④]。德洛斯（Delos）和莱比纳（Lebena）的阿斯克勒庇俄斯医神庙亦是毗邻著名的治疗泉[⑤]。阿斯克勒庇隆（Asclepeion）的阿斯克勒庇俄斯医神庙位于距西西里岛西南海岸约5公里的内陆，毗邻两条河流——海普萨斯河（Hypsas）和阿克拉加斯河（Acragas）的交叉口，那里有一个泉水，自古就有疗愈的美誉[⑥]。也许，在所有的阿斯克勒庇俄斯医神庙中，最著名的泉水是埃皮达罗斯泉（见图1.3），根据考古学家的说法，早在公元前3000年，人们就知道它具有治疗作用，现代学者所记载的所有阿斯克勒庇俄斯医神庙无不与治疗用的

① Martin & Metzger 1976: 347.

② Martin & Metzger 1967: 79.

③ Ginouvès 1962: 361.

④ Mee & Spawforth 2001: 248.

⑤⑥ Israelowich 2015: 117.

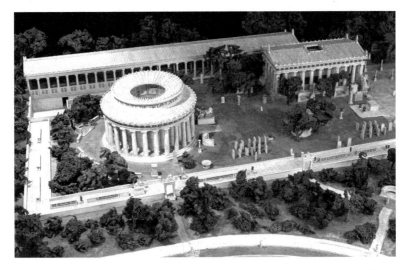

图 1.3 希腊埃皮达罗斯的石膏和木质模型。该圣地的泉水具有治疗作用。这个模型是在法国建筑师阿尔方斯·德弗拉斯（Alphonse Defrasse）重建后于 1936 年制作，比例为 1:66。藏于伦敦科学博物馆，编号 A632959。来源：Wellcome Images。

泉水有关[①]。可见，环境在神庙医学中具有至关重要的作用。从古典时代到古代晚期，阿斯克勒庇俄斯的信徒之所以会经常去参拜阿斯克勒庇俄斯医神庙，也是因为寺庙所处的位置健康宜人。研究神庙医学和普通医学之间相互关系的现代学者注意到，"神似乎已经学会了医术"[②]。换句话说，阿斯克勒庇俄斯医神庙所提供的医疗保健类型和那些声称了解人体运作方式的医生所实行的医疗保健类型，在方法、治疗措施和专业语言方面是相似的。在阿斯克勒庇俄斯医神庙崇拜中，环境以水疗的形式发挥了重要作用。正如阿利乌斯·阿里斯蒂德所描述的那样，

---

① Ginouvès 1962: 370; Lambrinoudakis 1994: 225.

② Horstmanshoff 2004.

在神庙里工作的医生会衷心地赞同神祇关于前往健康地点旅行的建议①。

所有同时代的评论家都注意到了活水对健康的重要性。事实上，希波克拉底医学的兴起与水疗和医疗旅游（去往具有疗愈作用的泉水所在地）的兴起是同时发生的。拉尔夫·杰克逊（Ralph Jackson）注意到：

> 在罗马世界，有各种各样的治疗者在实施着各式各样的医学治疗手段。许多治疗方法是痛苦的，有些是危险的，很少有可预测的、持续的疗效。鉴于这种不确定性和不适感，水疗为什么会具有如此大的吸引力也就不难理解了。②

由于沐浴既是罗马世界的日常活动，又是医生们倡导的养生方式，因此，以健康为目的的沐浴和水疗，前往有益于健康的水源地或将健康的水引入城市，成为罗马世界司空见惯的现象③。卫生是希腊和罗马医学的一个重要方面。早在公元前4世纪，迪奥克莱斯（Diocles）就以"卫生（hygiene）"为题，精心撰写了一篇内容详实、阐释有力的文章④，他在文中主要讨论了饮食问题。在此之后，索拉努斯（Soranus）和盖伦等从整体论的角度介绍了卫生的内容。当谈到它与医学的关系时，他们强调，除了个人清洁，饮食和健康生活方式也十分重要⑤。通

---

① *Orationes* 48.19 – 20 Keil.

② Jackson 1999：107.

③ 见 Israelowich 2015：118 – 24。

④ Diocles, fragment 176 – 7, 188, 191, 195, 200, 222 – 3, 225, 228 – 9, 233, van der Eijk.

⑤ 见 Nutton 2013：298。

过到更健康的生活环境进行医疗旅游，或通过输入淡水，将不健康的城市环境改变为更健康的环境，都暗示了对环境和健康之间内在联系的理解。如前所述，《气候水土论》的希波克拉底传统赋予了水某些品质。事实上，医生和非专业学者讨论了一些地方的水，如贝亚（Baiae）和库迈（Cumae），尼禄温泉（Thermae Neronianae），坎帕尼亚（Campania）海湾的硫黄浴，蒂沃利（Tivoli，意大利中部城市）附近辛布维姆（Simbuvium）区的辛布里尼（Simbruine）喷泉[①]，以及据老普林尼的记载[②]，由于诺门塔纳（Nomentana）路和萨拉里亚（Salaria）路之间存在碳酸气体，库蒂利亚（Cutilia）的多个喷泉泉水尤其冰冷和刺骨。[24] 有些地方因水质有利于健康而颇负盛名，如罗马附近的库提莱泉（Aquae Cutiliae）[③]，以及位于罗马和蒂沃利之间的阿尔布拉克泉（Aquae Albulae）[④]。人们纷纷到这些泉水附近疗养，一致认为这是一种治疗方法。

　　人们普遍认识到了环境特别是某些水源之于健康保健的作用。根据老普林尼的说法：

　　　　在许多地方，到处都涌出对人有益的泉水，有的冷，有的热，有的温热，就像在阿奎坦部落的塔贝利和比利牛斯山脉，两个地

---

① 见 Tacitus, *Annals* 11.13; 14.22; Strabo, *Geography* 5.4.7。

② *Natural History* 31.6.

③ Celsus, *On Medicine* 4.12.7; *Natural History* 31.6.

④ *On Architecture* 8.3.2; *Geography* 5.3.11; Martial 1.12; Suetonius, *Augustus* 82.2.[25]

方只间隔很短的距离，在一些地方的水就是不冷不热的，喷涌而出，可以缓解病情，在所有的动物中，它只会帮助人类。[①]

老普林尼的这种说法并不奇怪。在罗马时代，活跃着超过100多个名为泉（*aquae*）的治疗泉，它们非常受欢迎[②]。维特鲁威[③]和老普林尼[④]区分了各种类型的温泉和医疗泉：硫黄泉，其水通过加热和清除体内有毒的体液，"使疲软的肌肉和筋骨重焕活力"；明矾泉，浸泡在其中可以治疗瘫痪，因为它温暖的泉水可以打开毛孔，恢复健康；沥青泉（bitumen spring），其水可以净化身体和治疗"内部缺陷"；碱性泉，泉水可以净化身体，缓解"瘰疬瘤"；以及酸性泉，喝下这种泉水可以溶解膀胱结石。维特鲁威解释说，这种效果是"自然产生的，因为土壤中存在一种强烈的酸性汁液，当水从土壤中渗出来时，它们会浸染上刺鼻的味道"。这两位拉丁作家的作品和评论表明，保健泉的环境概念在罗马世界是多么普遍。无论是贝亚和其他温泉的遗迹，还是塞尔苏斯[⑤]、斯特拉博[⑥]、老普林尼[⑦]和马提亚尔（Martial）[⑧]的评论，无不证实了罗马公众对温泉的趋之若鹜[⑨]。

---

① *Natural History* 31.1 – 2.

② 见 Jackson 1990 a: 1。

③ *On Architecture* 8.4 – 5；8.17.

④ *Natural History* 31.3 – 8；31.32 – 3.

⑤ *On Medicine* 2.17.1.

⑥ *Geography* 5.4.5.

⑦ *Natural History* 31.2.

⑧ Martial 1.62.

⑨ 见 D'arms 1970: 139 – 42。

海水似乎也与健康保健有关。作为环境的一部分，它们被认为对健康和保健有很大影响①。老普林尼解释说②，坎帕尼亚的水被认为可以治疗妇女的不孕症和男人的精神错乱。其他健康情况的处理也需要改变环境。根据塞尔苏斯的说法③，一些疾病最好的治疗方法是在浴池或温泉中沐浴发汗，比如在贝亚（Baiae）的桃金娘树林中发现的那种温泉。对于消耗性疾病（tabes），特别是如果病情紧急，如真正的肺结核（phtisis），塞尔苏斯建议身体条件允许的病人应当进行长途的海上航行④。塞尔苏斯与希波克拉底在《气候水土论》中的观点是一致的，他认为空气的改变，如去到空气更富集的地方有益于消耗性疾病的患者。他建议从意大利航行到亚历山大港。塞尔苏斯建议肺结核病人应该出海⑤，因为海上的漂泊摇晃对他们的身体会有好处。文献记载和考古发现证实，环境疗法很快得到了普及。由于认为健康环境对健康疗养十分重要，医疗旅游推动了沿途和附近酒店、餐馆和其他招待设施的发展⑥。那不勒斯湾的贝亚⑦和帕加蒙附近的阿利安诺伊古城（Allianoi）⑧等地，既与病人的环境福利有关，也是著名的时尚度假胜地。此外，由于安东尼·穆萨（Antonius Musa）对奥古斯都成功使用

---

① 见 *On Medicine* 3.27；4.2；*Natural History* 31.14；31.33。

② *Natural History* 31.8 - 9.

③ *On Medicine* 3.21.6.

④ *On Medicine* 3.22.8.

⑤ *On Medicine* 3.2.9.

⑥ 见 Yegül 2010：50。

⑦ 见 *On Medicine* 2.17.1；*Geography* 5.4.5；*Natural History* 31.2；Martial 1.62。

⑧ 见 Yegül 2010：50 - 1。

了冷水疗法，马西利亚市查米斯（Charmis）医生的泉源很快就成了医疗游客的目的地 ①。由于安东尼·穆萨的威望，而且人们深信某些地方的水具有独特的治疗效果，似乎造成了蒸汽浴室（laconicum）的闲置和斯塔比安浴场（Stabian Baths）的转型 ②。同样，贺拉斯（Horace）注意到 ③，越来越多的人更喜欢克鲁修姆（Clusium，意大利的一座古城）、加比（Gabii）和冷泉（Cold sprigs），而不再是贝亚的桃金娘泉和硫黄泉。[27]

罗马政府机构也承认环境与公共卫生之间的联系。罗马立法者将公民卫生的责任分配给了裁判官（praetor）。根据查士丁尼《法律汇编》（*Digest*）④，裁判官有责任清理和修复排水管，因为这项任务关系到公民的健康和安全。[28]如果充满污垢的排水管得不到修复，就可能会发生瘴气所致的瘟疫和毁灭的危险。此外，古罗马其他的一些机构比如水渠和水务局（curator aquarum），背后的目的也是为了保证公民健康的环境。二者都起源于古希腊罗马的一项慈善事业，并且都与当时关于城市环境健康危害的医学观念一致。为城市修建引水渠是一种只有最富有的公民才能负担得起的慈善行为。在罗马，这种恩惠是如此重要，以至于奥古斯都和未来的公爵们感到有义务为自己保留这份恩惠，以维护公民秩序。这就是设立水务局的理由。公元前33年，这一职务最初被委托给阿格里帕（Agrippa），但在公元前11年

---

① 见 *Natural History* 29.5.10; Dio Cassius, *Roman History* 53.30.3。[26]

② 见 Wallace – Hadrill 2008: 183。

③ *Epistles* 1.15.2 – 11.

④ *Digest* 43.23.1.2.

医学文化史：古代卷 |

变成了一个常设职务①。奥古斯都任命备受尊重的梅萨拉·科尔维努斯 (Messala Corvinus) 担任这一职务,可见罗马帝国政府对这一职位的重视。后来的皇帝们都继承了奥古斯都的这一传统。公元52年,克劳狄皇帝庆祝了另外两条水渠的完工,这条水渠增加了一百多英里的水道,使城市的供水量增加了一倍。像他之前的阿格里帕一样,克劳狄创建了一个维护罗马供水系统的行政系统。这些纪念碑表明,皇帝们关注公众健康,他们意识到了环境的危害。

我们很庆幸有一篇关于水渠建设的论文,作者是一个名叫尤·弗龙蒂努斯 (Julius Frontinus) 的人,他在被任命为水务局局长之前,曾在多米蒂安(Domitian)、涅尔瓦(Nerva)和图拉真手下有过出色的工作。弗龙蒂努斯认为这一职位"不仅关系到城市的便利,也关系到城市的健康,甚至安全,一直是由我们国家最杰出的人负责"②。[29]他解释说,罗马人长期以来一直认为水,特别是泉水,具有治疗作用。他提到克米尼(Camenae,罗马神话里的诸位预言女仙)、阿波罗和朱图尔纳(Juturna,古罗马女神之一)的泉水具有治疗作用,从而证实了古希腊人对环境与健康相关的最初想法为罗马帝国的政策提供了指引③。作为水务局局长,弗龙蒂努斯的职责是确保城市的供水,并确保城市环境的卫生④。弗龙蒂努斯解释说⑤,保障和维护供水系统是通过修

①　见 Rodgers 2004:15。

②　*On the Aqueducts of Rome*, 序言 1。

③　关于环境卫生与健康,见 Scobie 1986;Shaw 1996。

④　*On the Aqueducts of Rome* 1.17.

⑤　*On the Aqueducts of Rome* 88.

正城市环境造成的杂质来改善居民健康的直接责任。遵循希波克拉底关于水的来源的理论，弗龙蒂努斯报告说，来自泉水的水远远优于来自城市中水井里的水。同样地，城市环境也存在着某些危险，水务局局长必须分散这些危险。维护城市的污水属于他的职责范围。同样，水务局局长要负责确保"城市更清洁，空气更纯净，清除造成空气不健康的原因，而城市的空气自古就臭名昭著"[①]。

　　罗马的立法反映了当时医学的思想，即关于环境对健康的影响，以及城市生活中特有的健康危害。盖伦也许是罗马帝国鼎盛时期最杰出的医生，他举了一个例子[②]，城市或大型军营的下水道流入供水系统，结果将水污染了，以此警示负责供水系统和下水道的人。[30]4世纪，一位名为奥里巴修斯（Oribasius）的医学作者编纂了《医学全书》（*Medical Collections*），书中收录了1—2世纪一些原本未被记录的作者，他们对环境医学的观点与维特鲁威在《论建筑》中的观点非常相似[③]。奥里巴修斯在书中收录的最早的一份文本来自阿塔利亚的阿忒纳乌斯（Athenaeus of Attaleia），他着重讨论了城市中的空气流动是如何被建筑物阻挡的问题。气流被阻挡的结果是空气浑浊、封闭，再加上城市居民所呼出的气体，是不利于健康的[④]。[31]稍晚一些的医学作者是安提勒斯（Antyllus），他对希波克拉底的《气候水土论》进行了评述，他对城市中的环境危害采取了与盖伦《脉搏的原因》（*Causes of*

---

① *On the Aqueducts of Rome* 88.

② *On the Preservation of Health* 1.11.

③ 见 Nutton 2000：69。

④ Oribasius, *Medical Collections* 9.5；12.

Pulses) 类似的论点 ①。[32] 同样，奥里巴修斯引用了与盖伦同时代的萨比努斯 (Sabinus) 的著作 ②，萨比努斯自称是希波克拉底的追随者，对于健康城市的建筑属性，他认为理想的城市应该有笔直的道路，南北向和东西向，没有遮挡，并且有干净的笔直道路从郊区通向城市。因此，帝国时期的医学家们很清楚环境对城市的影响，他们鼓励建筑师和政府采取适当的措施，确保城市规划得当，一旦确定下来，则要有意识地进行管理。

城市环境不一定是有害的。如果建设得当，维护得当，它可以提供一个比周围环境更健康的环境。基于这样的认识，塞维鲁·亚历山大 (Severus Alexander) 率兵从叙利亚北部幼发拉底河边境附近的营地来到安提俄克 (Antioch，译注：古叙利亚首都，现土耳其南部城市)。据希罗狄安 (Herodian) 的记载 ③，在232年期间，亚历山大的部队在闷热的空气中病倒了。[33] 希罗狄安解释说，塞维鲁·亚历山大的部队中还包括最近从伊利里亚调来的士兵，他们不习惯当地的气候。因此，皇帝决定将他的军队转移到安提俄克的城市环境中。这座城市提供了凉爽的空气和良好的水源。根据希罗狄安的说法，营地里的士兵是因为营养和气候而生病的。因此，希罗狄安的叙述与当时医生对环境对人体的影响的解释是一致的，强调了人为环境的积极作用，也再次证明医学思想对于罗马决策者具有指导性 ④。

---

① Antyllus，转引自 Oribasius, *Medical Collections* 9。

② *Medical Collections* 9.15 – 20.

③ Herodian 6.6.2.

④ 见 Nutton 2000：65。

| 结论

本章旨在研究环境观是否影响了古希腊罗马世界对健康和医学的态度。结果发现，希波克拉底的概念网格（conceptual grid）在指导着与健康有关的活动习惯。它告诉人们气候和自然资源的益处，如水、植被和矿物，它厘清了城乡之间所有与健康有关的区别，它甚至解释了不同的环境是如何塑造了人类的性格。希波克拉底传统鼓励医生去学习分析环境，作为其专业实践的一部分。神庙医学也在提倡健康环境的好处，以及在治疗过程中使用自然资源。这些观念也渗透到其他学科，如建筑和军事事务，从而将人造环境塑造为一种具有治疗，至少是预防属性的模式。在罗马时代，环境对公众健康有直接影响的观念促使罗马政府采取积极措施，将环境危害保持在最低限度，并利用环境资源如水、风和地形，为公众健康服务。

注释

[1]　口腔炎是一种牙龈疾病。小腿痉痪是指脚踝或膝盖的跛行。此处以及下文所引用的老普林尼《博物志》第24—27卷均来自洛布古典丛书版，琼斯译（Jones 1956）。

[2]　本文及以下所引用的维特鲁威《论建筑》均来自洛布古典丛书版，格兰杰译（Granger 1931）。本文及以下所有对维吉休斯《罗马军制论》的引

用均来自牛津大学古典文献出版社的版本，里夫译（Reeve 2004）。

[3]　本书及以下所有引文均来自法兰西大学版，约安娜译（Jouanna 1996）。关于英译本，可参见洛布古典丛书版，琼斯译（Jones 1923a）。

[4]　希波克拉底派的医生应被视为"手艺人（artisan）"，而不是科学家或学者。因此，医生非常重视他们的行业行为，重视他们拥有的技术技能，重视他们学科的理论基础（见 Nutton 2013：87；Edelstein 1967：87 - 110；Horstsmanshoff 1976；Temkin 1977：137-53；Jouanna 1988：168 - 90；Pleket 1995）。

[5]　医学行业非官方性质的唯一例外是公共医生，其任务仍然令人费解。然而，公共医生是通过正式程序选出来的，因此，他的技能是受到城市认可的。关于公共医生，见柏拉图《高尔吉亚篇》（Plato, *Gorgias* 455b，456b），引自洛布古典丛书版，兰姆译（Lamb 1925）；色诺芬《回忆苏格拉底》（Xenophon, *Memorabilia* 4.2.5），引自洛布古典丛书版，马尔尚、托德和亨德森译（Marchant, Todd & Henderson 2013），波尔译（Pohl 1905），科恩－哈夫特译（Cohn-Haft 1956），诺顿译（Nutton 1977）。

[6]　关于预后对确保病人信任的重要性，还可参见盖伦的《论预后》（*On Prognosis*），Edelstein（1967）：65-85。

[7]　关于解释种族和籍贯对人类性格的形塑，见 Isaac 2004。

[8]　此处及以下所有引文均来自洛布古典丛书版，赫顿等译（Hutton et al. 1914）。

[9]　本文及以下所有关于希罗多德的引文均来自洛布古典丛书版，戈德利译（Godley 1920-1925）。此处及以下所有关于修昔底德的引文均来自洛布古典丛书版，史密斯译（Smith 1919-1923）。

[10]　此引文来自洛布古典丛书版，布瑞译（Bury 1929）。

[11]　格鲁恩（Gruen 2011：162）将修昔底德（1.2）和雅典人进行了

比较。

[12]　这段话及以下所有引文均来自洛布古典丛书版，赫顿等译（Hutton et al. 1914）。

[13]　这段引文来自洛布古典丛书版，巴索尔译（Basore 1928）。

[14]　"环境史（environmental history）"一词是由纳什（Nash 1972）提出的，它指的是"历史上人类文化与环境之间的互动"（Worster 1988）。

[15]　此处以及下文对奥纳桑德《谋略论》的所有引文均来自洛布古典丛书版，伊利诺伊希腊文俱乐部（1928）。

[16]　本文及以下所有引文均来自洛布古典丛书版，斯宾塞译（Spencer 1935－1938）。

[17]　此处及以下所有引文均来自（Hunink 1997）的版本、翻译和评论。

[18]　见荷马的描述（*Iliad* 2.867），卡里亚人（Carians）是那些说野蛮话的人。希罗多德（2.57）将野蛮语言（即非希腊语）的声音比作动物的声音。他后来将野蛮人的不守法纪和凶残与希腊人的天性列在一起（4.3 ff；8.837）。

[19]　阿普列乌斯是一位修辞学教师。

[20]　维吉休斯的英译本以及简短的评论，见 Milner 1993。拉丁文译本，见 Reeve 2004。

[21]　这段话以及下文中对斯特拉博的所有引用都来自洛布古典丛书版，琼斯译（H.L. Jones 1917－1932）。此处及以下所有关于保萨尼亚斯的引文均来自洛布古典丛书版（W. H.S Jones 1918－1935）。

[22]　阿里斯蒂德的《神圣故事》（*Sacred Tales*）的英译本，见 Behr 1981－1986。

[23]　这段引文来自洛布古典丛书版，巴比特译（Babbitt 1936）。

[24]　此处及此后所有关于老普林尼《博物志》第28—32卷的引文均

来自洛布古典丛书版，琼斯译（Jones 1956）。

[25] 此处及以下所有对马提亚尔《警句》（Martial, *Epigrams*）第1卷的引用均来自洛布古典丛书版，沙克尔顿·贝利编（Shackleton Bailey 1993）。这段关于苏埃托尼乌斯《奥古斯都》（Suetonius, *Augustus*）的引文来自洛布古典丛书版，罗尔夫和布拉德利译（Rolfe & Bradley 1914）。

[26] 这段关于狄奥·卡西乌斯（Dio Cassius）的引文来自洛布古典丛书版，凯里和福斯特译（Cary & Foster 1917）。

[27] 这段引文来自洛布古典丛书版，罗斯顿·费尔克拉夫译（Rushton Fairclough 1926）。

[28] 这段引文英译本见 Watson 1998。

[29] 此处及以下所有引文均来自《剑桥古典文本与评注》（*Cambridge Classical Texts*），罗杰斯编（Rodgers 2004）。

[30] 本引文来自洛布古典丛书版，约翰斯顿译（Johnston 2018）。

[31] 此处及以下所有引文均来自《希腊医学文献集成》（*Corpus Medicorum Graecorum*），雷德编（Raeder 1928–1919）。

[32] 此处盖伦《脉搏的原因》引自库恩版，缩写为 K 10。

[33] 此处引自洛布古典丛书版，惠特克编（Whittaker 1970）。

第二章

食 物

约翰·威尔金斯

（John Wilkins）

约翰·威尔金斯（John Wilkins），英国埃克塞特大学希腊文化荣誉教授，从事希腊和罗马戏剧、食品和医药方面的研究。著有《欧里庇得斯：赫拉克勒斯》（*Euripides: Heraclidae*, 1993）、《夸张的厨师》（*The Boastful Chef*, 2000）、《古代世界的食物》（*Food in the Ancient World*）、《盖伦：关于食品的功能》（*Galien: Sur les facultés des aliments*）。

| 引言

　　有关古代的食物和营养是一个庞大而复杂的研究领域，不过食物供应和运输所获得的关注远远高于食物的营养。当然，这里所谓的"古代"是指从新石器时代[1]到拜占庭[2]上下几千年的时间段。本章讨论的时间范围将从荷马时期（公元前8世纪）到奥里巴修斯（4世纪）和埃提乌斯（Aetius，6世纪，译注：西罗马帝国末期的主要军事统帅）的古代晚期[3]。本章受到一个新兴学科的启发，即食物研究（Food Studies），该领域的研究借鉴了历史学和社会科学的方法[4]。

　　地中海地区幅员辽阔，气候多变且有许多小气候，尤其是在希腊和爱琴海地区[5]。从希波克拉底到帕加蒙的盖伦（见图2.1），医学家们都详尽地阐述了地域和气候对健康的影响。希波克拉底在《气候水土论（三）》中指出："一个地区如果没有北风，常年只有暖风 …… 居住在这里的人们 [体质将会是松弛的，既不能耐受食物，也不能耐受饮酒]。"[1]600年后，盖伦再次详细描述了小亚细亚和色雷斯（Thrace，

---

① Mee & Renard 2007; Valamoti 2009.

② Dalby 2011.

③ 关于古代的分期，见 Wilkins 2012，2015。

④ 见 Clafin & Scolliers 2012，特别是 Wilkins 2012。

⑤ Hordern & Purcell 2000；另见 Luce 2000；Chandezon & Hamdoume 2004。

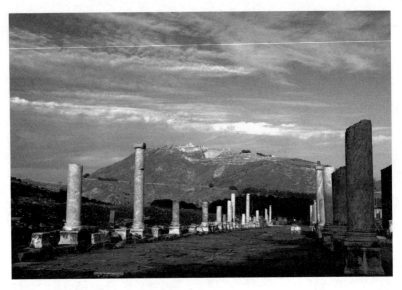

图 2.1　盖伦的家乡帕加蒙城，从阿斯克勒庇俄斯医神庙拍摄。来源：
Cenk Durmuskahya。

译注：自爱琴海至多瑙河的巴尔干半岛东南部地区）种植的各种谷物
（见图2.2），因土壤和气候各异，两地谷物的品种有所不同：原始的
小麦如单粒小麦（Einkorn）和二粒小麦（Emmer）在米西亚（Mysia，
小亚细亚古国）是最好的，而黑麦在色雷斯是最好的[1]。[2]在盖伦和当
时其他许多人看来，普通小麦（bread wheat）是最有营养的谷物，但
如果条件不宜，就没有必要种植了。加恩西（Garnsey）[2]注意到，小
麦平均每4年有一年歉收，大麦每7年才有一年歉收。解决方案是将

---

①　*On the Properties of Foodstuffs* 1.13，见 Bertier 1972：48 – 56。

②　Garnsey 1988：10 – 14.

作物多样化，在种植谷物的同时也种植豆类，这样可以更好地分散风险，至少对小农来说是如此①。盖伦知道，农民不得不把最好的粮食供应到城里（见下文），不过，城市也有食物供应的问题。对食物供应的研究应用历史学和人口学方法②，追溯了小麦③、加工厂④、粮食仓库⑤的历史。也有一些研究关注到从科路美拉（Columella，1世纪）到帕拉狄乌斯（Palladius，4—5世纪）等一系列农学作者的农业经验⑥，以及拜占庭时期的《农事书》（*Geoponica*，译注：也作 *Geoponika*，农业知识百科全书），也关注到鱼类供应和发酵鱼尤其是发酵鱼酱（fermented fish sauce，在希腊语和拉丁语中为 *garos/-um*）的研究⑦，同样也有很多考古学的考证研究。[3] 所有这些重要的研究进路，连同与考古学研究一起带来了对古代营养学的理解，其中彼得·加恩西（Peter Garnsey）在1999年有关食物和社会的文献综述中，对此进行了颇有价值的总结。他发现，盖伦的观点与现代评估大体一致，而这一点最近也得到了考古学的证实：我们所理解的植物与盖伦所记载的重要植物大致相同⑧。总的来说，研究方法学上的争议也在所难免，笔者将在下文中予以讨论。

---

① Foxhall & Forbes 1982；Gallant 1991；Sallares 1991.

② Garnsey 1988.

③ Jasny 1944；Kokoszko et al. 2014.

④ Moritz 1958.

⑤ Rickman 1971.

⑥ White 1970；Fitch 2013.

⑦ Curtis 1991；Mylona 2008.

⑧ Rowan 2014.

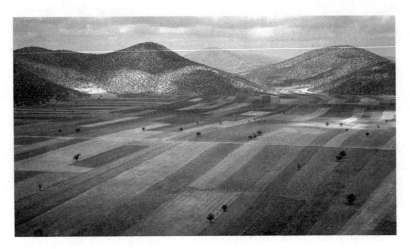

图 2.2　土耳其的稻谷平原。来源：Cenk Durmuskahya。

　　对上述有关食物生产、分配和加工以及消费的研究来说，古代医学的历史研究也构成了一大补充，其中以路德维希·埃德尔斯坦（Ludwig Edelstein）和乔治·沃尔（Georg Wöhrle）对营养学的研究最为重要。从方法学角度来说，埃德尔斯坦的研究尤为重要，他的第一篇文章 ① 写于1931年，深受科学进步观影响的他认为科学进步是在欧洲和其他大陆消除饥饿的手段。正如柏拉图（Plato）所建议的那样，如果预防医学意味着过度关注自己的健康，随之而来的是对预防医学的不重视 ②。[4] 近一个世纪后，工业加工和市场分销彻底治愈了食物短缺的痼疾，与此同时，也提高了糖尿病和心脏病等疾病的发病率，大概也形成了一种不同的观点：健康、生活方式、控制购买和烹饪再次被重

---

① 　转引自 Edelstein 1967：303－16。

② 　Plato, *Republic* 405c－408e.

视起来。这将影响我们现在如何解读《希波克拉底文集》和盖伦的著作。

从希波克拉底到盖伦，再到其追随者，营养在古代医学中占有重要的地位，而在现代生物医学中，营养似乎已经消失殆尽。根据塞尔苏斯[①]和盖伦[②]的著述，三分治疗靠营养：营养、药物和手术都是医生可用的主要手段。[5]作为学科，营养学与药理学的关系是十分密切的，特别是在盖伦的医学体系中，都是基于相似的草药学，其中植物比动物更占据主导地位，而一些矿物质只属于药物范畴。预防医学（preventive medicine）之于盖伦而言，囊括了饮食、运动、睡眠和良好的呼吸等诸多方面（见下文），预防构成了医术的一半，是补充医学治疗的另一半。据笔者所知，营养学很少出现在现代医学生的课程体系中。营养学很重要，但被转移到医疗实践的一个小角落，严格来说不再属于医生技能的一部分。这种划分虽然为病毒和细菌感染、手术和化疗等主要的医学领域留下了一席之地，但当涉及卡路里摄入和低运动率等文化实践时，就显得有点束手束脚了。这成了生物医学的一大挑战，原因在于它没有对营养学予以足够的重视。不管是归入"公共卫生"还是"临床医学"，医务人员都很清楚，他们需要重新掌握对病人健康的控制，以减少糖尿病、心脏病、抑郁症和其他"生活方式病"的发生。更好的生活可以降低健康的成本，避免可以避免的疾病。盖伦和希波克拉底医学的背后便是这样的观念，他们将饮食对身体的影响进行了理论化，经过几个世纪的继承，并加入了丰富的案例研究。

---

① *On Medicine*, proemium 8.

② *On the Properties of Foodstuffs* 1.1.

《希波克拉底文集》和盖伦将是我们主要的史料来源，但迪奥克莱斯、姆尼修斯（Mnesitheus）、菲洛提穆斯（Phylotimus）和比提尼亚的阿斯克莱皮亚德斯也将在考察的范围之内。

无论是古代还是现代，将食物与奢侈、欲望和食欲联系起来也是一个十分重要的进路。从柏拉图的《理想国》（*Republic*）和《高尔吉亚篇》（*Gorgias*）到诺克拉提斯的阿忒纳乌斯（Athenaeus of Naucratis）的《智者之宴》（*Deipnosophists*，译注：又译《宴饮丛谈》），作者们无一不在谴责放纵享乐的危险，特别是对富人和年轻人来说，他们可能会在活色生香的聚会上受到诱惑而偏离传统的价值观①。詹姆斯·戴维森（James Davidson）强调②，在古代人的观念中，昂贵的酒、鱼和性对年轻人的思想是具有腐蚀性的，会诱惑他们放弃勤俭持家。笔者将在下文中通过味觉和快感的概念来讨论这个问题，因为虽然医生们回避了专业厨师的诱人调料，但他们知道味觉对身体的体液和平衡有着关键的影响，口感不好的东西不太可能有利于生理平衡。

在古希腊，有关营养的文字记载最早始于荷马史诗。在战场上疲于奔命的英雄要迅速恢复体力需要营养。海上航行时间过长的英雄们急于寻找食物，食物链中降低了自己的营养品级，会进食野生动物和鱼。牛肉被认为是地位较高的食物，由于没有了牛肉，他们只能退而求其次去捕鱼和打猎。在《奥德赛》（*Odyssey*）中③，英雄们回忆起特

---

① Murray 1990.

② Davidson 1997.

③ *Odyssey* 4.219 – 32.

洛伊死去的战友时，海伦为抚慰他们精神的伤痛提供了埃及药物，这与前面提到的营养是两回事。[6]在接下来的两千年中，能量补给和药理特性始终是人们理解营养的核心，实际上，一直到伊斯兰和现代早期都是如此。

| 古代和现代的理论

古代和现代营养学之间的差异，及其对人类生理学不同的理解导致了一些严重的误解，也造成了对古代营养学家的误解。关键的困难在于，现代人往往轻率地假设现代科学是正确的，古代是错误的。笔者将提供两位非常优秀的历史学家所做出的评论作为例证。比如，大卫·沃顿（David Wootton）对《希波克拉底文集》中的《论流行病（一）》（*Epidemics* 1）第18—19章的评论，该篇的作者（希波克拉底或其他人）记录了秋天暴发的一次剧热（*causus*，也许是肠热病）流行。罹患者会出现发热、失眠、口渴、恶心、谵妄、冷汗、便秘，尿液黑色且澄清；死亡往往发生在第6、11或20日，沃顿的评述为：

> 这种疾病传播十分广泛。在感染此病的人中，死亡最常见于青少年、年轻人、正值壮年的人、皮肤光滑的人、肤色苍白的人、直发的人、黑发的人、黑眼睛的人、生活骄纵的人、声音细小的人、声音粗犷的人、口齿不清的人和胆汁质的人。许多妇女也容

易染上这种疾病。①

其中许多内容似乎与我们无关。读完这份"名单"，我们恐怕都会有这样的印象：人人无一例外都会死于这种疾病。[7]

沃顿在使用证据时似乎过于精简了。原文中还提到了"鼻孔出血，膀胱大量排尿，并有许多本色的沉淀物；肠道紊乱，适时排出胆汁样便；出现痢疾特征"，均为提示康复的征象。作者还清楚地指出，并非所有罹患者都死亡，除了那些所有症状都连续出现的，其他病例均康复了。在全文中，causus（剧热）显然不是单一实体，而是复数形式，这些都与精神错乱（phrenitis）有关，是一种伴有发热的大脑疾病。

沃顿嘲笑了仔细观察皮肤、头发和肤色的做法。如果这位希波克拉底医生不被允许调查身体内部，那么他能做什么？沃顿略掉了许多细微而敏锐的观察，而现代医生对这样的观察却是感到自豪的。这种病案记录堪称典范，即使背后的理论基础和我们现代医学有所不同。[8] 如果沃顿认为所有的希波克拉底医学都是"坏"的，那么为什么会有这样的误解呢？稍后，沃顿继续道：

在古代世界，放血疗法也有其反对者。埃拉西斯特拉图斯（Erasistratus）的追随者……认为放血术是危险的，他们更愿意通过禁食来减少过多的血液。但主要的争议在于从哪里放

---

① Wootton 2006: 33.

血……①

　　沃顿的证据来自盖伦的一系列文本，他在文中论证了放血的优点和缺点。我们将在下文看到一个盖伦不建议放血的病例，他经常会给病人提供他或病人更喜欢的其他方案。再一次地，现代的古代医学批评家们误导了我们。他们让我们注意到，《希波克拉底文集》的作者将许多症状与他对营养的理解联系在一起（比如口渴、恶心、尿检、排便和痢疾症状），还有许多其他症状也都与营养有关，如失眠和精神不振（despondency），笔者将在下文中提及。

　　彼得·加恩西的评论则是另外一种情况，关于古代对孕妇的治疗，他曾做出这样的评述：

　　　　归根结底，"科学"是否独立于观念之外，仍是一个悬而未决的问题，但它确实有自己的生命。所谓适合女性食用的食物清单更多地反映了怪诞的生理学理论，而不是源于男性的偏见和女性的社会从属地位。当然，这两者是共存的，而且是相互交织的。②

　　具体到营养问题，加恩西曾在早些时候如此评论：

　　　　我们可能期望古代的医学作者对［营养不良］做出明智的评

<hr />

① Wootton 2006：37.

② Garnsey 1999：105 – 6.

论。但他们关注的是上层阶级的健康问题 …… 食物被认为是一种药物。食物被用于维护他们客户的健康 …… 清淡饮食（slimming diets）…… 几乎没有迹象表明，盖伦、索拉努斯等曾将慢性营养不良视为一个医学或社会问题，如果他们有这个概念的话。[1]

加恩西的措辞非常严厉，笔者猜想，这表达了他对医疗系统的失望，这个系统似乎对妇女的健康造成了伤害，在加恩西看来，这些伤害是不必要的。然而，正如我们将看到的那样，盖伦多次写到了下层社会，他认为食物既是一种食物，也是一种药物。严格来说，药物是一种给身体带来变化的物质，他在《单方药力论》(*On the Powers of Simple Drugs*) 中写到了这一点，而食物则是维持身体的能量，他在《论食物的特性》(*On the Properties of Foodstuffs*) 中论述了这一点。[9]在盖伦的心目中，饮与食是相关的，但不尽相同。此外，加恩西所谓的"清淡饮食"并不是现代读者所熟悉的减肥餐，而是用来使浓稠的体液变稀的物质。

值得注意的是，盖伦观察和记录下了饥馑年农民应对食物短缺的策略，加恩西对此评价很高。他注意到，盖伦讨论了农民对谷物的选择、种植的谷物种类[2]，以及储存和保存方法[3]。他对盖伦的这一看法得到了加兰特（Gallant）印证，后者指出[4] 盖伦对"古代世界采集'饥荒

---

① Garnsey 1999 : 45.

② Garnsey 1988 : 51 - 2.

③ Garnsey 1988 : 53 - 5.

④ GaLLant 1991 : 116 - 7.

食物'有最好的讨论"。盖伦也有种植水果和蔬菜种类的证据，这证实了人类学家和历史学家收集的比较证据[①]。

若要回应加恩西对古代医生们的不满，只消问一下医学史家们如何看待几个世纪后现代医学没有能力处理糖尿病、心脏病和抑郁症的现象，而所有这些疾病主要是由富裕和久坐的生活方式导致。在某种程度上，这就是沃顿的方法，他对前现代医学感到沮丧之余，又对现代医学进行了酸溜溜的评述[②]。

现在让我们转向一些细节，仔细分析一下盖伦的一段话，加恩西在其他地方曾讨论过这一段话[③]。盖伦论述了坏汁液对身体的影响，特别是农民的身体，因为农民们不得不把最好的谷物和豆类，也是最有营养的食物，送到城里：

> 罗马人的许多臣民经常连续几年遭遇食物短缺，这向那些并非完全不思考的人清楚地表明，坏果汁在产生疾病方面有什么力量。对于生活在城镇的人来说，他们的习惯是在夏天过后立即为来年准备好充足的食物，从农村收走所有的小麦和大麦以及豆子和小扁豆，而把其他的谷物，也就是他们所说的豆和豆荚留给乡下人，其中不少其实也带到了城里。[④][10]

---

① Gallant 1991：68.

② Wootton 2006，附录1。

③ Garnsey 1988：26；另见 Wilkins 2015。

④ Galen, *On Good and Bad Juices* .

这一颇有价值的人口学观察否定了盖伦只关注富人的说法。盖伦继续讲述了农民别无选择的食物，这些细节弥补了其他地方的观察（在这里，我要再次强调观察的重要性，因为这是古代乃至现代医学的优势，沃顿和加恩西在对古代医生做出"不科学"的指责时，必须注意这一点）。

所以这些留给乡下人的食物在冬天被耗尽了，他们在整个春天被迫食用坏汁液的食物。他们吃树木和灌木的枝条和嫩芽，以及汁水不好的植物的球茎和根部，并食用所谓的野菜，无论哪种，只要供应充足，都不放过，直到吃饱为止，即便是他们从来没有品尝过甚至没有尝试过的绿草，他们也会把整棵草煮熟进食。在春天的最后几天，我们可以看到他们中一些人皮肤上长出了无数个形状各异的溃疡，而到了夏天开始的时候，已是无人幸免。因为有的溃疡是丹毒（*erusipelatōdē*），有的是蜂窝织炎（*phlegmonōdē*），有的是疱疹（*herpēstika*），有的是体癣（*leichēnōdē*）、淋巴结炎（*psōrōdē*）或者麻风（*leprōdē*）。其中较软的溃疡在皮肤上开花时，会将器官和身体深处坏的汁液/体液排空。在某些情况下，它们会变成黑炭样和崩蚀性溃疡（译注：表面覆以灰色或灰绿色伪膜及污秽的坏死组织，有粪臭），迁延发热很长一段时间后死亡，只有少数人勉强存活。①

_____

① *On Good and Bad Juices* I.

盖伦告诉我们，穷人因饥饿而被迫向食物链下游走，选择对人体有害的食物进食。一个后果是出现了大量的皮肤病，经过仔细观察，盖伦认为这提示汁液／体液聚集在身体的错误位置，会成为腹水（*perittōmata*）或潴留或异位的汁液／体液。[11] 盖伦进一步指出：

> 除了皮肤状况外，很多还出现了发热、呕吐，呕吐物呈恶臭和刺激性气味，最后发展为里急后重（*teinesmoi*）和痢疾，尿液有恶臭和刺激性的气味，损害了部分人的膀胱 …… 只有极个别的医生敢在起病时就切开静脉放血（因为他们害怕使用这种疗法会预先削弱体力，这种担心是正确的），但他们会发现放出来的血都是不好的。[①][12]

请注意，与沃顿的说法相反，盖伦并没有建议医生对身体虚弱的病人进行放血。更重要的是，他谈到了内部情况即发热，以及鉴别这些情况的诊断方法，包括味道和气味。通过感觉（听觉、嗅觉、视觉、触觉、味觉）进行诊断是盖伦诊断术的核心，并不局限于营养的问题，或者与食物和味觉有关的疾病。食物的味道和体内"体液"的性质是密切相关的，笔者将在下面讨论。在笔者看来，把这种观察和推理斥为伪科学本身就是一种不科学的方法。这是希腊和罗马文化所产生的科学，作为历史学家的我们要理解这些文化，就需要首先理解这一点。

古代的营养学不同于我们现在的营养学，但用维维安·诺顿

---

① *On Good and Bad Juices* I.

(Vivian Nutton) 的话说①，"盖伦的大部分建议都会得到现代营养学家的认可，但有一个例外：他几乎完全禁止吃新鲜水果……"笔者基本同意诺顿对盖伦营养学积极的整体评价，除了他夸大了盖伦对进食水果的告诫之外。[13]我们已经看到，这是超越埃德尔斯坦②的一大进步，埃德尔斯坦曾表示有些担心古代的饮食学都是针对疑病症患者（hypochondriacs）的。这并不是盖伦或许多相关医学家的观点。柏拉图是将灵魂与身体分割开来，[14]而与之不同的是，身体和灵魂对医生来说是紧密相连的。下面笔者将在"必要的活动（necessary activitie）"或"非自然（nonnaturals）"的语境中讨论心理学和饮食。

在古代营养学的演进中，我们可以看到盖伦和早期传统之间的一些异同。早在公元前4世纪的姆尼修斯，亚里士多德的分类法（译注：范畴论）就已经进入了医学。在同一世纪，迪奥克莱斯将某些特定属性与某些后果区隔开来：菲利普·范德艾克（Philip van der Eijk）条分缕析③，对迪奥克莱斯如何将植物属性与生理学中的因果关系结合起来（或者区分开来）进行了评价。迪奥克莱斯的观点与希波克拉底的《论摄生法》（*On Regimen*）是相似的，希波克拉底认为甜和咸等味道并不必然产生某种影响：

> 每种食物和饮料的效力（*dunamis*）必须根据它们的性质来确定，医学艺术要确定它们须按照如下方法。若承诺笼统地讨论甜

---

① Nutton 2013：283.

② Edelstein 1967.

③ van der Eijk 2000：331 – 3.

味食物、油脂食物、咸味食物或某类食物的任何效力，都没有正确地认识它们。因为并不是所有甜的食物都有相同的效力，油脂食物或任何其他别类的食物也是如此。很多甜食是通便的，但也有些是便秘的；有些会使身体变干，有些则会使身体变湿。所有其他食物亦是如此。①[15]

总之，盖伦借鉴了迪奥克莱斯的观点，说明经验和实验在评估食物的营养价值方面十分重要；还借鉴了姆尼修斯的观点②，说明植物的各个部分如何像动物的各个部分（耳朵、蹄子等）一样，存在效力上的差异。盖伦对甜菜根（*gongulis*）的讨论就很好地体现了这一点：

> 这种植物中吸取大地精华最多的是蔬菜样部分，埋在土中的根是坚硬的，未经煮熟不得食用。在水中煮熟后，如果它的营养不如相关植物［如旱莲］，我会感到惊讶。人们用多种方法烹煮它，甚至用盐或醋来保存它。它给身体带来的汁液（*chumos*）过于浓稠一些。因此，如果一个人吃了太多的甜菜根，特别是如果这个人是饥肠辘辘的时候进食，它将收集所谓生的液体（raw *chumos*）。③

---

① Hippocratic Corpus, *On Regimen* 2.39.

② fragment 23 Bertier, preserved by Galen, *On the Properties of Foodstuffs* 1.1, Wilkins 2013: 5, lines 19–22.

③ *On the Properties of Foodstuffs* 2.60.

盖伦所说的 *chumos* 究竟是指体液（humour），还是这段话中的"汁液"，笔者将在下文中讨论。

盖伦会拿一种植物与另一种植物进行比较，并且强调原料食物的烹煮是至关重要的①，这与迪奥克莱斯观点类似。迪奥克莱斯曾指出②，"木炭面包比威化面包质地更软"；在盖伦引用的另一个片段中，迪奥克莱斯告诉我们："*Dolichoi* [16] 的营养不亚于豌豆，而且不黏稠，但口感较差 [17]，也比较难以消化。"③ 迪奥克莱斯和姆尼修斯的论著仅有一些残篇保存于阿忒纳乌斯（Athenaeus）的书中，下文将讨论其重要性。在希腊化时期，西普努斯的狄菲卢斯（Diphilus of Siphnus）也写过营养学的著作，不过该书现在只有残篇保存于阿忒纳乌斯的书中④，至今尚未发现其学术版本。狄菲卢斯是亚历山大大帝的继业者之一——莱西马库斯（Lysimachus）的医生，与安德烈亚斯（Andreas）、曼提亚斯（Mantias）和克拉特乌斯（Crateuas）一道，是希腊化时期受到君王拔擢的杰出医学家之一，他们为医学植物学、营养学和药理学做出了重要的贡献。在辈分上早于阿纳扎尔布斯的迪奥斯科里德斯（Dioscorides of Anazarbus），是盖伦《论食物的特性》和《单方药力论》重要的资料来源（往往未被承认）[18]。对于在亚历山大和泰奥弗拉斯托斯（Theophrastus，约公元前371—前287年）之后从远东传入地中海的新食物（如香橼），这些作者的看法影响到了盖伦的著作。盖

---

① van der Eijk 2000：332，见下文。

② fragment 191 van der Eijk.

③ fragment 193 a van der Eijk; van der Eijk 译。

④ Gourevitch 2000.

伦的营养学在很大程度上是基于本地植物，但在帝国体系中也有一些新的舶来品，对此，盖伦作为一名优秀的医生是非常清楚的。

尽管盖伦屡次提出异议，但许多人对营养学似乎颇有共识。在奉行经验主义的医生中，他不无赞许地提到了塔伦图姆的赫拉克里德（Heraclides of Tarentum）。尽管盖伦否定了比提尼亚的阿斯克莱皮亚德斯，但盖伦的大部分观点与塞尔苏斯是一致的，而后者似乎在很大程度上借鉴了阿斯克莱皮亚德斯的观点。埃德尔斯坦认为[①]，从希波克拉底到奥里巴修斯，乃至之后漫长的历史时期内，古代饮食学一直处于稳定阶段，这一观点似乎是正确的。虽然在理论和细节上不一致，但在治疗上是大体一致的。营养始终是重要的，并不仅限于对富人的治疗，这一点盖伦说得很清楚。

| 食物的构成

正如笔者在开篇中所说的那样，有关古代粮食生产和农业的史学和考古学资料中有很多共识。现在的考古资料包括我们可能称之为"食物之外"的东西，即人食用食物之后的身体排泄物，是食物中对于人体营养所必要的部分。有关下水道和排水管的研究不再是一个无人问津的研究领域[②]，已经取得了大踏步的发展。艾丽卡·罗文（Erica

---

① Edelstein 1967.
② Scobie 1986.

Rowan）介绍了赫库兰尼姆（Herculaneum）的考古学发现[1]，其研究发现和古代文本之间的广泛吻合证实了加恩西等历史学家的观点。罗文进一步研究了三个大陆［那不勒斯附近的赫库兰尼姆、西安纳托利亚的阿弗罗迪西亚（Aphrodisias）和北非的乌提卡（Utica）］古罗马遗址中的食物遗迹，发现它们在饮食上有很大的连续性，但也有一些局部的差异。如今，将营养学的研究整合起来已经成为可能，包括土壤中的植物或动物食用的饲料，通过进食和消化，形成含有营养物质的血液，排泄多余的食物材料。在这幅图景中，我们应该补充上米切尔（Mitchell）对橄榄油的观察[2]，在罗马统治下的小亚细亚，橄榄油对洗澡和按摩的重要性远远超过烹饪。盖伦在《论养生》（*On the Preservation of Health*）和《单方药力论》中用很长的篇幅对此进行了详细讨论和论证。尤其是，在引介《单方药力论》的书籍中，橄榄油被认为具有滋养皮肤的作用，并且可以打开毛孔，释放皮下组织中会造成疾病问题的残留物。盖伦的营养学著作《论食物的特性》是《单方药力论》的衍生篇，透过这种食与药的划分，可见盖伦对营养学的定义比现代营养学更窄。对盖伦来说，食物既能提供热量以补充肌肉中损失的能量，又能提供少量的药理属性以调节其他生理需要。在盖伦看来，印度大麻（cannabis）是一种食物，也是一种药物，如同杜松、雪松和（对现代人来说更令人惊讶的）洋葱一样。

范德艾克提出[3]，在盖伦的饮食学和药理学著作中，调和（*kraseis*）

---

① Rowan 2014.

② Mitchell 2005.

③ van der Eijk 2015，附颇有价值的参考书目。

比体液（*chumoi*）更重要。他认为，在盖伦的分析中，热、冷、湿、干四元素的调和比血液、黏液、黄胆汁和黑胆汁这四种体液更重要。[19] 在这个问题上，笔者的看法没有范德艾克那么有信心。对于笔者来说，这两个系统在盖伦关于食物和药物的文本中都发挥了至关重要的作用，至于在他的观念中二者是如何相互作用的，笔者尚且不太清楚。[20] 盖伦所说的是，一个人的身体最好是调和得当（*eukratos*）、体液平衡（*summetros*），摄入的食物应该是调和得当而不是调和不当（*duskratos*），富含"好的液体（*euchumia*）"而不是"坏的液体（*kakochumia*）"。好的食物，如生菜，会促进"生血"；坏的食物，会产生最糟糕的物质"生的液体（*chumos*）"，即身体无法"烹煮"或消化继而转化为血液的食物，或者与血液和其他体液混合的液体，其中前一种是更好的方式。在笔者看来，体液不调（*duskrasia*）和"坏的液体"同样不可取，同样需要医生来祛除纠正。范德艾克认为①，按照盖伦在《论混合》的观点，触摸（诊）是诊断思维中至关重要的组成；笔者同意这一观点，但触摸对诊断疾病和按摩毛孔中的残留物尤为重要。相比之下，食物和药物有其主要的味道和口感，这对血液的形成至关重要：对味道的强调在诊断中也很突出，这让我们回到了"汁液""体液"和"液体"。

　　在考虑论食物的特性时，盖伦关注的是属性（*poiotētes*）与调和（*dunameis*）。前者基于生物元素（热、冷、湿、干），而后者还关注味道和质地，这些都与体液（humours）密切相关，笔者将在下面讨论这

---

① van der Eijk 2015.

一点。如上所述，液体（*chumos*）大概指的是植物汁液或肉鱼中的液体，也可能是食用者体内的液体或体液。前文引用的关于好的和坏的汁液的文章主要聚焦于食物的这些品质，以及吸收进入人体后的危险或好处。

让我们考虑一些例子，将它们与《单方药力论》中的以下段落进行比较，在这段话中，盖伦阐述了不同口味的药物如何对体液（humours，即 *chumoi*，液体）产生或不产生某些效果。

生菜的汁液/体液相当好（*euchumoteron*，好的液体）……它能形成血液……如果它能产生最多的血液，那么它自然不会产生其他的体液。[①]

它给身体带来的汁液（*chumos*）过于浓稠。因此，如果一个人吃了太多的甜菜根，特别是如果这个人是饥肠辘辘的时候进食，它将吸收所谓生的液体（raw *chumos*）。[②]

牛肉产生的血液过于浓稠，如果一个人本身是黑胆汁过多，如果吃的牛肉过多，他/她将会罹患黑胆汁疾病，如癌症（*karkinos*）和许多其他疾病。[③][21]

若是食用较软的[食物]，食物在胃里消化（*pepsis*），在肝脏和静脉形成血液，以及被吸收到身体的各个部位并为其提供营养，都相对更容易，而若是食用较硬的食物，则这些过程都将比较困

[①]　*On the Properties of Foodstuffs* 2.40.

[②]　*On the Properties of Foodstuffs* 2.60.

[③]　*On the Properties of Foodstuffs* 3.1.

难。食物的转化涉及上述过程，因为对于较软的食物来说，这些过程更容易进行，因此更容易被转化。所谓转化，是指食物被转化的过程。因此，说肉质紧实的鱼难以消化是正确的，说它们会产生浓稠的体液也是正确的，因为更紧实的营养物质质地更厚，而更柔软的营养物质则质地更细腻。我们现在再来看一下，较紧实的营养物质是否会产生咸味的体液 / 汁液。[①]

葫芦（见图2.3）是生的，不招人喜欢，难以入口，不利消化……但煮熟后，它的体液 / 汁液属性不明，除非你把不辛、不咸、不涩、不苦，平淡无味如水一般，称为一种属性。[②]

上面的几个关于营养学的段落摘自盖伦关于这一主题的文章，其中显示了三件事：第一，"调和"与"汁液 / 体液 / 口味"的类比；第二，汁液 / 体液可能是生的或烹煮过的，精心调制，混合到血液中或反过来，它们也有其味道（"咸味"）和质地（"密度较低"），正如笔者即将讨论的；第三，血液形成发生在肝脏和静脉中，受到元素方面（如"土质"）、调和（如热、湿）和"体液 / 汁液"（如更厚、更薄）的影响。因此，洋葱是一种属热和稀薄的食物，说明盖伦的营养学理论是通过"调和（*kraseis*）"以及味道和液体（*chumoi*）来发挥作用的。

[①] *On the Properties of Foodstuffs* 3.30.

[②] *On the Properties of Foodstuffs* 2.3.

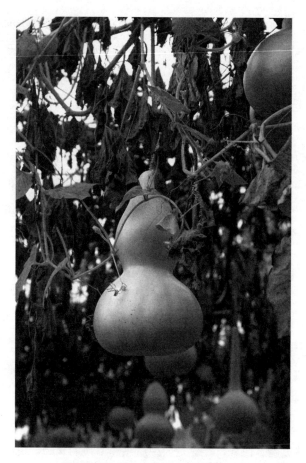

图 2.3　葫芦。来源：Cenk Durmuskahya。

┃ 食物和饮食

正如《希波克拉底文集》的作者们和盖伦所指出的，论食物的特性是多种多样的（上文）。不同的作者经常在细节上存在歧见，但在一些明显存在不一致的地方，盖伦的意见（他希望是）往往是具有权威性的。正如《希波克拉底文集》中《论摄生法》（*On Regimen*）第2卷的作者（上文所引）和迪奥克莱斯（下文所引）所观察到的，困难在于一般原则和具体细节能够匹配：

> 一般来说，无论是食物、饮料还是药物，如果不首先通过推理准确地找出它适合什么、要检验什么，那么就无法在经验中做任何检验，因为对这种倾向的了解属于治疗的内容，而不是治疗本身。但如果不准确了解我们所使用材料的性质，就不可能帮助那些需要它们的人，所以有必要在这里讨论食物的性质，就像在其他地方讨论药物的性质一样。对它们的了解是通过长时间的定性测试，从被测试食物的气味和味道判断其性质，以及从它们在黏性、易碎性或松散的质地方面判断其质地，再加上它的硬度、轻度或重度等方面来检验。[1]

正如鲍威尔（Powell）指出的[2]，在这段珍贵的文字中，盖伦的方法论完全属于"合格的经验"，抑或如范德艾克所讨论的[3]，盖伦在其有关饮食与药理学关系的讨论中，对不同变量的甄别也是基于一种经验。盖伦的方法论借鉴了亚里士多德，这在很大程度上取决于食物的

---

[1]　*On the Properties of Foodstuffs* 1.1；译文见 Powell 2003：38，adapted。

[2]　Powell 2003：161 - 2.

[3]　van der Eijk 1997：50 - 1.

性质、应用的方式，以及适用的范围。盖伦在该篇的前言中写到，对于"禀赋"或身体状态（*diathesis*）不同的两个人来说，同样的食物可能会对他们产生完全相反的效果。季节、生活方式、气候和性别也都会产生影响。

| 食物的烹饪和制备

几乎所有的食物都需要加工才能被消化。实用的烹饪技能是大多数人类文明所共有的文化 ①，也是希波克拉底《论古代医学》（*On Ancient Medicine*）篇中人类学的核心。

> 我认为，如果事实证明人和牛、马以及所有其他动物吃一样的食物、喝一样的水，也能维持健康，那么我们现在的生活方式和当下的饮食习惯就不会出现了。水果、蔬菜和草都是土地的产物，是动物的食物，动物的生长和强壮全然倚赖它们，而不需要其他饮食。我相信人类在最初是靠这样的食物生活的，而现代的饮食是多年摸索的结果。这一进步是必要的，因为在原始社会，人类吃的是那些生的、未经烹煮、难以消化的食物，他们的饮食和动物的食物一般，难以消化，因此而承受了巨大的痛苦。实际

---

① Lévi – Strauss 1970.

上，这种饮食给彼时的他们带来的痛苦丝毫不亚于现在的我们，动辄忍受剧烈的疼痛、疾病和早逝……由于这个原因，我相信这些原始人寻找适合他们体质的食物，并发现了我们现在使用的食物。因此，他们把小麦浸泡、碾碎、研磨、罗筛、混合，然后烤成面包，同样也用大麦做成了饼。人们始终根据自己的天性和能力把硬的和软的食物混合、稀释，或煮或烤，经过层层加工。[①]

后来，在公元前4世纪，迪奥克莱斯对食物的制备，如此写道：

由于大多数食物都需要某种额外的烹煮，有些食物在添加了某些东西后会变得更好，有些食物在去掉某些东西后会变得更好，有些食物换一种不同的状态后会变得更好，所以也许应该谈一下这些[过程]。在这些[过程]中，无论是对健康还是对快乐来说，最重要的是择除掉仍是生的东西；首先要认真注意的是，择除掉无用的东西，择除掉[食物]中某种口感不好的东西。所有的东西都要经过多次烹煮、浸泡或洗涤来净化。有苦味或涩味[的食物]宜放在水中煮熟，有刺鼻辛辣味的食物宜放在醋汁中煮熟[22]，有咸味的食物宜先浸泡……[②]

这一处理方法对于制备食物，使其有助于消化是至关重要的。它

---

① Hippocratic Corpus, *On Ancient Medicine* 3；译文见 Chadwick & Mann 1978。

② Diocles, fragment 187 van der Eijk；译文见 van der Eijk 2000: 333。

是医生最为关心的核心问题，通常是从字面上予以讨论，但有时也是作为一种类比。在一些希波克拉底的文本中，血液被比作俄罗斯大草原上斯基泰游牧民族母马奶的凝固 ①。牛奶在加工过程中需要被长时间搅拌，希波克拉底用这种复杂液体的乳化来解释血液的复杂性和质地。

盖伦从个人经验出发，阐述了正确烹煮食物的重要性，令人印象深刻。小麦粥对身体的影响与烤面包截然不同：

如果我没有吃过一次 [在水中煮过的] 小麦，我不应该想到用它做的食物对任何人有何益处。即使在饥荒之年，[23]也不会有人来做这种用途，因为如果小麦供应充足，人们可以用它来做面包。在晚餐时，人们会吃煮熟和烤熟的鹰嘴豆（见图2.4）和其他种子，是以同样的方式来制备，将其作为所谓的甜点，但没有人会以这种方式吃煮熟的小麦……

但是有一次，当我和两个差不多年纪的小伙子在离城市不远的乡下散步时，我自己居然遇到了一些已经吃过饭的乡下人，他们的女人们正准备做面包（因为他们没有面包了）。她们其中一个人把麦子一股脑倒进锅里煮了起来。然后他们用适量的盐调味，让我们吃。因为我们一直在走路，饥肠辘辘，所以我们决定吃起来。我们大口大口地吃着，感到胃里很重，好像有黏土压在上面一样。整整一天，我们都因为消化不良而没有食欲，以至于什么

---

① Braund，即将出版。

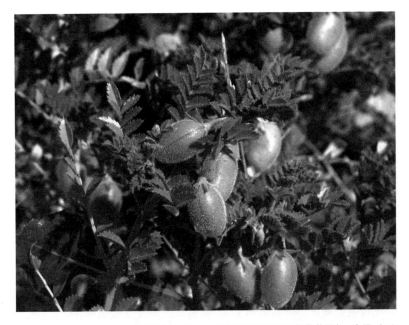

图 2.4　鹰嘴豆，是谷物饮食很重要的营养添加。来源: Cenk Durmuskahya。

都吃不下，一直排气，头痛欲裂，视力模糊。因为甚至没有任何排便，而排便是治疗消化不良唯一令人满意的办法。因此，我问这些乡下人，他们自己是否也曾吃过煮熟的小麦，以及吃下去后他们会感觉如何。他们说，他们经常在与我们差不多的情况下这样吃小麦，而用这种方式烹煮的小麦是一种沉重的食物，很难消化。[1]

食物制作如此重要，除了劳伦斯·托特林（Laurence Totelin）研

---

[1]　*On the Properties of Foodstuffs* 1.7；译文见 Powell 2003: 46。

究的 [①] 希波克拉底药物食谱和盖伦的药理学作品中对此有大量的阐述之外，医生们还在很多篇章中加入了食谱的记录。例如，盖伦在《论食物的特性》第1卷第4章中就有制作煎饼的详细食谱，并承诺要专门写一本有关烹饪的书。或许他写了，只是没有流传下来。

味觉（与快乐）

柏拉图在名篇《高尔吉亚篇》中写到了身体愉悦的危险，认为烹饪通过美食诱惑别人，使得别人相信厨师比医生更懂食物。盖伦追随了柏拉图的观点，但不得不承认，他做出了一个关键的修正：

> 我们医生的目标是从食物中获得好处，而不是愉悦。但是，由于一些食物不好吃，在很大程度上导致了消化不良，从这个角度来讲，最好是将它们适度调味。[24] 但是对于厨师来说，在大多数情况下，美味是利用了有害的调味品，所以它们带来的是消化不良，而不是消化良好。[②]

根据埃德尔斯坦和沃尔对营养学传统的回顾[③]，味道的重要性是一

---

① Totelin 2009.

② *On the Properties of Foodstuffs* 2.51；译文见 Powell 2003：105。

③ Edelstein 1967；Wöhrle 1990：index s.v.säfte – medizin.

个常态。珀提尔 (Bertier) 指出 [1]，味道和日常摄生法是这一时期医生确定食物和药方属性的唯一手段。而对味道进行分类是确定其属性的唯一方式。她指出，营养学文本［比如希波克拉底《论摄生法（二）》和姆尼修斯《论食物》(*On Foodstuffs*) 等］与治疗学文本［比如希波克拉底的《论病症》(*On Affections*) 和《论急性病摄生法》(*On Regimen in Acute Diseases*) 等］之间存在着诸多相互联系：味道和口味是调和 (*dunameis*) 的关键指标。她指出 [2]，尽管盖伦对笼统地大而化之是有所保留的（呼应《论摄生法》第2卷第39章），但他还是认为：

> 必须记住，作为所有食物的共同特征 (*koinon*)，辛辣和苦涩的东西对身体的滋养较少，而不确定的食物，特别是甜的东西，则会给人以更多的滋养，如果它们质地致密，导致它们结构上既不湿润也不松软，那就更是如此。[3]

姆尼修斯在更早的时候提出了一个类似的结论：

> 咸味 (*chumoi*) 和所有甜味都能使人放松，而酸味和辛味则能使人排尿。苦味更加利尿，其中一些能使人放松。涩味的……使人排泄。[4]

---

① Bertier 1972: 30 – 1.

② Bertier 1972: 31 n. 6.

③ *On the Properties of Foodstuffs* 2.62.

④ Mnesitheus, fragment 22 Bertier.

盖伦早些时候在《单方药力论》中就谈到了这个问题，他用第4卷专门讨论了味道和汁液的问题：

在测试辛辣刺激（*drimea*）的药物时也是如此[25]，接着是洋葱、大蒜、胡椒、野甘菊（*purethron*）、生姜、鸵鸟（*strouthion*）、土木香（*helenion*，译注：把它想象成是 Helen 所流下的眼泪）和石膏。因为就像把胡椒和番木鳖（*struchnon*，译注：或马钱子）的汁液混合在一起，无法检验它们中的任何一种一样，本身如果就是混合物，我们也是无法检验的。我认为，在做酸性药物的试验和通过试验来发现其作用时，你也应该尽可能地以强烈的形式单独研究，苦和甜也同样如此。把一切可能有涩味、刺鼻或苦味的东西拿来做实验，而把它视为本身就全然都是涩味、刺鼻或苦味的，这种观念是非常错误的。因为如果它只具有一种属性，那么你对药物和属性的测试就是相同的。但是，如果它有多种属性，那么药物显然会激活由所有属性组成的活动，结果是其中一种属性的活动较不明显。因此，如果像前面所说的那样，有必要做出判断，那么那些认为根本无法揭示味道/体液作用的人的假设是不正确的，那些以另一种方式做出判断的人也是不正确的。①

味道对于辨别药物或食物的作用（*poiotēs*）或效力（*dunamis*）是

---

① Galen, *On the Powers of Simple Drugs* 4.7, K 11.642 – 3.

至关重要的。在这里,味道与体液(*chumois*)的理解是吻合的,这类似于范德艾克分析中触摸与混合的吻合。[26] 食物的口味以及汁液/体液都是决定食物如何作用于身体的关键,对于这种诊断学来说,味道——所有的感官——才是真正的指南。我们可以从盖伦在《论食物的特性》中对桃金娘浆果(见图2.5)和大蒜的讨论中看到这一点:

> [桃金娘浆果] 和杜松浆果一样,是没有营养的,但它的属性是相反的。因为它具有极强的收敛性,因此有导致便秘的作用。然而,它的性质与它的收敛性不相称,因为它不仅有收敛性,而且还混有一些辛辣味。与所有具有强烈药理作用的食物一样,每当它因煮、烤或湿润而失去药理作用时,它就会为身体提供少量的营养,而以前它根本就没有提供任何营养。同样的事情也发生在洋葱和韭菜身上。①
>
> 人们最常吃的是这些植物 [薤] 的根,很少吃茎和叶。与根部相比,茎和叶属强辛辣性(*drimus*),在体内发热,稀释其浓稠的体液,并降低黏度(*glischros*)。[27] 然而,它们在煮过两次甚至三次后,就失去了辛辣味。但在煮沸之前,它们根本没有任何营养。②

盖伦对味觉的理解是基于亚里士多德在《论灵魂》(*On the Soul*)

---

① *On the Properties of Foodstuffs* 2.18;译文见 Powell 2003:85。

② *On the Properties of Foodstuffs* 2.69;译文见 Powell 2003:114。

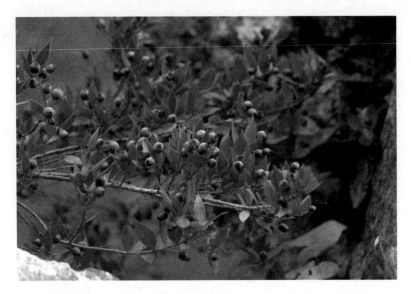

图2.5 桃金娘。来源: Cenk Durmuskahya。

第2卷中对味觉的讨论，味觉被归类为触觉的一个分支（与视觉和嗅觉相反），其中湿润度比味道（*chumos*）更重要，而且味觉是相对的。盖伦在亚里士多德的基础上做出了很大的拓展。盖伦的方法与约翰·麦奎德（John McQuaid）的方法没有根本的区别，后者是味觉现代科学方法的总结。在这里，味觉不是遗传性的，它在个体之间有很大的差异。在评估舌头和大脑在处理味觉信息方面的相对重要性时，大脑是重要的，并且与大脑其他高级功能使用相同的部分。例如，关于苦味，麦奎德观察到 [①]："当与其他味道结合时 …… 它的味道很好 …… 自科尔特斯（Cortes）将可可豆从墨西哥带到西班牙以来，巧

---

① McQuaid 2015：50.

克力制造商在过去的500年里……一直在努力……用糖和牛奶调和它们的自然苦味。"关于咖啡,他指出:

> 生的干咖啡豆是淡绿色的,它们是从一种淡红色的果实中取出的种子,然后浸泡和腌制。咀嚼时,它们有一种粉状的稠度和一种草味,并不特别苦。咖啡的苦味是许多种物质共同造成的,最著名的是咖啡因,但焙烤本身贡献了苦味的大部分。[1]

社会性与宗教

相比其他一般文献,有关社会和宗教活动(如祭祀)的记载在医学文献中并不那么常见,但个别活动也有着很强的存在感,如古希腊在宴会后举行的酒会(symposium)和神庙医学,此外,盖伦将预防医学严格地定位在了城市的日常生活中。尽管医生是在为精英读者写作,但拥有肉身凡胎的所有人的健康也是一个关键问题。财富被视为有助于健康,但如果对生活方式进行必要的调整以平衡个人体质中的异常,工人和学者也能保持健康。事实上,关于体力劳动者,盖伦写道,运动员、士兵或任何从事农业或城市工作的人都必须让身体调和有度:

---

[1] McQuaid 2015:51.

因为这些都是体格强壮之人的任务，如果不能调和有度（*summetr ōs kekrasthai*），他们就不会如此。既然他们调和得当，他们就会有最大的内在热量。[①][28]

不过，体力劳动者所面对的风险更大：

那些终日辛勤劳作的人（*oikeiai energeiai*）劳动一天后，必然是全身排空。因为只要他们在吃完饭后工作，空虚的肉体不仅从胃里夺走了未完全消化的液体（*chumos*），而且还夺走了完全未消化的液体。结果，这些人后来因此而患上了非常棘手的疾病，并在年老之前死亡。大多数人没有意识到这一点，当他们看到自己的身体在吃和消化我们都无法吃和消化的食物时，都会赞美他们的力量。由于努力工作的人睡得很沉，这对改善消化多有裨益，因此他们受不良食物的伤害较小。如果你强迫他们连续许多个夜晚保持清醒，他们很快就会生病。因此，这些人在消化不好的食物方面具有这方面的优势。[②]

阿忒纳乌斯在《智者之宴》中也把盖伦作为一个半虚构的讨论者，正如我们从他所引述的狄菲卢斯和姆尼修斯所看到的那样，在阿忒纳

---

①   Galen, *On the Preservation of Health* 5.12.

②   *On the Properties of Foodstuffs* 1.2.

乌斯、普鲁塔克和其他人的会饮中，医生们带来了特别的饮食风味。然而，葡萄酒作为酒会的核心，我们看到饮食学和社交能力是如何在葡萄酒这一主题上有力地结合在一起的。葡萄酒既能使身体变热（如果是红葡萄酒），又能利尿（如果是白葡萄酒），因此可以辅助按摩，作为驱散残余物（*perittōmata*）的主要手段。雅典的姆尼修斯的三个片段都是由阿忒纳乌斯保存的。姆尼修斯片段[1]很好地说明了这一点，医生狄俄倪索斯（Dionysus）用诗句，而且可能不是姆尼修斯本人的话语，将医学和同情心结合起来：酒给"喝酒的人带来营养，给身体和灵魂带来力量"。这句话有可能来自喜剧诗中的姆尼修斯，喜剧诗和医学对节日和酒的治疗潜力有着共同的兴趣。珀提尔指出[2]，阿忒纳乌斯在姆尼修斯和喜剧诗人的文本中对酒和水的相对混合物表现出共同的兴趣。

从荷马开始，葡萄酒就被认为是有营养和恢复力的[3]。盖伦认定葡萄酒是有营养的，也是一种药物，因为它能促进尿液和排毒。盖伦在他的营养学文本中列出了葡萄酒，并评论道：

> 毋庸置疑，葡萄酒是能够给予营养的，诚然，如果将所有营养的东西都认作食物，那么人们不得不说，葡萄酒也将是食物之一。但有些医生断言，我们不应该称之为食物……希波克拉底在《论急性病摄生法》中提到，葡萄酒的本质不是食物，而是药

---

[1] frgment 41 Bertier.

[2] Bertier 1972: 70 - 7.

[3] Bertier 1972: 57 - 86, esp. 63 - 70.

物。我在关于该书的第三篇评论即《论疗法》(*On the Therapeutic Method*),以及《论卫生》(*On Hygiene*)一文中,对这一问题进行了解释。[1]

盖伦在讨论医学的同时,提出了食物和饮料的不同分类(参照了希腊人将膳食分为晚餐 *deipnon* 和会饮 symposium 的方法),酒的营养性,酒的药性高于营养性,以及有关治疗学与生活方式和食物的著作中关于酒的讨论。

更令人惊讶的是,姆尼修斯讨论了用一种特殊的大餐杯(*kōthōn*)大量饮酒的效用。他认为[2],未混合的酒会损害身体和灵魂,但在几天之内大量饮酒可以净化身体(译注:指催泻),提升灵魂。每天的会饮会在"胃部顶部产生刺激性物质",这些物质会通过大量饮酒得到净化。姆尼修斯关于酒的第三个片段提出,"黑葡萄酒是最有营养的,白葡萄酒是最清淡的,也是最利尿的,茶色波特酒(tawny wine)是干燥的,更有助于食物的消化"[3]。古代医学家充分宣扬酒的利尿性及其恢复身体热量的能力,与现代医学中对酒精的质疑是完全相反的[4]。

---

[1] *On the Properties of Foodstuffs* 3.39;译文见 Powell 2003:149 – 50。

[2] fragment 45 Bertier.

[3] fragment 46 Bertier.

[4] Mudd 2015.

结论

笔者将以盖伦对身体"必要活动"的讨论来结束本文对营养的研究。这些活动是对生长、营养和繁殖等"自然活动"的补充，其中有六项活动，即从周围环境中呼吸空气；吃和喝；运动和休息；睡眠和觉醒；对身体的体液进行生理平衡（用盖伦的话说是"填充和排空"）；以及良好的心理健康。盖伦在《论养生》（*On the Preservation of Health*）中阐述了这些活动须保持平衡，并根据个人的体质进行调整，这是通过工作、在城市中散步、沐浴和按摩放松以及保持平静的心态来实现的。如果做到了这样，在生活的大部分时间就可以避免去看医生[①]。这些必要的活动对于治疗和预防医学来说都很重要。在《论疗法》第8卷第2章中，盖伦在讨论发热时，观察到身体的毛孔被堵塞，这些毛孔所发出的不是具有良好汁液/香味（*euchumoi*）的蒸汽，而是像烟或煤烟一样的刺鼻苦味。[29] 所需要的是"用优质的水洗澡，按摩，适度的运动和进食带甜味的食物"，忌"涩的冷水澡，不清洁身体，剧烈的运动，不按摩或很重地按摩，苦涩（*kakochumous*）的食物，失眠，愤怒，悲伤，焦虑，中暑和疲劳（*kopos*）"。

盖伦将洗澡和按摩结合起来，反对禁食疗法，这使埃拉西斯特拉

---

① *On the Preservation of Health* 6.14.

图斯（Erasistratus，公元前3世纪的一位希腊医师）派和方法医学派（Methodist）的对手感到困惑。他在有关预防医学的文本中曾指出，堵塞的毛孔、疲劳和过度运动是问题所在。盖伦本可以用药物来解决体液平衡（*euchumia*）和甜食的问题①，但没有这样做。

最后，在心理健康方面，辛格（Singer）发现②，盖伦的心理学属于超乎寻常的物理主义。根据现有的资料，在古代医学中，心理学和心理健康（除了重要的例外）由哲学家研究，而解剖学和生理学由医学家研究。这是古典学学科分层的结果，而盖伦遵循柏拉图的心理学也是合理的。但正如辛格现在所揭示的那样，盖伦认为饮食、运动、发热与心理状态存在某种因果关系。盖伦根据手头的材料修改了原因和解释，他可能从未觉得有必要将身心的因果关系完全结合起来。也许他认为不这样做是明智的。

注释

[1]　此处及以下所有引文均来自法兰西大学版，约安娜译（Jouanna 1996）。英译本见洛布古典丛书版，琼斯译（Jones 1923a）。

[2]　本文及以下所有引文均来自法兰西大学版，威尔金斯译（Wilkins 2013）。另可见鲍威尔的英译本（Powell 2003）。

[3]　关于科路美拉，见洛布古典丛书版，艾什译（Ash 1941–1955）。关于帕拉狄乌斯，见菲奇（Fitch 2013）的英译本。关于《农事书》，请参见达尔比（Dalby 2011）的英译本。

①　*On the Powers of Simple Drugs* 2.14, K11.494.

②　Singer 2017.

［4］　此处及以下所有引文均来自洛布古典丛书版，埃姆林－琼斯和普雷迪译（Emlyn-Jones & Preddy 2013）。

［5］　本文及以下所有对塞尔苏斯的引文均来自洛布古典丛书版，斯宾塞译（Spencer 1935 – 1938）。

［6］　《奥德赛》的引文来自洛布古典丛书版，默里译（Murray 1919）。

［7］　伍顿（Wootton）引用了杰弗里·劳埃德（Geoffrey Lloyd 1973）企鹅出版社的译本。

［8］　关于希波克拉底和盖伦的案例研究和观察，见劳埃德（Lloyd 2009）。

［9］　这段话以及此后对《单方药力论》的所有引文均来自第11和第12卷，下文分别缩写为"K11"和"K12"。

［10］　这段话和后面所有的引文都来自科赫（Koch et al. 1923）等编《希腊医学文献集成》，黑尔姆里希译（Helmreich）。

［11］　范德艾克关于 Diocles fr. 182. 12 和 index s.v. *Perittōmata* 的文章在 *Anonymus Londinensis* 中讨论。但这部分内容可能是在公元前4世纪之后。见下文关于"混合物""汁液"和"体液"的进一步介绍。

［12］　请注意，放血可以让医生了解病情，就像现代医生需要做的那样。

［13］　在《论食物的特性》第2卷中对水果进行了审查，在蔬菜之前。这意味着盖伦认为它们比蔬菜更有营养。因为他在这三本书中，从谷物到杂草、从水果到洋葱、从猪肉到鱼，营养价值是递减的。水果没有什么 *trophē*（能量），但有其他重要的消化能力，其中许多需要小心处理，这让我们回到了诺顿的观点。

［14］　关于柏拉图的三方灵魂和盖伦对它的参与，见吉尔（Gill 2010）。

［15］　这段话和后面所有的引文都来自乔利（Joly1967）的法兰西大学版。琼斯的英译本（1931年）可在洛布古典图书馆查阅到。

[16] 一种豆子，"espèce inconnue"，根据阿米戈斯（Amigues）的说法（见 Wilkins 2013：75，n.2）。

[17] δονή：关于古代营养学中快乐和品味的模糊性，见下文。

[18] 关于希腊化时期的医学植物学家和医生试图保护君主不受毒害，见 Scarborough & Nutton 1982；Hardy & Totelin 2016；Keyser & Irby-Massie 2008：77−8，491，525−6。盖伦在《单方药力论》第6卷的开头对他们的工作进行了评论。

[19] 动物的身体是热、冷、湿、干的混合体，而这些品质在每一种情况下的混合程度是不一样的……当我们说身体是热、冷、干、湿的混合物时，我们理解的是这些品质中每一种的极端情况，换句话说，就是实际的元素：气、火、水、土。另一方面，当我们把一种动物或植物描述为热、冷、干或湿时，我们并不是在这种意义上理解这些品质。没有一种动物是绝对意义上的热，就像火一样……（Galen, On Mixtures 1.1）这段话和后面所有的引文都来自《希腊医学文献集成》，黑尔姆里希译（Helmreich 1904）。

[20] 参阅希波克拉底的《论人的本质》（On the Nature of man 2−4），这是盖伦在他认为是希波克拉底基础上发展体液理论的关键文本。"体液"和"混合物"在解释中似乎是结合在一起的："医生们……说一个人是个疯子。……说人是一个统一体，分别给它（译注：指'体液'）起了他们希望的名字，这改变了它的形式和力量，受到冷热的制约，变成了甜、苦、白、黑等等。人的身体本身有血液、黏液、黄胆汁和黑胆汁，这些构成了身体的禀赋，通过这些，他感到痛苦，享受健康。现在，当这些元素在混合、作用力和体积方面彼此成比例，并且特别混合时，他就能享受最完美的健康。"本译文改编自洛布古典丛书版，琼斯译（Jones 1931）。

[21] 这段话被范德艾克（van der Eijk 2015：676，n.2）注意到，他认为 krasis 和 chumos 这两个概念是联用的。

[22]　范德艾克译为"Pungent acidity（刺鼻的酸味）"。笔者认为 *drimutēs* 最好翻译为"pungency（辛辣的）"，尤其是在这里用醋酸的混合物来调和。

[23]　这是《论食物的特性》中多次提到乡下人被迫吃的饥荒食物之一（尤其是在春天），包括橡子、苦草和路旁的植物。

[24]　pleasure，unpleasantness，tasty 在希腊文中都是来自同一个词根"δυν-/δον-"。

[25]　盖伦在讨论加热药物。

[26]　范德艾克引用（2015：682）盖伦《论混合（一）》，在皮肤上，触摸可以提供完美的诊断，按摩和沐浴可以通过打开和关闭皮肤上的毛孔帮助排毒。食物需要把味道带入画面。

[27]　洋葱含有大蒜素，这是一种刺激性的含硫化合物，烹调时有甜味。

[28]　此处及以下所有引文均来自洛布古典丛书版，约翰斯顿译（Johnston 2018）。

[29]　本引文来自洛布古典丛书版，约翰斯顿和霍斯利译（Johnston & Horsley 2011）。

第三章
疾 病 [1]

朱莉·拉斯凯瑞斯

（Julie Laskaris）

朱莉·拉斯凯瑞斯（Julie Laskaris），1999年获得美国加州大学洛杉矶分校古典文学博士学位。此前曾是纽约一名现代舞者，现为弗吉尼亚州里士满大学古典研究系副教授，研究兴趣集中在古希腊医学方面。曾担任古代医学和药学学会主席。

| 引言

从190万年前的直立人（*Homo erectus*）开始，远古人类最大的健康威胁就不是瘟疫或猛兽，而是寄生虫。[2] 正如民族志植物学家蒂莫西·约翰斯（Timothy Johns）所指出的①："像大多数大型哺乳动物一样，我们不是一直受到比自己大的捕食者的威胁，而是受到各种寄生的微生物和无脊椎动物的攻击，它们在从内到外吞噬我们。"传统的西方医学体系就反映了这一点，催吐剂和泻药常被用作净化剂，可能事实上已经起到了减少寄生虫数量的作用。随着时间的推移，它们的使用逐渐被理性化，并扩展到其他情况，例如传染病。在新石器时代（约公元前1万年），随着动植物的驯化、灌溉的出现、森林砍伐和农业开垦以及定居社区的兴起，出现了传染病。事实上，一些致命的传染病最早是由被驯化的动物传染给人类的，[3] 尽管这些疾病和其他疾病在人口密集到足以维持它们的传播链之前，可能只是零星地出现②。城市化增加了可在人与人之间传播的寄生虫的接触。这些通常是肠道寄生虫，由于缺乏适当的卫生设施，导致了公共场所排尿和排便，[4] 这些习惯导致了寄生虫感染和水供应的污染③。[5] 除了一些明显的例外，寄

---

① Johns [1990]1996:252.

② Arnott 2005:14.

③ Arnott 2005:15.

生虫本身并不经常是致命的，但可以引起或加重营养缺乏症，增加感染其他疾病和死于这些疾病的风险。孕妇为防止自然流产而抑制了细胞介导的免疫力，本来就更容易患病；饮食上的营养不足也使产妇死亡率攀升①。当然，就今天的产妇死亡率而言，对于已经因营养不良和疾病而虚弱的身体来说，分娩往往是最后一根稻草。大多数希腊和罗马的医学作者所遵循的模式与我们在其他地方的传统医疗系统中看到的类似，藜芦（hellebore）等催吐催泻剂的使用远远超出了控制寄生虫的范围，被用于很多种疾病的治疗和维持良好的健康②。事实上，古代药典中的一些净化剂在控制寄生虫方面相当有效，尽管经常有危险的副作用。

当然，除了寄生虫之外，还存在无数其他的健康问题。在新石器时代，人口密集、不卫生的条件和与动物更密切的接触等，也使这类健康问题的数量和严重程度上升，尽管它们的精确识别往往是有问题的。我们的古代文献描述了各种情况，但由于许多疾病都有类似的症状，只有当文献描述了一个独特或不寻常的症状时，才能有把握进行识别。我们也必须调整我们的概念，例如，在古代，"发热（希腊语：*kausos, pur, puretos*；拉丁语：*calor, febris*）"本身就被统称为一种疾病，而不是一种症状，脓液的形成被认为是治疗中的一个积极信号，这与我们现在的想法是完全相反的。[6] 最后，古代的病痛（illness）和现代医学所确定的疾病（disease）也不一定是一一对应的。[7] 例如，一些

---

① Demand 1994: 81.

② 关于藜芦，详见 Hardy & Totelin 2016: 72 – 3。

学者认为《论圣病》（*On the Sacred Disease*）中所谓的"圣病"是指"癫痫"[①]，这在某种程度上是正确的，因为其症状包括癫痫发作和癫痫的先兆特征。但是，《论圣病》也将驼背（hyphosis）列为"圣病"的一种症状，这并不是癫痫的特征，而且造成驼背的原因是多重的[②]。[8]另一方面，该篇中提到，小孩子在"圣病"发作后会遗留下典型的中风症状，比如口、眼、手或颈部歪掉，而中风（stroke）是当时儿童死亡的主要原因之一[③]，并可能在癫痫发作后发生[④]。显然，在今天看来，所谓的"圣病"是多种病症的总称，其中只有一些对应于现代医学所承认的疾病。简而言之，我们只能根据现有的文本进行回顾性诊断，而且必须牢记一点，古代人对疾病的看法往往与现在是完全不同的。[9]

艺术史证据的使用也必须谨慎。例如，理想化的人体形象在古希腊十分流行，如果只用古希腊雕塑作为证据，我们也许永远不会知道那个时期的人患有什么疾病。即使在更倾向于现实主义的时期，如希腊化时期，我们可能仍然无法得出明确的结论。图3.1是一座希腊化时代的雕像，刻画了一个形容枯槁的女人，但我们无法知道造成这种情况的原因是饥荒、寄生虫、肺结核、癌症或其他疾病，还是因为社会经济贫穷的病。

生物考古学有时可以让我们更有把握，尽管我们的证据仍然存在

---

① 例如 Temkin [1945] 1971: 3 – 27; Grmek [1983] 1989: 40 – 1; Jouanna [1992] 1999: 182; Longrigg 2000。

② *On the Sacred Disease* 6.1.

③ Jeong et al. 2015.

④ *On the Sacred Disease* 8.2.

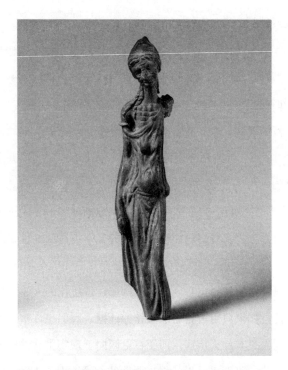

图 3.1　一个形容枯槁的女人陶器雕像，希腊，来自士麦那（Smyrna），
公元前 1 世纪。所雕塑的女人可能看起来像一个老女人，但实际上是一个患
有严重疾病的年轻女人。藏于纽约大都会艺术博物馆，编号 89.2.2141。来
源 :the Metropolitan Museum of Art。

漏洞。对于希腊和意大利来说，生物考古学的证据主要是骨骸，探测
软组织对于科学家来说还是无解，这是一个限制调查结果的因素。但
是，骨骸发现能够提供的证据也是有限的，这源于几个问题：火葬会
破坏证据，这在古希腊罗马很常见；有些人的尸体在掩埋时程度较差，
以致遗骸七零八落，也会使结果出现偏差；[10] 许多骨架不完整或被
损坏，在某些情况下没有被考古学家保存下来；病毒和某些其他疾病
不会在骨头上留下印记，能够留下印记的疾病往往病程相当长，因

此，如果罹患疾病后，病人是短时间内死亡，证据也是不可能留下的[①]。骨头残骸只能告诉我们三种缺乏症：佝偻病、骨质疏松症（维生素D缺乏症）和坏血病（维生素C缺乏症）[②]。现在，磁共振成像（MRI）和计算机轴向断层扫描（CAT）可以让我们看到人体内部的情况，这在过去是不可能的。古代DNA（aDNA）研究的进展已经带来了显著的成果，毫无疑问，随着技术的进步，还会继续带来成果，但即使在这里，我们也可能留下一个歪曲的画面，因为一些病原体的DNA比其他病原体的DNA降解得更快。[11]

考虑到这些困难和局限性，并考虑到所有来源的数据，我们可以合理地确定希腊人和罗马人可能患有以下主要健康问题：疟疾；地中海贫血症，"豆类中毒（favism）"（葡萄－6－磷酸脱氢酶），可能还有镰状细胞贫血症（与疟疾有关的遗传条件）；肺结核；布鲁氏菌病（从动物身上感染的细菌）；化脓性感染（如葡萄球菌和沙门氏菌）；齿病；伤寒；肺炎；胸膜炎；利什曼病（一种由沙蝇传播的寄生虫感染）；肝炎；破伤风；白喉；百日咳；风湿热；癌症；中风；癫痫；铅中毒；脊髓灰质炎；痢疾；转移性骨癌；退行性骨病（例如骨关节炎、痛风）；骨质疏松症；佩吉特氏病（骨骼生长异常）；膀胱结石；天花；霍乱；麻风病（从公元前4世纪开始）；营养缺乏病，如夜盲症和干眼症、骨质疏松症、佝偻病、坏血病和缺铁性贫血；妇女还容易受到分娩的危险，这种危险由于早婚的习俗而常被加剧。

---

① Fox 2005：60；完整的讨论，见 Roberts 2015。

② Grmek［1983］1989：75.

随着城市的发展，持续存在的（地方病）和突然出现的（流行病）传染病的死亡率也在攀升，因为缺乏卫生设施，人口密度大到足以维持这些疾病的传播。在贸易、旅行、移民和征服增加的时期，死亡率可能也会上升，因为所有这些都为疾病的传播提供了机会，包括新疾病的出现。[12] 正如米克罗·格梅克（Mikro Grmek）对希腊的观察：

> 由于希腊世界位于各大洲的十字路口，构成了亚洲、非洲北岸和中欧之间的桥梁，传染病的大通道直接穿过它。历史上最早的大瘟疫在向北和向西的路上经过希腊，地方病（如远古时期的结核病和疟疾，以及最近的麻风病）在这里也有缓慢而隐蔽的渗透。另一方面，它的温带气候对所谓的热带病长驱直入进入欧洲起到了屏障作用，这些疾病的病媒或病菌只有在特定的物理或生物条件下才能生存。希腊世界躲过了黄热病、血吸虫病、昏睡病、丝虫病，也许还有急性皮肤密螺旋体感染，等等，这些在气候恶劣的土地上遍布的恶疾中的几个例子，但希腊世界还是没有能逃过一种非洲瘟疫的劫难——疟疾。①

在古代，战争造成了不可估量的人口伤亡，但与饥荒和疾病的影响相比，与战斗有关的伤害和死亡尚且是次要的。[13] 饥荒往往尾随战争其后，削弱了人口，使其更容易受到疾病的影响，军事人员就会被感染。士兵和水手随后成为疾病的受害者和传播者，这些疾病比他

---

① Grmek［1983］1989：93.

们所经历的任何战斗都要致命。例如，几乎可以肯定是罗马军队将"安东尼瘟疫（Antonine Plague，可能是天花）"从地中海东部传播到了西部①。165—172年（后来又再次流行），它迅速蔓延到整个帝国，可能造成了10%—15%的人口死亡（下文讨论）。

营养不良和饥饿也会发生在和平时期，并且不成比例地影响到穷人、奴隶。矛盾的是，生产粮食的农村人口也受到饥馑波及，当食物供应变得稀缺时，农村人口的出价是无法超越更富有的城市居民的。因营养不良而变得虚弱的人，也许还背负着寄生虫的负担，也更容易感染地方病和流行病。此外，营养不良和饥饿尤其会损害女孩的健康，因为她们可能无法长大成人，无法在不增加难产风险的情况下生育孩子，她们之所以会年纪轻轻就嫁人生子，这也是因素之一（下文讨论）。对于孕妇和哺乳期妇女来说，营养不良或饥饿也是一个特别严重的问题。

男子的职业也可能带来伤害、疾病或死亡。士兵和水手可能会受到外伤，但更有可能生病，因为他们生活在拥挤的环境中，有时没有适当的卫生设施或饮食，并暴露于陌生的微生物中。耕作和捕鱼是常见的职业，外伤和继发感染的风险相当高。牧羊人和农民有可能从动物身上感染寄生虫和结核病，屠夫、制革工人、猎人和其他处理动物（无论是驯养的还是野生的）尸体的人也是如此。由于居住的地方有所不同，牧羊人、农民和渔民也更容易感染疟疾（见下文）。无论是过去

---

① Duncan－Jones 1996: 166; Sallares 2002: 124; Nutton [2004] 2013: 24; Zelener 2012: 167－77.

还是现在，采矿和冶金都是高危职业，会使工人和附近的人和动物暴露于大量的有毒物质中，包括砷和其他重金属。事实上，根据有机残留物分析，希腊最早的复合药方可能是由青铜时代的金属工人为了解除砷中毒而炮制的[①]。采矿业和冶金业周围的地区很容易受到重金属污染，人类不仅直接暴露在重金属中，所食用的植物和动物也往往吸收了重金属[②]。一些古代作家对这种毒性和矿工的早亡做出了评论，如卢克莱修（Lucretius）《物性论》（*On the Nature of Things*），老普林尼《博物志》，斯特拉博《地理学》。[③] [14] 矿工是一个动辄危及生命的高危职业，以至于有些工人是被卖为奴隶的罪犯；矿工的死亡率甚高，以至于不断招揽新工人的成本可能会过于高昂而导致停产[④]。任何重复性的劳动都可能导致退行性关节病，特别是在需要重体力劳动的情况下。因此，退行性关节病在男性遗骸中发现的频率更高，尽管女性也并非没有，考古学家在一位女性纺织工人的遗骸上发现了肩部骨关节炎的证据，她的日常行为肯定与公元前6世纪的陶制油壶相似（见图3.2）[⑤]。

磨损和其他标记也可以显示出阶级差异。这一点在赫库兰尼姆的两组男性骨架中得到了鲜明的体现，这两组骨架被标记为 Erc 27 和 Erc 86。两人都死于意大利维苏威火山爆发（公元79年）中，年龄在46岁左右[⑥]。Erc 27 比 Erc 86 号矮10厘米，他的骨头又细又扁；他

---

① Arnott 2008.

② Harrison et al. 2010.

③ Lucretius, *On the Nature of Things* 6.808 – 17; *Natural History* 33.98; *Geograph* 12.3.40.

④ Strabo, *Geography* 12.3.40.

⑤ Grmek [1983] 1989: 79.

⑥ Laurence 2005: 90.

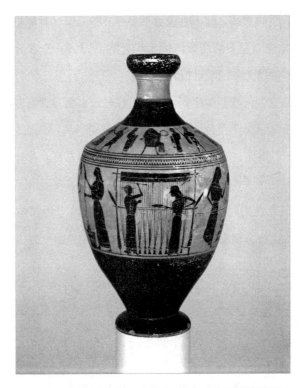

图 3.2 在一个黑色图案的油壶上表现的妇女织布，作者是古希腊亚马西士（Amasis）的画家，公元前 550—前 530 年。藏于纽约大都会艺术博物馆，编号 31.11.10。来源 :the Metropolitan Museum of Art。

的胸椎中有 7 块融合在一起，并患有骨关节炎。正如雷·劳伦斯（Ray Laurence）所指出的 [1]，"他的身体经受了多年的艰苦劳动，远超过了体力所承受的程度。"他还掉了 7 颗牙齿，并有 4 颗龋齿和 4 颗脓肿，他牙齿的磨损情况提示他只用嘴的一边咀嚼。很显然，他每天都生活在痛苦之中。相比之下，Erc 86 虽然牙齿有脓肿，但总体状况良好，

① Laurence 2005 : 90.

骨骼坚实，肌肉发达，但不是通过日复一日的劳作，而是通过田径运动发展起来的[1]。从身高和身体状况可以看出，他是一个衣食无忧的贵族，有足够的精力和闲暇进行体育锻炼。

古代治疗者最擅长治疗创伤，尽管在处理出血和感染方面有点束手无策；任何遭受严重创伤的人，尤其是头部、胸部或腹部的创伤，都有风险[2]。然而，有早期证据表明，的确有专人可以对骨骼进行复位，并通过钻颅手术来减轻大脑的压力[3]。医者确实提供了一些有益的治疗，或者在当时被认为是有益的治疗，但除了为那些遭受职业毒素、疟疾、肺结核或其他重大疾病的人提供姑息治疗外，几乎没有其他治疗。

| 人口统计学

讨论古代世界的平均寿命并没有什么意义，因为婴儿和幼儿的死亡率非常高，总体平均值会因此出现偏差。期望寿命则比较有价值，即估计一个人活到×岁还能活多少年。人口学家很难制定这样的数字，因为确定死亡年龄的史料很少，不可靠，而且因地域、社会阶层和其

---

① Laurence 2005：88，90．

② Majno 1975；Salazar 2000；Laskaris 2015．

③ Majno 1975；Arnott et al. 2003；Petrone et al. 2015．

他因素而会有很大的差异①。尽管如此，学者们还是暂且利用现有的证据，用后期和有据可查的时期的比较数据作为佐证，以大致推算出任何特定年龄段的期望寿命。[15]

学者们已经确定，在古罗马时期，意大利部分（相比罗马希腊，我们有更丰富的证据）的死亡率在一年中是波动的，这表明季节性传染病造成的损失很大，因此期望寿命很低；相反，在期望寿命高的地方，死亡在一年中相当平均地发生②。一般认为，罗马人的平均寿命大约是25岁③，但是，如果婴儿能够度过危险的第一年，平均寿命可达35岁至45岁。[16] 在罗马，十几岁和二十几岁的人群死亡率仍然很高，这反映在期望寿命上。根据一项计算，一个15岁的人可以活到49岁，而一个35岁的人可以活到58岁④。罗马死亡率最高的时间是8月至10月，青少年和青壮年的死亡率与其他年龄组一样高⑤。在当时，疟疾无疑是主要的死亡原因，在对疟疾理应最有抵抗力的人群中，疟疾造成的死亡人数却是十分之高，这一点令人感到费解：青少年和青壮年理应对疟疾获得了一定程度的免疫力，其死亡率按说不应该与婴幼儿差不多高⑥。沃尔特·谢德尔（Walter Scheidel）认为，有两个因素可以解释这一现象：大量暴露于特别严重的疟疾流行，加上缺乏

---

① Frier 2000: 787 − 91; Scheidel 2012: 266 − 77; Scheidel 2013: 49 − 51; Hin 2013: 102 − 9.

② Hin 2013: 103.

③ Frier 2000: 788.

④ Hin 2013: 121 − 3.

⑤⑥ Scheidel 2013: 47.

免疫力的青少年和青壮年从非疟疾地区移民而来①。人口迁徙很可能是因素之一，但谢德尔还指出，疟疾与其他季节性疾病有协同作用，其中一些青少年和成年人比儿童更容易感染，这类疾病包括伤寒和结核病②。这些疾病会互相增加致死率，因而造成了罗马青少年在夏末秋初的高死亡率。关于儿童面临的风险，更具体的证据来自朱利叶斯·波利比乌斯之家（House of Julius Polybius，庞贝）的9具骸骨，他们都在维苏威火山的爆发中遇难了。其中4个是成年人，年龄约为35岁至50岁，5个是3岁至11岁的儿童③。对这些遗骸的哈里斯条纹（Harris stripes）和牙釉质发育不全（都是严重营养不良或疾病的指标）[17]的分析显示，除了一个人之外，其他所有人都在童年时期至少得过一次急性病，大多数人感染过2次或3次④。其中有一个孩子，死亡时11岁左右，曾在4岁到7岁之间病倒4次，以至于停止生长，其中两次病倒仅相隔6个月⑤。总而言之，在这个小样本中，有88％的人在儿童时期至少患过一次严重的疾病，导致发育停止；这与整个庞贝城的80％的数字相当，但赫库兰尼姆要比这个数字低50％之多，因为那里的疟疾可能没有那么流行，至少没有那么严重⑥。

在整个古代，死亡率都很高，如果没有来自周边农村地区或其他地方的移民（包括奴隶）拥入，古代城市人口是无法维持增长的⑦。罗

---

① Scheidel 2013: 47 - 8.

②③ Scheidel 2013: 48.

④⑤ Laurence 2005: 87.

⑥ Laurence 2005: 88.

⑦ 关于意大利，见 Scheidel 2007: 327.

伯特·萨雷斯（Robert Sallares）甚至认为[1]，古代人口之所以未能实现自我更新，在很大程度上是由于疟疾及其并发症造成的死亡，在他看来，这刺激了罗马奴隶制的发展，因为疟疾的地方性流行造成了劳动力短缺，而罗马公民不愿意在疟疾疫区水源丰沛、田地肥沃的田间工作。无论这种说法是否正确，不可否认的是，疟疾在古代造成了巨大的损失，疟疾在今天虽然可以预防和治疗，但仍然是残疾和死亡的主要原因[2]。

|　地方性疾病

地方病是一个地区生物学版图中重要的一块，因为它们稳定地存在于人群之中（也许有季节性波动）。在某些情况下，一种地方病可能是作为一种快速流动的流行病进入某个特定的人群，后来随着其人类宿主获得免疫力，"定居"下来，成为"疾病生态系统"[3]中的一部分。这种情况发生的一个指标便是，儿童因为没有能够获得免疫力而成了地方病的特别受害者。还有一些情况是，某种地方病可能会慢慢到来，也许是因为它需要大量的接触才能发生传播，类似麻风病一样，并且需要很长的时间，甚至几百年，才能成为一个重要的问题。地方病并不总是像

---

① Sallares 2002: 247 – 58.

② 见 Scheidel 2007，关于包括疟疾在内的复杂因素。

③ 关于这个观点，请参见 Grmek [1983] 1989，他称之为"疾病生态学（pathocoenosis）"。

迅速蔓延的流行病那样引起人们的注意，可能是因为它们没有造成同样程度的社会、经济和政治动荡，但事实上它们造成了更高的死亡率，年复一年，在人群中稳定地盘踞下来。

疟　疾

在今天，疟疾与热带地区有关，但在过去，无论何种气候条件下都能见到疟疾的身影。在欧洲，疟疾从地中海绵延到北冰洋[1]，尽管致命的恶性疟原虫无法在北欧的寒冷气候中生存[2]。直到今天，至少在过去的一万年中，疟疾赢得了最致命的人类疾病的桂冠，尽管它已是可以预防和治愈的疾病。折磨人类的疟疾共有五种类型，均是由按蚊传播，按蚊从感染了疟原虫属寄生虫的人身上吸食了血液，并将其传播到下一个目标的血液中。在古代医学文献中，有三种类型的周期性发热被非常频繁地提及：间日热（tertian）、四日热（quartan）和半间日热（semitertian）；前两种分别在两天和三天后再次发生，而第三种表现为持续发热，每隔一天就会出现高峰。发热的这种分类与希腊和意大利最常见的疟疾分类是完全一致的，即三日疟（P. malariae）、间日疟（P. vivax）和恶性疟（P. falciparum）。到目前为止，恶性疟造成的死亡人数最多。然而，所有类型的疟疾都会造成持久的虚弱和残疾，包括儿童的认知障碍[3]。疟疾还可以通过损害受害者的免疫应答，使他

---

① Faure 2014: 2.

② Sallares 2006: 21.

③ Fernando et al. 2010.

们更容易罹患其他严重的疾病，而疟疾有时会与这些疾病发生协同作用，进而间接地增加死亡率。[18] 虽然我们不可能准确地得出疟疾对古代死亡率的影响，但有证据显示它的影响是非常巨大的，如前所述，它极大地缩短了婴儿、儿童和青少年的期望寿命，同时也影响了成年人的寿命[1]。至于疟疾间接影响死亡率的证据，可以在较为晚近的时期看到。萨雷斯就提供了意大利塞尔莫内塔村（Sermoneta）的例子[2]，在1925年，只有大约12人被诊断为急性疟疾，只有8％的死亡被认为是疟疾的直接原因，尽管所有的儿童都有常见于慢性疟疾的脾肿大。然而，一旦疟疾被根除，这里的死亡率就减半了，这一结果告诉我们，疟疾是如何通过合并感染和损害免疫反应等间接手段造成死亡的。毫无疑问，疟疾的根除或严重程度的降低大大降低了人口死亡率，但根除技术本身可能也杀死了其他的寄生虫，因此也带来了死亡率的降低[3]。

虽然疟疾在希腊和意大利地方性流行，但我们应该注意到，并不是这里的所有地区都是疟疾的疫区，相反，蚊子不会远离它们的繁殖地，也多不会上山。在古代，生活在山区的人只要不下山到低地，就不可能被感染。然而，许多人一年中至少有一部分时间在低地照看庄稼和牲畜，那里通常有更好的水和更肥沃的土地。此外，零星的疟疾感染可能是由于河流洪水泛滥，因为洪水退去后会留下适合蚊子繁殖

---

① Sallares 2002：151 - 67.

② Sallares 2002：119-23.

③ Sallares 2005：205.

的水塘，而这些水里是没有鱼来吃蚊子幼虫的[1]。这种情况发生在罗马，台伯河沿岸的低洼地区经常在发洪水时暴发疟疾[2]。河流三角洲的冲积、森林砍伐和其他由自然或人类活动带来的景观变化，特别是农业的出现，也可能形成蚊子的滋生地[3]。虽然古代人不知道蚊子会传播疾病，正如伊丽莎白·克雷克（Elizabeth Craik）所指出的[4]，这种因果关系很难建立，因为症状可能在很多天甚至几个月内都不会出现，但他们确实将其与死水和通常有恶臭的水体联系起来，而死水是昆虫的首选繁殖地。希腊语和拉丁语文本中有无数个段落提示，居住在沼泽地附近被认为是不可取的，其中包括要排干沼泽地，将军营和城市设在离沼泽地较远的地方，以避免吸入潮湿的空气或饮用来自沼泽地的死水。据报道，如果暴露在沼泽地中，人们可能会得的疾病与疟疾非常相似[5]。尽管有这样的预防措施，水井和水库还是为蚊子提供了充分的机会，使它们得以在靠近人类的地方繁殖[6]。

连续多次暴露于疟原虫可以产生对寄生虫和疾病的部分免疫力，不过如果暴露中断，保护作用只可以持续一年。婴儿和9岁以下儿童的疟疾死亡率非常高，部分原因是他们没有形成免疫力。疟疾地方流行的人群通常发生地中海贫血症和镰状细胞贫血症的概率相对较高，

---

[1] Sallares 2006: 23.

[2] Sallares 2002: 109 – 13.

[3] Sallares: 2006: 24 – 5.

[4] Craik 2017: 154 – 5.

[5] Craik 2017: 156 – 8.

[6] Craik 2017: 158 – 9.

这些遗传性疾病至少能给那些携带这一遗传特征但不表达该特征的人带来部分免疫力。尽管付出了可怕的代价，但这类贫血症在进化上是有益的，这也是疟疾本身造成严重损失的铁证，因为基因携带者所生的孩子中25％完全表达了这种基因，这意味着在他们所生活的古代，他们在进入青春期和繁殖之前就已经悲惨地死去了。

孕妇由于新陈代谢率较高，对蚊子有特别的吸引力[1]。即使是那些在怀孕前即获得免疫力的人，感染疟疾的风险也会有所增加，因为怀孕会降低她们的免疫应答。因此，她们既要忍受更高的感染率，也要忍受更严重的感染[2]。孕妇感染疟疾的死亡率可能在15％—60％之间[3]。胎儿和新生儿也属于高风险人群，如今在疟疾流行的地区，自然流产很常见，新生儿死亡率很高[4]。在受感染但无症状的妇女中，流产率可达到30％；在有症状的妇女中，流产率为50％[5]。没有理由相信古代的数字会有很大不同。"间歇热（intermittent fevers）"对孕妇和儿童的危险已在我们的医学文献中获得重视，正如克雷克所说的那样[6]，围绕生育女神阿尔特弥斯的崇拜活动也让人信服，她的名号前面经常被冠以湖泊和沼泽等前缀。在意大利翁布里亚（Umbria）靠近台伯河岸边的一座别墅里，发掘出了5世纪末的乱葬岗，其中有47个新生儿和流产的胎儿，可以看出恶性疟疾暴发所造成的巨大伤害。这些尸体

---

① Craik 2020:92.

② Stivala 2015:155.

③⑤ Stivala 2015:155 - 6.

④ Faure 2014:2.

⑥ Craik 2020 : 94 - 7.

的埋葬是在匆忙中进行的，并伴随着某种以驱鬼驱邪为目的的巫术仪式。挖掘发现，墓穴的下层会一次埋葬一两个婴儿，但在上层，他们最多埋葬了7个[1]。

结 核 病

结核病在希腊和意大利也是一种地方性流行病，而且广泛肆虐[2]。今天，它杀死的成年人比其他任何一种传染病都多，是十大死亡原因之一[3]。结核病主要发生于穷人，他们更有可能生活在拥挤和不卫生的条件下（这种环境更有利于结核病的传播），并患有降低免疫反应的营养缺乏症。消除贫困是控制结核病的一个明显步骤[4]，而且今天更需要消除贫困，因为抗生素耐药菌株的演变往往会使它成为无药可医的疾病。肺结核会侵袭肺部，是最常见和最具传染性的结核病类型。然而，所有器官和骨骼都容易受到结核病的侵袭。当结核病侵袭脊柱（波特氏病，Pott's disease）时，会导致相邻的脊椎骨断裂，形成明显的角状驼背（角状后凸），这是该病的一个肯定的指征（见图3.3）。肺结核的症状包括持续的咳嗽、咯血和消瘦。希腊语 *phthisis*（痨病）就反映了结核病的最后一个症状，意思是"枯槁"或"消瘦"，这个词在我们的医学文献中随处可见。综合考虑结核病的其他症状，*phthisis* 一词

---

① Soren 2003：197.

② Grmek [1983] 1989：177 – 97；Roberts 2015.

③ Gagneux 2012：850.

④ Roberts 2015：S117.

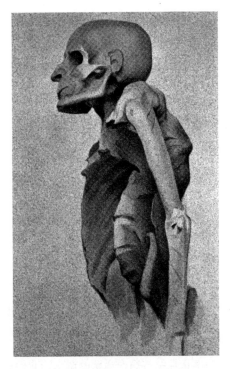

图 3.3 这具木乃伊的线图是埃及第 21 王朝的阿蒙祭司（大约公元前 1000 年），该祭司表现为角状后凸，这是结核病侵害脊柱的标志之一。引自：Grafton Elliot Smith and Marc Armand Ruffer（1910），来源：Wellcome Images。

的存在正是提示希腊和意大利存在结核病的硬指标[1]。诺顿注意到[2]，希腊和拉丁医学作者会将 *phthisis* 作为通过接近他人而传播疾病的主要例子。菲利普斯（Phillips）指出[3]，《希波克拉底文集》中《论关节》（*On Joints*）第 41 章的作者认为肺部结核与脊柱侧弯有关，这一点是正确

---

① Grmek［1983］1989:177 – 97.

② Nutton［2004］2013:26.

③ Phillips 1973:99.

的，但他误解了二者的因果关系[19]。《论关节》中还指出，肥胖的驼背可以活到相当大的年龄，隐晦地区分了肥胖的驼背与羸弱的驼背，后者的寿命会因痨病的存在而被缩短。

除了独特的角状后凸外，结核病在考古学记录中是很难追踪的，因为其证据是骨骼遗骸上的病损，而这些病损只有在长期患病后才会出现。[20] 如果病人在染病后很快死亡（儿童和老人通常如此），骨骼遗骸就不会呈现出这一问题，而如果病人有足够强的免疫应答，就更不会告诉我们什么。今天，未经治疗的结核病，只有3%到5%的骨骼遗骸可以观察到结核病患病的证据①。

今天，未经治疗的结核病死亡率在50%以上②，这个数字可能在一定程度上提示我们古代的结核病死亡率。此外，大约有20亿人患有潜伏性结核病③，这种结核病不具有传染性，然而，如果它变成活动性结核病，就会具有传染性，进而使人衰弱或致命。营养不良、吸烟和其他因素会增加潜伏性结核病变活跃的概率。我们已经看到，营养不良对古代的许多人来说已经是致病因素之一。今天，香烟带来的风险可能就相当于古人们生活在通风不良的房子里，生火取暖和做饭时到处弥漫的浓烟吧。

结核病是由一组密切相关的细菌引起的，称为结核分枝杆菌复合群。其中包括狭义的结核分枝杆菌（M.tuberculosis）和非洲分枝杆菌（M. africanum，发现于西非部分地区）两种，是导致人类结核病最主

---

① Roberts 2015：S118-19.

②③ Gagneux 2012：850.

要的原因。基因组分析表明，结核分枝杆菌和非洲分枝杆菌源自至少7万年前的非洲，人类在大约6万7千年前开始走出非洲，伴随着迁徙的脚步，也将各自的结核病菌株带出了非洲[1]。

牛型分枝杆菌（M.bovis）和其他感染牛和其他动物的结核菌株就是从结核病菌的克隆中进化而来的，远远早于动物驯化之前[2]。人类可能是在处理被感染动物的生肉、皮和骨头的过程中感染了牛型分枝杆菌，因此人类从狩猎－采集者时代身上就已经有了这种病菌[3]。在动物驯化之后，人类经由摄入受感染动物的生奶和用它制成的软奶酪，也接触到了牛型分枝杆菌，特别是儿童。在新石器时代，人类和动物感染结核病和牛型分枝杆菌的概率很可能都发生了上升，甚至可能是急剧的上升，其原因是他们都生活在人口更稠密、更不卫生的环境中[4]。

| 流行病

流行病经常与饥荒同时出现，这是因为饥馑会使人口极易遭受疾病的侵袭，高度传染性和致命的疾病也会导致人们失去为自己获取食物的能力，或者扰乱粮食贸易。然而，在流行病发生后的几年里，可

---

[1] Galagan 2014: 310 – 11.

[2] Galagan 2014: 311.

[3] Roberts & Buikstra 2003: 116.

[4] Roberts & Buikstra 2003: 116 – 17.

能会看到一些积极的结果。例如，死亡率通常会下降，因为只有那些健康状况良好的人才能从疫情中幸存下来，其他传染病的传染源可能会减少，因为那些患有传染病的人很可能在疫情中死亡了。食物可能会变得更加丰富，因为要养活的人变少了。而由于劳动力短缺，工资可能会增加。不过，这些好处远远不及流行病所造成的破坏，人们不仅在身体层面上感受到这种破坏，而且在情感、社会、政治和经济方面也感受到这种破坏。瘟疫的叙事往往讲述了个人道德和社会秩序的普遍崩溃，以及社会弱势群体的替罪羊，如中世纪欧洲黑死病第一波期间的犹太人。当然，修昔底德对雅典瘟疫（Plague of Athens）的描述①（下文讨论）是这种记载的早期例子。[21] 然而，根据塞缪尔·科恩（Samuel Cohn）的研究②，流行病并不总是带来崩溃和混乱，有时也可以起到团结民心的作用。

我们没有古代关于流行病何时袭击某个特定地区的完整记录。我们无法从文本资料中获得足够多的有关症状的细节，以至于学者们可以完全确信是发生了哪一种流行病，尽管有时结合史料记载与其他证据可以获得相当程度的确定性。与其他西方古城相比，我们拥有更多关于罗马城的文本证据，而李维（Livy）为我们研究古罗马早期历史提供了主要史料。据理查德·邓肯－琼斯（Richard P. Duncan-Jones）的统计③，在李维现存的历史书中，从公元前490年到公元前292年，每8年就有一次流行病被提及；从公元前212年到公元前165年，每

---

① Thucydides 2.47 – 55.

② Cohn 2012.

③ Duncan-Jones 1996:110 – 11；另见 Wazer 2016。

4年更是就有一次。[22]迪奥尼西奥斯·斯塔萨科普洛斯（Dionysios Stathakopoulos）根据文本资料进行了估算①，在罗马帝国后期和拜占庭帝国早期（304—750年），罗马城共发生了36次流行病或食物短缺（有时是饥荒），平均每12.5年发生一次破坏性事件，比罗马帝国早期有明显改善，特别是考虑到斯塔萨科普洛斯所计算的是食物短缺和流行病的周期。然而，罗马城并不典型，它是古代西方规模更大、人口更密集的城市之一，比大多数城市更容易通过贸易、旅行和移民而受到新病原体的影响。斯塔萨科普洛斯的数据②反映了这一点，只有拜占庭帝国的首都君士坦丁堡（现代的伊斯坦布尔）的水平才接近这一数字。然而，斯塔萨科普洛斯指出③，平均数（如上）并不能反映长时间没有流行病发生然后又有一连串流行病密集发生的现实。前者使城市得以发展，如果城市实际上每隔十几年就遭遇一次严重的流行病，发展是不可能做到的，而后者肯定是可怕的、破坏性的，因为它们间隔如此之近。就这一时期的帝国整体而言，斯塔萨科普洛斯总共列出了222起流行病和／或食物短缺或饥荒④：大约每隔一年罗马帝国的某个地方就在发生一次重大灾难。

雅典瘟疫

公元前430年，雅典在被斯巴达人围困时，也遭遇了一种流行病

①② Stathakopoulos 2004 : 27 - 31.

③ Stathakopoulos 2004: 31.

④ Stathakopoulos 2004 : 177 - 386.

的侵袭，这场疾病持续了4年之久，有时会消退，但从未完全消失。大部分人口被感染，大约25%的人口死亡（7.5万—10万），包括军队里有时也死伤惨重，雅典的政治家伯里克利（Pericles）也未能幸免。记录战争史的历史学家修昔底德曾记载了这场瘟疫的症状及其对雅典人的影响[1]，他自己也是这场瘟疫的受害者，不过幸免于难。尽管修昔底德希望他的记录能够帮助人们在瘟疫再次来袭时能够及早发现，但结果显然不如人意：学者们得出的回顾性诊断结果五花八门，包括麻疹、埃博拉、腺鼠疫、斑疹伤寒、疟疾和天花等。[23]

瘟疫发生时，雅典的人口至少翻了一番，甚至可能翻了两番，达到20万至40万，因为难民为了保命，纷纷从乡村逃到了城市。人口的大量拥入为瘟疫的发生提供了条件，因为卫生条件差，人口密度大，足以维持长时间的流行。据修昔底德记载[2]，瘟疫首先袭击了埃塞俄比亚，然后途经北非和近东，最后来到了雅典。瘟疫的迅速蔓延和修昔底德笔下的尸横遍野，使学者们相信这是一场"处女地"流行病：罹患者以前从未经历过这种疾病，所以对它毫无抵抗力。

安东尼瘟疫

在165年，罗马世界暴发了一场可怕的瘟疫，几乎可以肯定这场瘟疫是由卢修斯·维鲁斯（Lucius Verus）东征返回的罗马士兵带回到

---

① Thucydides 2.47 – 55.

② Thucydides 2.47 – 8.

了西部。166年，瘟疫传播至罗马城①。大多数学者普遍认为这种流行病是天花，而且是一种从未有过的流行病，尽管尚未达成斩钉截铁的共识。如果这是准确的，它可能杀死了多达三分之一的罗马人口②，以及整个帝国20％的人口③。根据狄奥·卡西乌斯的记载，在189年，罗马仅一天就有2000人死于瘟疫，说明这种疾病可能在一再复发，而罗马城外的一次集体葬礼可能是由这一次的瘟疫或后来的瘟疫造成的，正如谢德尔所描述的：

> 一个个房间里塞满了密密麻麻堆放的尸体，这些尸体是在同一时间被堆在一起的，身上还穿着用金丝和琥珀装饰的衣服，这说明此前发生了一个突发事件，需要如此草率不加区分地处理这么多地位不俗的死者。这很可能是发生在2世纪末或3世纪初的一场流行病，甚至可能是"安东尼瘟疫（Antonine Plague）"的卷土重来。④

虽然这些事实被普遍认同，但关于这场流行病的影响却存在分歧，一些人认为它的影响非常大，是罗马衰落的开始，而另一些人则认为它是灾难性的，但还没有达到那种程度。[24] 最近，一些学者调查了安东尼瘟疫发生的更广泛的背景，认为干旱、火山活动、食物短缺、军事威胁、内乱和其他流行病都对罗马世界产生了其他持久而负

---

① Duncan – Jones 1996: 118 – 20.

② Scheidel 2013: 52.

③ Duncan – Jones 1996: 117, 136.

④ Scheidel 2013: 52 – 3.

面的影响[①]。

｜ 怀孕和分娩

希腊人和罗马人倾向于在月经初潮后赶紧将女孩子嫁出去，文字资料显示，月经初潮在12岁至14岁，尽管或许只有精英阶层女孩的数据是准确的，因为她们的饮食条件更好，月经初潮的年龄可能比其他同龄人更早一些[②]。如果未满18岁怀孕，与之有关的死亡率会大幅上升；如果十二三岁就怀孕，发生严重疾病、受伤或死亡的风险会急剧增加。从祈求母子平安的献祭品即可感受到怀孕生子的风险在当时之高（见图3.4）。如上所述，难产很可能是导致残疾和死亡的主要原因，尤其是对年轻母亲而言。当分娩受到物理阻碍时就会发生难产。大多数情况下，由于母亲太年轻，或者由于疾病或营养不良导致生长迟缓，骨盆没有增长到足以让婴儿通过的程度；其他原因包括婴儿过大或胎位不正，古代医学文献中就提到了这一问题，如《论儿童的本质》（*On the Nature of the Child*）第30章，《论妇女的疾病》（*On Diseases of Women*）第33章，索拉努斯《妇科病学》（*Gynaecology*）第4卷第1—6章。[25]如果没有妥善的医疗干预，难产可能会持续几天，甚至一

---

① 例如，见 Rossignol 2012；Elliott 2016。

② Amundsen & Diers 1969：125 – 32；Hin 2013：151.

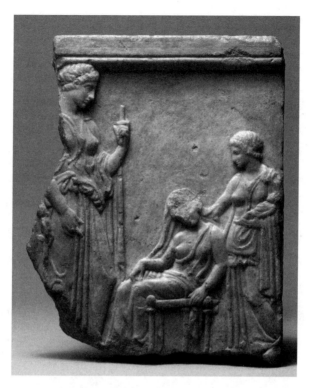

图 3.4　大理石女神、母亲、护士和婴儿的浮雕碎片，希腊，公元前 5 世纪末。在围产期死亡率很高的时候，这块浮雕可能是为了感谢治疗的神灵，让母亲和婴儿得以生存。藏于纽约大都会艺术博物馆，编号 24.97.92。来源：Metropolitan Museum of Art。

个星期，而且婴儿通常会死亡。母亲也可能死亡，很可能死于感染或产科大出血，或者留下严重的慢性病，如贫血或产科瘘管（下文讨论）。维苏威火山爆发的罹难者中有一个16岁的孕妇（Erc 110）。她还没有发育完全，骨盆太窄，婴儿无法通过。如果她和胎儿没有在那天因岩浆爆发而迅速死亡，他们也几乎一定会历经数天的痛苦而死去 [1]。

---

[1]　Laurence 2005：89.

产后感染（产褥热）也可能是难产的后果之一，尽管它们可能有各种原因。如果产妇大出血，或反复进行盆腔检查（尤其是在缺乏卫生条件的情况下），或遭受先兆子痫、难产、创伤性分娩、胎盘滞留或产科大出血，则特别容易发生生殖器官的细菌感染。阴部的任何撕裂都会使细菌进入血液或淋巴系统，并导致可能致命的败血症、蜂窝织炎或腹膜炎。古代分娩条件使得产妇处于产褥期感染的高风险之中，特别是年轻的母亲[1]。

孕妇也有罹患先兆子痫和子痫的风险，其根本原因尚不清楚。在前者中，血压飙升，而且可能出现四肢肿胀、尿蛋白以及其他器官功能障碍的迹象，引发昏迷或抽搐的出现，这种情况被称为"子痫"，即使在今天子痫也可能是致命的。当然，在古代，死亡人数会更多，特别是在未成年母亲中，她们甚至在今天都有可能出现这些情况[2]。[26]

产科大出血是当今孕产妇死亡的主要原因，尤其是在发展中国家，占孕产妇死亡的20%—36%[3]。其中最常见的类型是产后出血，这也是发达国家孕产妇死亡率的一个主要因素，幸存者有时会留下严重贫血的后遗症。《希波克拉底文集》中提到了产科出血[4]，索拉努斯《妇科病学》第3卷第40—42章详细描述了医生如何设法阻止"突发大出血"。[27]《论疾病（一）》第3章将妇女的大出血描述为"必然漫长"且

---

① Demand 1994: 78 – 80.

② Demand 1994: 80 – 1.

③ Say et al. 2014 : 327.

④ *Epidemics* 5.11, 13，另见 *Epidemics* 7.25。

结果不确定，这确实意味着她可能会活不下来。[28]事实上，在《论流行病（五）》第 11 章中就记录了一个病人，在忍受了长达40天的大出血和发热后得以幸存下来。对于为人母来说，在古希腊古罗马甚至还比不上当今很多发展中国家，导致产后出血的主要风险因素是相似的，包括低龄和高龄产妇，多胎分娩，而且没有输血、剖腹产和其他拯救生命的医疗手段的帮助，而当今发展中国家的妇女有时会得到这些治疗。根据保守估计，在古代大约有10%—15% 活产婴儿后的产妇伴有中度到重度产后出血。

分娩后幸存下来的母亲可能也会遭受持久的健康问题，如贫血（因出血）或产科瘘管。瘘管是贯穿两个器官之间的孔洞。[29]产科瘘管通常是由难产造成的，对于年轻或发育不良的母亲来说，是另一个严重的健康并发症①。发生难产时，婴儿的头会挤压阴道壁，减少组织的血液供应，这可能导致坏死和一个或多个瘘管②。另一个原因是某些地区女性外生殖器切除术的传统做法，即切除部分阴道和外阴组织；割礼的结果是形成厚厚的疤痕组织，可能导致分娩受阻③。最常见的产科瘘管类型是将阴道与膀胱或直肠连接起来，使受害者通过阴道出现无法控制的大小便失禁④。创伤性瘘管的效果与产科瘘管相同，但通常是由不安全的堕胎或性暴力造成的⑤，最常出现在遭到战争蹂躏、强奸被用作战争武器的地区，但也出现在婚内强奸的情况下，特别是

---

① ④　Lewis & de Bernis 2006：3.

② ⑤　Lewis & de Bernis 2006：4.

③　Lewis & de Bernis 2006：7.

（但不限于）在那些鼓励早婚的国家①。瘘管给妇女带来了巨大的精神痛苦，她们往往刚刚失去了孩子，还要承受因为失禁带来的羞愧和耻辱，往往被丈夫，甚至娘家嫌弃②。大多数人没有得到医疗矫正，并经常伴发使人衰弱或致命的并发症；有些妇女可能选择了自杀③。根据世界卫生组织的保守估计，今天有两百万妇女患有瘘管④。

在古希腊罗马，许多女孩和妇女所面临的状况加剧了产科瘘管和创伤性瘘管的发生，比如在发育完成之前结婚和容易遭受性暴力。[30]除了上面提到的关于难产的段落外，希波克拉底在《气候水土论》第4卷第3章中还记载了希腊某地接生手段十分暴力，妇女常常因为"产道破裂"而日渐凋零的情况，并在《论不孕不育》(*On Barrenness*) 第1卷第35章中提到了产后失禁。[31]索拉努斯《妇科病学》第4卷第3章对难产和产道受阻进行了广泛的讨论，文中提到，如果死胎的身体已经腐烂，骨头暴露出来，或者在不熟练地提取胎儿的身体时，肉被撕下来，就可能对母亲的子宫造成伤害。这显然是一种情况，瘘管可能是由母亲的组织坏死，或由胎儿的骨骼直接伤害造成的。有几段文字描述了通过可怕的胚胎切除术娩出死胎的过程：在产道内将尸体予以肢解。[32]用于这种手术的刀子、钩子（图3.5）、胎头钳、尖钩、镊子和爪钩以及死婴本身的骨头都可能造成瘘管⑤。给胎位异常的婴儿矫正胎位也可能造成瘘管，为膀胱或肾结石的妇女实施取

① Lewis & de Bernis 2006: 8.

②③④ Lewis & de Bernis 2006: 4.

⑤ Bliquez 2014: 41 – 4；255 – 9.

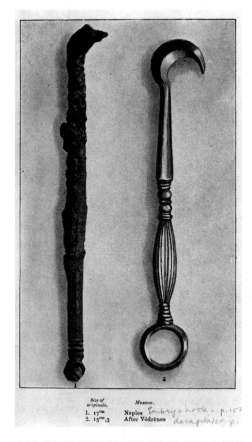

图 3.5 希腊或罗马的胚胎钩和子宫内膜剥脱器。这种工具被用来进行胚胎切开术,即在子宫内切开胎儿,以便更容易取出胎儿。这种做法可能会造成产科瘘管。引自 John Steward Milne(1907),希腊和罗马时期的外科工具。来源:Wellcome Images。

石术也可能会发生类似的情况 [①]。虽然在古希腊时期人们尚不知道女性外生殖器切除术,但在希波克拉底之后的妇科著作也记载了治疗处

[①] 例如,关于治疗肛瘘的刀,见 Bliquez 2014: 34,82 - 3,104 - 5;关于治疗膀胱结石的刀,见 Bliquez 2014:135;关于使用男女不同设计的金属导尿管,见 Bliquez 2014:220 - 4。

女膜穿孔①和阴蒂过大的手术治疗②。这两种手术都可能产生导致难产的疤痕组织，而且前者有可能破坏内部结构。尽管我们的文本中很少提到失禁，但我们不应该因此而认为产科和外伤性瘘管是一种罕见的现象。在古希腊罗马，鉴于妇女的分娩条件和遭受性暴力的情况，因此我们可以相信，罹患瘘管的妇女必不在少数。

| 结论

我们要理解古希腊罗马的疾病状况及其对人类生活的影响，势必局限于古代证据的不足。然而，人口统计学分析的日益成熟无疑将继续推进这一方面的研究，DNA 分析和基因组学、扫描和其他技术的进步也是如此。此外，几乎可以肯定的是，关于人类微生物组（存在于人体中或人体上的微生物群落）的研究成果会在未来帮助我们理解古代的健康和疾病。然而，现有的知识发现告诉我们，我们的祖先自古便遭受到寄生虫的严重侵害，但可能除了结核病外，相对较少或只是零星地遭受感染性疾病的侵袭。随着植物和动物的驯化，人类变得容易受到地方病和流行病的侵害，这些疾病极大地损害了他们的生命力，造成了高死亡率，特别是在儿童和孕妇中。希腊人和罗马人尤其受到

---

① *On Medicine* 7.28; Bliquez 2014: 105 with n. 145, commenting on Paul of Aegina 6.72.1 and Muscio 2.92.[33]

② Hanson 1990: 333 – 4.

地方性疟疾和肺结核及其后果的影响，其中包括较高的孕产妇和新生儿死亡率。饥荒和流行病虽然夺去了许多人的生命，但造成的死亡人数可能并不及地方病；它们在社会、经济和政治动荡方面，所带来的影响则更大一些。

注释

[1] 我首先要感谢伊丽莎白·克雷克与我分享她的一些著作，包括当时即将出版或刚刚出版的著作，也感谢劳伦斯·托特林，她如同玛雅女神般对本章予以修正，使本章的论述变得愈加有说服力。当然，本章的不足之处概由本人负责。

[2] 本章所指的"寄生虫"仅限于以人类或其他动物为宿主的原生动物、螺旋体（如扁形虫）和外寄生虫（如虱子），不包括也可归类为寄生虫的真菌、病毒和细菌。

[3] 例如，百日咳和某些类型的猪流感，以及由牛瘟病毒发展而来的牛麻疹。

[4] 有些地方有公共厕所，但共用厕所海绵会导致寄生虫和疾病的传播（Fox 2005：59−60）。

[5] 谢德尔（Scheidel 2013：54）指出，即使是罗马的水渠系统也不一定能确保水的清洁，因为储存的水在饮用前可能被细菌污染。

[6] 关于"好脓"的概念，例如见希波克拉底文本《箴言》[*Aphorisms* 7.44−5，此引文来自洛布古典丛书版，琼斯译（Jones 1931）]，《论预后》[*Prognostic* 7，此引文来自洛布古典丛书版，琼斯译（Jones 1923 b）]。

[7] 关于用"illness（病痛）"来指代在特定文化背景下所经历的情况，用"disease（疾病）"来指代现代生化研究中所发现的情况，见 Demand（1994：74−5）。

[8]　此处及以下所有引文均来自法兰西大学版（Collection des Universités de France），约安娜译（Jouanna 2003）。琼斯译本（Jones 1923 b）可见洛布古典丛书版。

[9]　海伦·金（例如 Helen King 1998：205–46）是质疑回顾性诊断有用性的学者之一。她之所以反对回顾性诊断，是因为一些学者倾向于在古代文献中描述的情况和今天医学所确认的疾病之间建立一对一的对应关系。虽然这些反对意见显然是有道理的，但我认为，在某些情况下，学者们可以合理地使用文本、生物考古学和其他证据，通常是综合使用各种资料，为某种疾病在古代世界的存在提供合理可靠的理由，尽管不一定发现它与今天文献中描述的疾病之间有确切（或任何）的对应关系。例如，在本例中，我们可以说，根据《论圣病》中讨论的段落，癫痫和中风在古希腊是存在的，尽管"圣病"与任何现代疾病实体都不匹配。

[10]　例如，胎儿、婴儿和幼童夭折可能不会有完整的丧葬仪式。关于希腊时代一个戏剧性的例子，参见 Liston & Rostoff 2013。

[11]　比努奇等人（Bianucci et al. 2015：179）指出，导致疟疾的疟原虫 aDNA 恶化得相对较快，目前的分析技术并不精确。预计技术进步将使人们在未来更深入地了解疟疾在古代的影响。

[12]　邓肯－琼斯（Duncan-Jones 1996：136）指出，罗马帝国的建立使交流成为可能，普遍存在的流行病成为可能。

[13]　萨拉查(Salazar 2000)对古代战争创伤治疗进行了唯一的全面研究。

[14]　关于卢克莱修的引文来自洛布古典丛书版，鲁斯译（Rouse 1924）。关于老普林尼《博物志》第33卷的引文来自洛布古典丛书版，拉克姆译（Rackham 1952）。关于斯特拉博《地理学》的引文来自洛布古典丛书版，琼斯译（Jones 1917–32）。

[15]　关于期望寿命的评估，存在"乐观"和"悲观"两大阵营。关于

两大阵营的讨论，可参见克朗（Kron 2012）和谢德尔（Scheidel 2012），以及许多相关的书目。

[16] 男性的期望寿命可能略高于女性，这意味着出生时存在性别不平衡，即每100名女性对应105名男性，这种情况一直持续到成年（Frier 2000：795-6）。关于女婴比男婴更容易成为暴露或杀婴的受害者，这可能加剧了性别的不平衡现象（Demand 1994：6-8）。关于婴儿暴露的文本资料，见 Germain 1969。

[17] 当营养不良或急性疾病阻碍身体发育时，骨骼中会形成哈里斯条纹，也会导致牙齿的釉质发育不良，出现釉质变薄的线条。根据劳伦斯（Laurence 2005：86）的说法，营养不良对朱利叶斯·波利比乌斯之家的居民来说不是一个因素，所以这些标记表明了严重疾病的阵痛。

[18] 这里的"协同作用"指的是共同感染，即疾病之间相互作用而加重。关于疟疾与其他疾病的相互作用，另见 Sallares 2002：123-40；2005 和 Faure 2014。

[19] 这段引文来自洛布古典丛书版，威辛顿译（Withington 1928）。

[20] 关于"旧世界"的骨骼证据收集在 Roberts & Buikstra 2003：129-86。

[21] 此处及以下所有引文均来自洛布古典丛书版，史密斯译（Smith 1919-23）。

[22] 李维最初的142本书中，现在只剩下35本。

[23] 数以百计的书籍和文章都致力于识别雅典瘟疫。萨雷斯（Sallares 1991：221-94）和利特曼（Littman 2009：458-9）提供了两个较新的调查。

[24] 高影响的例子有邓肯-琼斯（Duncan-Jones 1996）和谢德尔（Scheidel 2012）。低影响的例子是布鲁恩（Bruun 2012）。

[25] 关于希波克拉底文本《论儿童的本质》，均引自洛布古典丛书版，波特译（Potter 2012）。关于希波克拉底文本《论妇女的疾病》，均引自洛布

古典丛书版，波特译（Potter 2018）。本文所引用索拉努斯《妇科病学》均来自《希腊医学文献集成》，伊尔贝格编译（Ilberg 1927），特姆金（Temkin 1956）也提供了一个英译本。

[26]　马里纳斯和古雷维奇（Malinas & Gourevitch 1982：753-5）认为，子痫晚于希波克拉底对怀孕期间歇斯底里窒息的描述。

[27]　拉斯凯瑞斯（Laskaris 2015：283-6）讨论了治疗产科出血的经验对战斗护理的适用性。希波克拉底本人也提到了滞留的胎盘，它可以引起大出血，例如《论妇女的疾病》（46）。此处以及此后所有对希波克拉底《论流行病》（5,7）的引用来自法兰西大学版，格梅克和约安娜译（Grmek & Jouanna 2000）。

[28]　此处引用的是洛布古典丛书版，波特译（Potter 1988 a）。

[29]　希波克拉底的文本《论瘘管》（*On Fistulas*）描述了肛瘘的治疗，即肛周和直肠之间的洞，此处引自洛布古典丛书版，波特译（Pott 1995）。古代医生可能使用类似的技术来治疗产科瘘，尽管我们没有直接证据。

[30]　关于希腊人所理解的女性成熟中包含有暴力倾向，见 King 1998：76-7。关于妇女作为战争中性暴力的受害者，见 Deacy & McHardy 2015。

[31]　希波克拉底文本《气候水土论》引自法兰西大学版，约安娜译（Jouanna 1996）。英译本来自洛布古典丛书版，琼斯译（Jones 1923 a）。此处引用的希波克拉底《论不孕不育》引自洛布古典丛书版，波特译（Pott 2012）。

[32]　布利克兹（Bliquez 2014：42-4, 255-9）提供了一个完整的解释，并引用了主要资料，包括希波克拉底的《胎儿切除术》（*Excision of the Foetus*），索拉努斯的《妇科病学》（4.9-11），塞尔苏斯的《论医学》（7.29），均引自洛布古典丛书版，斯宾塞译（Spencer 1935-38）。

[33]　关于埃吉纳的保罗，均引自《希腊医学文献集成》，海伯格译（Heiberd 1921-4）。关于穆西奥（Muscio），均引自特布纳版，罗斯译（Rose 1882）。

第四章

动　物 [1]

基娅拉·图米格

（Chiara Thumiger）

基娅拉·图米格（Chiara Thumiger），古典学家和古代科学史家，目前在基尔大学卓越根基研究组从事研究工作。其兴趣是精神病学的历史和心理健康表征，以及更广泛的医学史领域。已发表关于古代情感、悲剧和古代动物的研究文章。著有《古代医学中的精神疾病》（*Mental Illness in Ancient Medicine*）、《古代医学中的整体论及其接受》（*Holism in Ancient Medicine and Its Reception*）。

| 引言

　　医学是人类最杰出的艺术之一，被视为神赐给人类的礼物和传授给人类的技艺（*technē*），供人们练习和学习[①]。因此，正如神话或宗教话语所揭示的那样，人与动物之间的界限在古代文化中是模糊的，而医学则是坚定地迈过了这条界限。简而言之，医学知识和实践是决定人类文明的标志之一。然而，动物身体和动物性成分的使用随处可见，在大众和非技术性的表现中更为明显，在专业语境中也是如此，其存在形式是多样的：可能是在医学作为一项活动和一门科学的构建中，在医学大师的权威化中，也可能是在患病体验这一人类经验的认知中。[3]

　　过去20年，动物在古代文化中的存在引起了人们的广泛关注。人们在审读古代文本时，开始注意到动物与人类的互动[②]，以及动物被塑造为人类的形象或意象——作为文学手段[③]，作为哲学难题[④]，作为人类生活中的具体存在，作为食物或劳动的提供者、陪伴者或其他[⑤]，作

---

① 关于"*technē*"一词的使用，参见埃斯库罗斯（Aeschylean）或伪埃斯库罗斯的《被缚的普罗米修斯》（*Prometheus Bound* 436 – 506，esp.4771）。[2]

② 见 Fögen & Edmunds 2017。

③ 见 Clarke 1995；Heath 2005。

④ 见如 Osborne 2007；Campbell 2008。

⑤ Wilkins 1995；Dalby 1996: 26 – 32；Wilkins & Hill 2006.

为科学知识和生物研究的对象 [1]。最后，在后人类的视角下，将其作为
"人"的反面，作为不可被意想的他者（unthinkable other），进而洞
悉"人"应该是什么 [2]。本章将在"动物与医学"的框架下选取一系列
主题，力图尽量准确地阐释"动物"在医学领域的各种用途和动物所
带来的影响。笔者将围绕古希腊罗马的医学文化，大致按照从具体
到抽象的顺序，聚焦在以下若干个具体的领域：动物尸体在希腊医
学实践中的具体存在，从最具体的开始，如动物作为饮食项目和药
理成分，然后考虑从医学角度观察动物尸体及其健康状态。笔者将
集中聚焦在医学上，这里所说的医学指的并不是古代生物科学（某
种程度上是人为的划分），不过，我也将用简短的篇幅对古代兽医学
的发展，及其与医学的互动和融通进行回溯。最后，笔者将分析"身
体疼痛和痛苦"这一主题，作为人类和非人类动物之间不可复制的
交汇点，在古代文化中是十分重要的存在。

| 古代医学对动物身体的物质应用

这部分包括两个方面：一方面是饮食和日常营养学 [3]，另一方面是
药学。然而，划分两者的界限远非易事，尤其是在涉及某些既是食材

---

① Debru 1994, 1995；Grmek 1996；von Staden 2012, 2013.

② 见例如 Payne 2010。

③ 见 Wöhrle 1990；Wilkins 2015。

又是药材的物质如牛奶、蜂蜜等时。

动物与健康：作为食材的动物

乳制品、肉和少量的鱼是古代饮食中主要的蛋白质来源，其中乳制品一直到今天都是最重要的蛋白质来源。特别需要指出的是，相比文学作品所强调的，肉类在希腊人的饮食中所扮演的角色实则较为有限：对于大多数人来说，肉类的消费仅限于宗教或公民节日等特殊场合。宰杀动物主要是对神的供奉，在这种场合下，参与者分享牺牲品的肉，并将脂肪和骨头用于燃烧焰火。[4] 从现存的资料中我们可以看出，肉类主要来源于家畜，特别是成年的绵羊、猪和山羊。小山羊和小绵羊是昂贵的美食，而驴和马很少被食用。野生动物只是偶尔出现在餐桌上，野味对大多数人来说仍然是一种十分稀罕的享受：野兔（也被当作特殊场合的牺牲品 ①）、野猪、野山羊、鹿，甚至熊和狮子都被提及（例如，与阿尔特弥斯崇拜有关，擅长狩猎）②。

种类繁多的鸟类和家禽是穷人们最常见的肉类来源，而蜗牛和蝉也被认为是较便宜的肉类补充。最后，鱼在某种程度上被认为是一个身份阶层的象征，既是一种美味，也是一种奢侈和铺张 ③。鱼通常不被选作祭品（只有少数例外 ④），应该是由于其体积小，不适合分而食之。

---

① 见 Dalby 1996：62。

② 见 Wilkins & Hill 2006：108。

③ 见 Davidson 1995，1997；Chandezon 2015 ；Mylona 2015。

④ 见 Wilkins & Hill 2006：106 - 7，142 ；Sparkes 1995：154 - 9。

鱼肉在日常饮食中也较少出现，究其原因，大抵是由于其模糊的文化意义，它既被视为珍贵的奢侈品，又被视为不值钱、廉价的食物[①]。

在医学文献中，荤食（动物性食物）是有关膳食讨论中的一个重要话题，被认为是临床病例中需要监测的因素之一。现存于世古代应用最广泛的饮食学论著《论摄生法》中，罗列了各种动物肉类如何被应用于饮食，并对其品质和危害进行了评论[②]。因此，在《论摄生法》第2卷第46章中，我们可以读到：

> 至于可以食用的动物，你必须知道牛肉是强壮的、紧致的、难以消化的，因为这种动物有大量浓稠的血液。对于人的身体来说，牛肉，包括肉和血在内，是沉重的。那些乳汁稀薄、血液相同的动物，其肉也有类似的性质。山羊肉比牛肉要轻，更容易随粪便排出。猪的肉比这些肉能给身体提供更多的力量，而且排便也更通畅……[5]

作者沿着类似的思路继续评论了牛肉、猪肉、羊肉、山羊肉、驴肉、马肉、狗肉、野猪肉、鹿肉、野兔肉、狐狸肉和刺猬肉。鸟肉是作者认为比较干燥的一种肉，在第2卷第47章予以了讨论；鱼和其他水生动物是最干燥的肉，在第2卷第48章予以讨论。接下来是一段有趣的描述，关于"驯养动物和野生动物"（第2卷第49章）。在前一种情

---

① Wilkins 1995; Purcell 1995; Sparkes 1995; Davidson 1995, 1997; Dalby 1996: 66 - 7; Wilkins & Hill 2006: 154 - 60.

② 综述请参见 Bartoš 2015: 71。

况下，肉性属干或湿取决于动物所从事的劳动和饲养环境，以及饲料、年龄和身体部位。该书还讨论了鸡蛋（第2卷第50章）和奶酪（第2卷第51章），蜂蜜（第2卷第53章），以及肉类的制备，包括各种说明和理论考虑（第2卷第56章）。很明显，对这位作者来说，荤食是完全不同于素食的类别，特别是能够通过干性和湿性的变化对人类健康产生影响，这是该文中对人体生理学的一个基本看法。对不太常见的肉类如煮熟的小狗肉或鸟肉，也有评论。

关于肉类的饮食考虑也出现在病例记录中。例如病人阿波罗多罗斯（Apollodorus）[①]在患病之前，采取了"不健康的摄生法"，"食用过多的肉类"。[6]在治疗和饮食处方中，忌食或建议食用肉食比素食更常见，正是因为动物成分的强度和效力更大。鱼类也被考虑在内。在希波克拉底的文本中，章鱼和淡水蟹被用于妇科药方[②]，盖伦在《论食物的特性》中分析了鱼肉摄入对人体的影响[③]。[7]

乳制品在古代饮食中占的比例比肉类大得多，尤其是奶酪。根据我们对古人饮食状况的了解，牛奶和黄油并不是希腊和罗马日常营养的核心元素，可能由于保存和气候因素，它们是作为被赋予药理特性的成分，而不是作为日常饮食的一部分被强调（见图4.1）。在推荐食用时，蛋是首选，而不是奶，蛋可能是最容易获得的产品。总的来说，乳制品摄入的主要来源是奶酪，事实上，奶酪作为饮食推荐的对象有着突出的特点。

---

① Hippocratic *Epidemics* 3.17, case 13.

② 见 Bourbon 2008。

③ 见 Wilkins 2017。

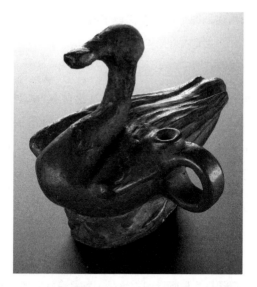

图 4.1 天鹅形状的陶制喂养瓶，罗马，年代不详。这个瓶子可能是用来给小孩子喂牛奶或水的。藏于伦敦科学博物馆，编号 A660399。来源：Wellcome Images。

动物与疾病：动物成分与药理学

　　动物作为配制药物的特殊成分，发挥了更显著的作用。动物成分是药典和解毒学的核心物质，比起草药成分，它们似乎介于科学程序（在专业医学的常规范围内设计配方）、巫术和所谓的"Dreckapotheke（译注：dirt pharmacy，黑暗药学）"之间的灰色地带，所谓"黑暗药学"，是指用公认为令人恶心同时又具有强大疗效的成分配制药方。这些做法位于专业医学和民间疗法之间的十字路口，常常被专业人士视为迷信或陋习，但有时也被普遍接受为治疗方法。让我们首先梳理一下更传统的用途，即那些在古代地中海文化中同时作为日常膳食的动物药食材。

　　蜂蜜、奶、黄油　蜂蜜和牛奶是日常饮食中的两种动物成分，既可作为甜味剂或调味品，也可用于医药，牛奶的普及程度可能较低一些。蜂蜜被用于治疗呼吸道疾病和咳嗽，泰奥弗拉斯托斯在《植物志》（*Enquiry into Plants*）第9卷第20.3章中收录的短药方便是证据。再如，希波克拉底的《论急性病摄生法》附录34[①]中就将其用于胸膜肺炎（*peripleumoniē*）的处方药。[8]更广泛地来说，蜂蜜在《希波克拉底文集》中被反复提到，可见它在希腊文化中的普遍性。特别是在其中的妇科论文中，它既是一种赋形剂，也是一种具有疗效的有效物质[②]。此外，蜂蜜还是一种矫味剂。根据纸莎草书的记载，它被用作通便剂和治疗儿童口腔疾病的药方成分[③]。

　　特别是，从古典医学开始，以蜂蜜为基础的三种制剂——蜂蜜酒（hydromel，蜂蜜加水发酵后制成）、蜂蜜水（melicrat，水和蜂蜜的溶液）和醋蜜（oxymel，醋和蜂蜜）便是核心药方，有多种用途。与所有的活性物质一样，蜂蜜并不是只有好处，而且可能引发疾病[④]。某些类型的蜂蜜甚至有改变人精神状态的奇效，如本都国会使人疯癫的毒蜂蜜。[9]

　　尽管奶是日常饮食的一部分，但它极容易腐败变质，在制备药物

---

① 见L2.466.1。

② 见Byl 1999:120-2。

③ 见Gazza 1956:106。

④ 见Byl 1999:123。

方面的应用比蜂蜜要有限一些[①]。乳汁被视为精神营养品的象征，这至少可以部分解释乳汁的使用和价值，正如梅赛德斯·洛佩兹·萨尔瓦（Mercedes López Salvá）所探讨的那样[②]，也可以解释乳汁在《希波克拉底文集》中多样繁复的药用。《论摄生法》第2卷第41章详述了不同动物的乳汁的异同和用法（牛、绵羊、马、驴的奶，甚至还有狗的奶和人的乳汁，见图4.2）。其他文章也证实了类似的分类[③]，并且印证了乳汁在妇科应用中的绝对优势（如果不是特定的性别）。例如，驴奶被认为可通便；马奶用于治疗肺部疾病；狗奶是治疗月经紊乱的药物，具有利于胎儿娩出的作用[④]。[10]总的来说，驴、奶牛和山羊的奶是最常用的，这些奶的处方显然都具有营养的目的，甚至超过了治疗的作用。同时，它作为婴儿的第一营养品和母亲生产的"神奇"物质，具有强烈的魔力和象征意义。纸莎草书中也提到了黄油，例如作为润肤剂治疗皮肤病损；盖伦的《单方药力论》则如此描述了黄油的特性——"有人称之为 schiston（奶皮子）"，用于治疗痢疾和溃疡[⑤]。[11]埃吉纳的保罗也对黄油赞许有加[⑥]，因为它能够促进消化和发汗；黄油也可作为防止肿胀结节的润滑剂[12]，用于治疗儿童牙龈疼痛，驱散胸部的寒气。老普林尼在《博物志》中提到[⑦]，黄油具有收敛、润肤、补血和

---

① 见 Laskaris 2005。

② López Salvá 1992：251；另见 Leven 2005：615 – 18。

③ 见 Totelin 2009：37 – 9。

④ *On the Nature of Woman* 8.

⑤ *On the Powers of Simple Drugs* 10.19，K 12.292.

⑥ Paul of Aegina 7.3，见 Gazza 1956：106。

⑦ *Natural History* 28.34 – 6.

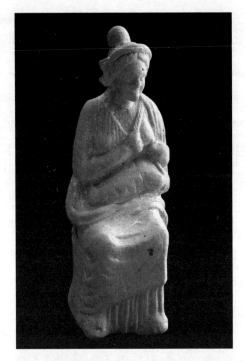

图 4.2　陶器祭品，坐着给孩子喂奶的女人，罗马，公元前 300—前 100 年。藏于伦敦科学博物馆，编号 A634990。来源：Wellcome Images。

清肠的作用。奶酪也因其治疗特性而受到称赞，既可作为治疗胃病的药物食用，也可外敷用来祛除皮肤上的斑点。同样，酸牛奶（*oxugala*）也是如此。[13]

动物的其他药用成分　更值得注意的是，动物成分除了共同的营养价值被使用外，还有一些被认为具有特殊的药物活性物质：珍禽异兽或常见动物特定的身体部位、液体和分泌物（如胆汁）、脂肪、粪便等。我们可以对这些药材进行如下讨论：第一，将动物部位和分泌物作为药物成分使用；第二，所谓的"解毒学（iology）"，即防止被毒物咬伤或治疗其影响的学问；第三，跨越这两个类别，专指"黑暗药物"这一类药方，其中包含有尤其令人恶心的动物成分，如排泄物或尿液。最后一个类别与其他更"常规"的药物之间的界限是狭窄的，往往还很模糊。这一类别可能更多的是历史学家眼中的划分，而不是古代人的分类法。尽管从其特殊的文化属性出发来理解粪便和其他令人厌恶成分的使用是有意义的，但我们应该记住，有些疗法是被官方医学和药理学所接受的（尽管有一些不安）。

至于第一个问题，阿米达的埃提乌斯对这一传统进行了总结，埃提乌斯是6世纪的医学编纂者，他汇集了鲁弗斯（Rufus）、盖伦和奥里巴修斯等人的著作。他在《医学书》（*Books on Medicine*）的第2卷第84—195章中详细讨论了医学和药理学可以汲取"动物的好处"[14]。我们已知在盖伦的《单方药力论》之前，有一位索斯特拉图斯（Sostrafus，公元前1世纪）撰有专门讨论动物药物的著述。更重要的是，来自帕加蒙的医学权威迪奥斯科里德斯在《论药物》（*Materia Medica*）第2卷收录的食谱中就有一些他随军南征北战时抓捕的动物配方，其中一些是外来的和罕见的（例如豹和狮子的脂肪），而且来自不同的物种（包括昆虫、卵、毛虫、大象以及欧洲的物种）、身体部位（肝脏、羊毛）和成分（血液、唾液、粪便、胆汁、脂肪）。

然而，在这方面记载最丰富的史料是非技术性的：老普林尼在《博物志》第28—32卷中记载了从平平无奇到最令人咋舌的各种动物成分（事实上，对于老普林尼作为实际医疗实践来源的可靠性，有疑问是合理的）。[15] 我们可以看到，动物成分包括脂肪（各种动物的板油和提炼油，其中一些是异域动物）、骨髓、胆汁、血液等，其中一些并不常见于药学和医学文本中（如羊毛、羊毛脂、卵和昆虫）①。这一问题的讨论往往与药方相关的巫术和外来药相互交织在一起②。医学纸莎草书的记载也印证了这些发现；例如，我们在纸莎草书中发现了有关水獭的肾、昆虫（如斑蝥）和毒蛇脂肪的记载。在医方和民间史料中，最常见的动物成分是胆汁和各种动物的分泌物，特别是海狸香③，据称，这是一种从海狸的睾丸中提取的药膏④，对腹部伤口尤其是妇科有治疗作用。[16] 正如托特林所分析的那样⑤，性的象征意义在一些情况下可以解释某些动物（和植物）成分的有效性，这在喜剧中有很明显的呈现，而在希波克拉底妇科药典中也很明显。这一象征意义反映在了两种广泛的民间信仰中，尽管程度有所不同：女人的绒毛膜和虫子的头一起服用可促进受孕⑥，动物的生殖器（雄鹿的阴茎和海狸的睾丸）被用来防止不育⑦，等等。[17]

这种关联大多是基于类比，多部喜剧或回文诗佐证了这样的用药逻辑。然而，在某些情况下，用药也会采取"理性"的模式，通过药理学或饮食学手段建立起人与动物的通道：动物进食了有毒的物质，若

---

① *Natural History* 28.29 – 41.

② 关于这一传统，见 Davidson 1995。

③ Gazza 1956：76；106 – 10.

④ Barbara 2008；Totelin 2009：161 – 2.

⑤ Totelin 2009：199 – 208.

⑥ *On Diseases of Women* 1.75.9.

⑦ *On Barrenness* 12.

是食用了该动物的肉可能会吸收毒性物质，而若是动物进食了某种具有特殊治疗效果的植物，那么动物的乳汁也具有这种治疗特性[①]。我们在上面提供的本都国蜂蜜的例子也属于这种"食物链"模式。同样地，盖伦在《评希波克拉底〈论流行病（六）〉》(*Commentary to Hippocrates' Epidemics* VI)[②]第35章中评论道，塞萨利(Thessaly)的居民吃鹌鹑后容易发生肌肉痉挛，"因为它们主要是以藜芦为食"。[18]

解毒学（Iology） 是一门研究蛇毒对人体影响的科学，应用十分普遍。克里斯汀·萨拉查（Christine Salazar）认为，在希腊化时期，人们对毒药和解毒剂的兴趣和沉迷尤为强烈，之后一直持续到古代晚期，甚至延续到中世纪。[19]古代解毒学中蕴含了丰富的巫术和民间疗法的内容。在其早期阶段，公元前2世纪尼坎德（Nicander）留存于世的两首诗歌《底野迦诗》(*Theriaka*)和《解毒药诗》(*Alexipharmaka*)中描述了超过12种的蛇，还有蜘蛛和蝎子，以及对其毒液的治疗措施[③]。由于爬行动物是骇人而强大的生物，要对付它们所需的解药应该有一些奇妙的地方。例如，蜂蜡或雄鹿角被暗示具有某种特别的力量，点燃蜂蜡和雄鹿角的烟被认为可以驱蛇[④]；正如尼坎德后来解释的那样[⑤]，这是因为鹿和蛇之间的宿敌关系[⑥]。[20]前文提到的海狸香也被

---

① 见Amigues 2008。

② K17B.306.

③ 见Amigues 2008；Jacques 2008；Overduin 2015。

④ *Theriaka* 36.

⑤ Theriaka 141 - 4.

⑥ Spatafora 2007a: 116.

认为可以保护毒蛇咬伤[①]。另一种关联是顺势。烹煮过的蝎子肉可以用来治疗动物的咬伤，正如迪奥斯科里德斯所解释的那样[②]，根据"以毒攻毒（similia similibis curantur）"的原则，前面提到的鹿和蛇的例子，其原则便是以同治同的相似律，即一种动物性物质可能象征性地唤起与疾病来源相对抗的品质，加热烹煮的过程与过滤和制备药水背后的魔法思维有很多共同之处。[21]这种象征性机制在一些药物配方中也发挥着作用[③]。另一方面，对动物毒药的讨论也融入了专业医学文献中，如埃吉纳的保罗的医学文本[④]。

类似这种表面上没有明确营养价值的动物成分不胜枚举，其中大多数背后所遵循的逻辑都是保持神秘性。其中大部分动物成分的药效是惰性的，甚至是有害的，于是一个更深层次的问题在于：这样的药学传统是如何被牢固地建立起来的呢？从文化史的角度来看，这个问题是幼稚的、无法回答的。然而，一个更为表象的问题在于：动物元素的符号学是如何建立起了物质的分类学，并赋予其药学作用的？这个问题是值得追问，也是可以部分回答的。在某些情况下，一种众所周知的"暗语"机制可能会解释一些最特别的动物成分：将动物标签作为符号，来掩盖草药或其他不太极端的成分。例如，玛塔莲娜·鲁莫尔（Maddalena Rumor）对希腊人使用"黑暗药学"的几个特点做出了解释，认为是对早期自近东传来的药物及其命名法的误用，她所列举

---

① 见 Barbara 2008。

② *Materia Medica* 2.11.

③ Totelin 2009: 208 – 9; Rumor 2016: 69 – 70.

④ Paul of Aegina 5.1 – 26，参见即将出版的 Salazar。

的几个例子很明显是这种情况 ①。这种"暗语"也可以解释为有意掩盖那些强大和危险的植物，使其不被外行人或那些可能想把它们用于邪恶用途的人发现。她注意到，"暗语"基本上都是动物、人类或神灵。[22] 此外，人们普遍认为动物药的成分比植物更强大，因此将它们纳入其中会让病人放心，并提高药物的预期疗效 ②。这似乎无法得出确定的答案，也不可能在上述这些可能性中做出选择，在某些情况下，每种可能性都是合理的。然而，笔者赞同托特林 ③ 的观点，如果只是用"暗语"来解释黑暗药学中的药物，并无视其中最荒谬和最诡异的药学成分（如排泄物），似乎过于以偏概全了，这些药物成分的意涵需要从当时根深蒂固的文化态度中探究。接下来，我们一同审视一下这部分最为特别的药材。

黑暗药学（Dreckapotheke），又名"恶心药理学"，普遍存在于古代不同的医学体系中，但在非技术性和大众文本（如老普林尼的记载或魔法纸莎草书）中最为突出，包括使用一系列动物排泄物（excremental substances）、分泌物（secretions）和流出物（discharges，译注：指脓液、渗出物、精液等）的药物疗法 ④。这些物质令人惊叹，往往有着令人厌恶的性质、外观、味道和气味，或与所谓"不洁"的生命事件（排泄、月经、出生）有关。有趣的是，除了这些药方的情感和文化负载外，它们都是来自动物。[23]

---

① Rumor 2015：217；另见 Desch 2017。

② 见 Laskaris 2005：176。

③ Totelin 2016a: 145.

④ 关于这一概念的讨论，见 Desch 2017: 44 - 5。

自有史记载以来，这类药物就在地中海地区广泛流行，并长期存在于悠长的西方医学史中[①]。特别是，它在女性化妆品和妇科治疗中发挥着重要的作用[②]，其中动物粪便是一种很常见的女性化妆品成分[③]。至于为什么会使用大多不具有活性和公认为（我们可能预设为）恶心的成分（在人类文化中，排泄物通常被视为避之唯恐不及的污物），似乎无法做出统一的有说服力的解释。[24]海因里希·冯·斯塔登 (Heinrich von Staden) 从文化意义和性别属性入手[④]，对这些被认为是污浊、不堪和肮脏之物的药物成分进行了探讨。在古典时期的妇科文献中，我们发现了诸如"用牛粪烟熏蒸子宫"和插入水泡甲虫栓剂[⑤]等治疗措施，诸多大同小异的段落提及了牛粪对不育症有疗效，老鼠的排泄物有助于胎儿的娩出[⑥]，鸟粪和鸟蛋是防止子宫内进入空气的栓剂的成分之一[⑦]；骡子的排泄物与酒混合饮用，可以防止外阴异味[⑧]；或者用牛尿熏蒸也可以预防不育[⑨]。冯·斯塔登将希波克拉底医生们的这些做法解释为古代科学的一个面向于仪式性的、非科学的治疗元素之间的

---

① 见 von Staden 1991, 1992 b; Rumor 2015: 4 - 7; Harris 2020。

② von Staden 1992 b.

③ Totelin 2016 a: esp. 143 - 6.

④ von Staden 1991; 1992 b: esp. 9 - 15.

⑤ *On Diseases of Women* 1.59.

⑥ *On Diseases of Women* 1.78.41.

⑦ *On Diseases of Women* 2.68 = chapter 177 in the Littré edition.

⑧ *On Diseases of Women* 2.83.18 = chapter 192 in the Littré edition.

⑨ *On the Nature of Woman* 109.

碰撞①；同时，我们可以看到，通过一种近似顺势疗法的方法，男性想要用不纯的药物成分来控制被认为是"不纯"的女性生殖部位和功能。通过这种方式，动物元素催化了妇科物质中固有的可变性和不洁性，并将其用于治疗功能。在化妆品中使用动物污垢的背后，也发现了一个类似的关联，这是一个女性特有的领域，也是一个被特别污名化的领域。托特林最近探讨了粪便在这方面的应用②，强调女性的装扮被认为是可疑的活动，这在希腊文化中很早就被打上了欺诈和欺骗的污名③。

就使用动物成分作为药或化妆品而言，黑暗药学史上的性别极化在罗马帝国时期似乎有所削弱④。[26]因此，盖伦在其不朽的《单方药力论》⑤中讨论了几种类似的成分，从各种动物的血液到尿液和粪便，包括人类的排泄物，再到所谓的"konisalon"，即摔跤手训练后从体育场收集的汗水和沙子的混合物，这也就不令人惊讶了。盖伦声称自己能够证明狗的粪便对于治疗恶性溃疡有奇效。另一方面，在同一篇文章中⑥，他坚持认为对身体流出物（尿液、粪便和精液）的药用是可怕的、卑劣的做法；饮尿尤其可怕。我们注意到在使用这类药物成分上存在着一种张力，甚至是矛盾：这类动物药成分是令人排斥的，但是

---

① von Staden 1992 b: 15.

② Totelin 2016 a.

③ 见 Hesiod's *Works and Days* 65 – 80; Semonides 7, esp. 56 – 69; Lucretius, *On the Nature of Things* 4.1175 – 82; Pseudo – Lucian, *Affairs of the Heart* 39。[25]

④ 见 Laskaris 2005: 183 – 6。

⑤ chapter 10.10, K 12.292 – 3.

⑥ *On the Powers of Simple Drugs* 10.10, K 12.248 – 50 and 284 – 6.

从希波克拉底开始，它们至少在一定程度上已经成为官方医学中的传统用药。因此，克劳狄一世的宫廷医生斯克里波尼乌斯·拉格斯也在两个场合提到了用排泄物治疗或预防疾病①，特别是在第二个段落中，他毫无保留地称这种方法是有效的。重要的是，他明确地提出②，某些极端的疗法（喝自己的血，吃人的骨头或器官）仍然"不属于医学的范畴，尽管它们显然是有效的"。[27]

官方医学对某些动物成分和利用它们为人类健康服务的矛盾态度，单纯的厌恶和医学专业的精英主义并不是背后唯一的驱动力。在基督教作家塔蒂安（Tatian，2世纪）的表述中，我们可以发现一种基于意识形态上的谴责，他在批评 Pharmakeia（巫术）时尤其反对使用动物成分，并且认为动物自愈性的知识是人类对物质的错误信仰的表现：

> 为什么有人会相信物质的治疗能力，不相信上帝……就好比用草治愈狗、用蛇治愈鹿、用螃蟹治愈猪、用猴子治愈狮子，为什么要那样进行治疗？你为什么把在宇宙中发现的东西变成神圣的东西？③[28]

总之，无论多么有争议，这类药材在一定程度上被纳入了专业药典。因此，一个稳定的"黑暗药学"分类与其说是一个客观的概念，不如说是历史学家认知建构的结果。如果说粪便和尿液被普遍视为不

---

① *Composite Remedies* 127，163．

② *Composite Remedies* 17．

③ Tatian, *Address to the Greeks* 18.4，英文版为本文作者所译。

洁是没有争议的，那么当涉及汗水、毛发或烧焦的角时，这一界限则更加模糊。

人体入药　我们在上文提到了《论妇女的疾病》第1卷第75.9章中的一个药方，其中妇女的绒毛膜是作为妇科泥罨剂（cataplasm）的一种成分。在动物药中，有一个有趣的亚类是由人类成分构成的——胎盘、经血、尿液、汗液、母乳（kourotrophic milk，译注：强调男婴母亲的乳汁）。与黑暗药学的其他动物成分一样，这些成分的认知也是矛盾的，至少在其最初的概念中，可能被解释为顺势和驱邪功能。"人体入药（anthropotherapia）"中最极端的元素也许最初与仪式和巫术有关（或是来自外部影响，也许与埃及有关）①，在希腊古典医学中也特别适用于女性健康。人的乳汁虽然是婴儿的天然营养品，但在希腊文化中，实际上具有一种令人厌恶的品质。它被不同程度地与腐烂或变质的恶露或宫血联系在一起②。[29]在《希波克拉底文集》中，女人的乳汁被多次提及。它可以作为衡量妇女生育能力的饮品③，或用于清洁和软化阴道的子宫帽④。男婴母亲的母乳是这一类物质中的特例，但它遵循同样的目的和用法⑤。

　　关于来自人的药物成分，老普林尼的《博物志》再次提供了最为

---

① 见 Laskaris 2005：177。

② Laskaris 2005：182 - 3.

③ 如 *On Barrenness* 2。

④ 如 *On the Nature of Woman* 30，109。

⑤ 见 López Salvá 1992：259 - 61；Laskaris 2005：180 - 1。

详尽完备的记载。在第28卷中，老普林尼特别讨论了"人体产物的药用"。他明确宣布，有必要将他的资料扩展到野蛮人的世界来讨论这个主题，他的药方清单总体上反映了一种他者化的民族学立场（第28卷第5—6章）。其中包括：喝角斗士的鲜血来治疗癫痫，吃朋友或敌人的头骨来治疗各种疾病，用人胆来治疗白内障，用被吊死的人的头骨做药丸来治疗疯狗的咬伤。[30] 然后他提到人的母乳是真正有效的药方，但对他个人来说是一种令人厌恶的药方；此外也提到了唾液或与人体接触作为药方（第28卷第2章）。在谈到外族人时，老普林尼提到了塞浦路斯的蛇足人（Ophiogenes，译注：一种起源于希腊和罗马神话传说和民间传说的人），他们的唾液和汗水具有特殊的疗效，而且他们具有抵御蛇类的能力。这种观点认为，适应了毒物咬伤的危险并通过习惯而获得免疫力的外族能够以某种方式传播这种免疫力：通过人与人之间的接触，通过他们讲话的声音，或者通过他们洗手的水。[31] 然而，我们很难评估这些药方的传播和普及程度，即使老普林尼给予它们很长的篇幅，但并不能证明这些药方很常见，甚至无法确定是否真的被使用过。[32] 使用人类排泄物和尿液尤其有问题，医学家们似乎避之唯恐不及：阿米达的埃提乌斯① 就追随盖伦的观点，谴责了这些令人深恶痛绝的做法，显示出他对来自人的药物成分特别忧心。

　　总而言之，我们对黑暗药学和人体入药真正的传播范围是缺乏了解的。然而，在了解十分有限的情况下，可以肯定的一点是，这些做法在很大程度上跨越了专业药理学和民间医学之间的界限；如果我们

---

① Aetius of Amida 2.110; 另见2.84。

可以假设人体入药仍然存在模棱两可的状况，尤其是在帝国时代，那么女人的乳汁在专业药典中始终占有一席之地，因为迪奥斯科里德斯将其列入了他的动物药清单中 [1]。

动物作为研究的工具和护理的对象

现在我们来看看动物作为工具更抽象的用途：对动物进行科学观察，以便在比较人类和动物的基础上，了解人类的生理学和解剖结构。本章的主题将主要讨论哺乳动物，尤其是若干种特殊的哺乳动物，出于医学（即非广义的自然 — 生物学）目的，它们被优先观察和解剖；尽管医生们解剖过各种动物，但这超出了本章的研究视野。

研究动物身体

对动物的观察和解剖在希腊科学的早期就有记载，比如《论圣病》中就提到观察牲畜的大脑，以说明癫痫病人大脑的湿性。

这一点你尤其可以在那些被这种疾病侵袭而发疯的牲畜身上确定，尤其是山羊，因为它们最经常被这种疾病侵袭。如果你切

---

[1] *Materia Medica* 2.70.

开它们的头，你会发现它们的大脑潮湿，充满汗水，而且有一股恶臭味……①[33]

然而，这种观察往往是去验证已知的事实或假设，而不是形成归纳，即实验方法的支柱。与之类似地，《论儿童的本质》(*The Nature of the Child*)第18章中对"20多个"受精鸡卵发育情况进行了监测，以此类比人类胚胎的发育。[34]据记载，类似的轶事也发生在前苏格拉底时代的人物身上，如阿纳克萨戈拉[普鲁塔克《伯里克利》(*Pericles* 6)]和德谟克利特[《希波克拉底信札》(Hippocratic *Letter* 17)]②，不过是基于较晚期的史料。[35]根据泰奥弗拉斯托斯《植物志》第9卷第10.2章的记录，人们观察到某些药物和草药对动物的影响实际上是逐步发生的。据他所载，人类是通过观察到羊吃了藜芦后会上吐下泻而发现了藜芦的药效，同样，人类也是通过注意到其他动物会有意地避开某些植物而发现了其危险性③。

据记载，最早对动物进行有目的的解剖和观察的医生是卡利斯托的迪奥克莱斯(Diocles of Carystus)④，他活跃在公元前4世纪，是古代一位备受推崇的名医。据盖伦的记载，迪奥克莱斯著有关于动物解剖学的著作。[36]据称，迪奥克莱斯⑤将骡子的子宫与不育妇女的

---

① Hippocratic Corpus, *On the Sacred Disease* 11.2.
② 见 Rütten 1996。
③ Laskaris 2016: 149；另见 Holmes 2017: 238 – 40。
④ fragment 17 van der Eijk.
⑤ fragment 24 b and c van der Eijk.

子宫进行了比较，认为造成不育的原因是相同的，而普罗塔哥拉斯（Praxagoras）的著作 [1] 中也有类似的从动物到人类的延伸。

我们最早的直接证据来自亚里士多德，他率先对动物身体和生理学的研究做出了系统完善的梳理。在《动物志》（*History of Animals*）、《论动物的部分》（*On the Parts of Animals*）以及《自然诸短篇》（*Parva Naturalia*）一书中，这位哲学家非常详细地关注了动物的身体，包括其形状和功能 [2]。此外，亚里士多德提到了他写的一部《论解剖》（*Dissections*，现已遗失），其中绘有动物解剖图 [3]。如果我们特别关注实验的发展，这位哲学家还描述了对动物的残害以进行生理学研究 [4]。在希波克拉底的《论心脏》（*On the Heart*）第2章中，我们可以读到一个在猪身上进行的实验（见图4.3），在动物喝水时切开它的喉咙，以观察水在体内的流动路线。[37] 在医学领域，动物观察的目的是为了解释和治疗人体，因此，动物观察之于医学的影响是后来才产生的。众所周知，上文引自《论圣病》的例子其实是《希波克拉底文集》和5世纪史料记载中的个案。正如米克罗·格梅克在他的经典分析中所说 [5]，希腊科学在其早期阶段并没有实证观察和实验的意识。真正医学意义上持续性的动物解剖和观察，最早是由希腊化时期著名医生希罗菲卢斯（Herophilus）和埃拉西斯特拉图斯进行的，他们不仅解剖动

---

① fragment 13 Steckerl.

② 见 Kollesch 1997；von Staden 2013：113 - 19。

③ 见 Nutton 2013 [2004]：120。

④ 见 von Staden 1989：147, 注 19。

⑤ Grmek 1996：17 - 23.

物，而且对人进行活体解剖，这在西方科学史上绝对是独一无二的，他们的工作使解剖学和医学的历史均取得了巨大的进步①。

盖伦大概是解剖范围最广泛的医生，我们要了解用于解剖和活体解剖的动物有哪些，这是最好的史料来源②。根据他的解剖学著作记载，他解剖了牛、猿、羊、猪和山羊，特别是用于大脑的研究③。虽然他的《论活体解剖》（*On Vivisection*）没能留存于世，但我们可以从其他作品中大致了解到他解剖了哪些动物④。盖伦应当是解剖过不同类型的猿猴，他认为猿猴是6类动物中"与人的本性最相去不远"的一类。6类动物分别为⑤：猿猴和类人猿动物，熊，猪，锯齿动物（saw-toothed animals），有角、双蹄的反刍动物，无角、滑蹄动物。[38] 在动物的选择上，动物的体格大小是一个关键变量，其次还有成本以及是否方便获得⑥。例如，猿猴有时显然供应不足⑦。除此以外，盖伦还解剖了大量的其他动物：从大象到昆虫，再到鸟类和各种水生物种。

我们不能期望能在盖伦那里找到像今天有关解剖和动物痛苦的辩论那样的伦理关怀。和大多数古代人一样，盖伦也认为动物是缺乏理性的，而且在某种程度上，与人类相比，动物感受疼痛的能力

---

① 见 von Staden 1989：140 – 53；1992a。

② 参考书目见 Leven & Troehler 2005；另见 Maehle & Troehler 1987。

③ 见 Rocca 2003；69；von Staden 2013：135 – 8。

④ 见 Rocca 2003：67 – 76，特别是注释107；也见 Debru 1994, 1995；Grmek 1996：101 – 22；Leven 2005；Leven & Tröhler 2005。

⑤ *On Anatomical Procedures* 4.2, K2.423.

⑥ Grmek 1996：144.

⑦ 见 McDermott 1938：93–100；Greenlaw 2011：74 – 5。

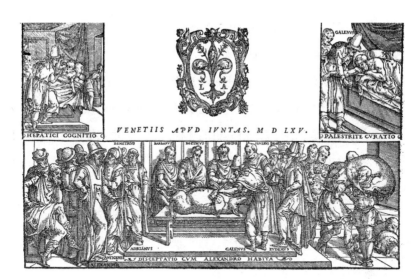

图 4.3　卷首插图显示盖伦在解剖一头猪。1565 年在威尼斯出版的《盖伦全集》（拉丁文译本，第 4 版）用了这个卷首插图。来源 :Wellcome Images。

较弱。[39] 例如，他评论说，对猪等有大嗓门的动物进行活体解剖很方便，因为它们能更清楚地反映呼吸和发声的功能，这无疑让现代读者对其无情和缺乏同情心的实用主义感到震惊①。[40] 然而，如果在功利主义角度下，确实会出现移情的问题：在解剖过程中看到动物的剧痛，可能会让科学家感到苦恼和分心。因此，对于猿猴这一特殊情况，盖伦②表达了一种"拟人敏感性"③，他曾将猿猴称为"滑稽的人类复刻品"④，他建议尽量不要用猿猴进行大脑活体解剖，以避免看到它们"令

---

① *On Prognosis* 5.8.

② *On the Usefulness of Parts of the Body* 2, K 4.126.

③ Rocca 2003 : 70.

④ *On Anatomical Procedures* 4.2, K 2.416.

人不快的表情"。此外，即使缺乏明确的证据，这种张力也一定比我们从文本中看到的要大，正如马可·韦斯帕（Marco Vespa 2017）具体援引盖伦活体解剖表演（*epideixeis*，译注：来自希腊语 *epideiknunai*，意为展示、炫耀。这位著名的医生在罗马非富即贵的观众面前，展示了他对动物生理学的探索）所分析的那样。透过盖伦在描写这些活体解剖表演时华丽的辞藻和细节的勾勒，我们可以知道它们有比科学或说教交流更大的目的。它们的作用至少是提高表演者和观众的社会职业地位，也就是通过对活体动物的活体解剖并通过相应的解读，来庆祝他们在智力和物质上共同的特权，以便科学地、实实在在地掌控各种生命形式（这里指非人类）。[41]

| 兽医学

兽医学作为一门独立学科的发展可以被视为医学科学进步的副产品，而兽医实践本身与畜牧业的存在及对动物劳动的剥削一样古老。此外，与人类医学相比，兽医在古代显然不受重视，人们并不认为两者是可以相提并论的学科。[42] 显然，由于意识形态的原因，人类与其他动物在本体论层面上被认为是相互独立的，真正的人畜共患病的概念在古代文化中尚未形成，或者说完全没有。因此，兽医科学与兽医学从根本上说仍然是分开的，尽管在药理学中存在着两个世界之间的穿梭往来。正如我们所看到的，某些植物对动物的影响会扩展到人类经验中，以及在动物身上"测试"某种药物成分也是惯常的做法 ①。此外，对动物自愈力的观察也属于人类医术和动物本能之间的部分映照 ②。

依据古代晚期的史料记载，半人马喀戎（Chiron）是兽医艺术的发起人 ③。[43] 喀戎在希腊神话中是许多英雄的老师，如阿斯克勒庇俄斯和阿喀琉斯，并因其渊博的医学知识而闻名。因此，双重身份是兽医学科自诞生之初便表现出的特点，它介于两种活动之间，一方面是照顾和治疗家畜和兽群，另一方面是通过经验获得药学知识和相关疗效的药方来治疗人类。这样的知识体系对于那些负责照顾牲畜健康的外行人来说，肯定也早就具备了，尽管它是在古典医学之后才以专著的形式被专门化 ④。根据官方记载，首个具有专业地位的兽医是公元前130年墓碑上的马医（hippiatros）⑤，但首部关于农业和马医主题的论著则要等到罗马帝国时期。罗马传统中的兽医文本以迦太基人马戈（Carthaginian Mago）的作品为基础（公元前4世纪，仅存碎片）；马可·波尔齐乌斯·加图（Marcus Porcius Cato）的《农业志》（*On Agriculture*）也会不时地讨论到兽医的话题（公元前3—前2世纪），马可·特伦提斯·瓦罗（公元前2—前1世纪）在自己的《论农业》（*On Agriculture*）中专辟一节讨论了动物的医疗照顾。[44] 尽管这些论著主

① 见 Zucker 2008。

② 见 Bouffartigue 2008；Holmes 2017。

③ Isidore, *Etymologies* 4.9.12；见 Touwaide 2002：146。

④ Goebel & Peters 2010：589；另见 Bodson 2005。

⑤ 见 Goebel & Peters 2010：591。

要关注畜群的健康，讨论也相当肤浅，但在某些情况下，这些农业文本提供了更详细的知识，如科路美拉（Columella）的《论农业》（*On Agriculture*），它因对家畜疾病及其治疗的讨论而脱颖而出，包括小的外科手术[①]。[45]

古代兽医学史的第二个阶段以晚期的希腊语和拉丁语著作为代表，如帕拉狄乌斯（Rutilius Taurus Aemilianus Palladius）的《论农业》第14卷（*On Agriculture*，4—5世纪）或《农事书》（*Geoponica*，10世纪），涉及各种动物物种；还有若干部关于马病的著作，它们是兽医学史料中所占比例最大的一部分，其中一些篇章作为节选得以留存至今。[46] 在这种情况下，《古希腊马医文献全集》（*Corpus Hippiatricorum Graecorum*）是其中很重要的一部史料，该汇编可追溯到5—10世纪，部分内容按照从头到脚的顺序排列，遵循与人类疾病分类学相同的模式，并附有治疗和处方。[47]

总的来说，该学科感兴趣的主要是那些对于农业有经济价值的动物：牛、绵羊、山羊和马（后者还具有军事意义）。狗被认为是一些疾病的主要携带者，尤其是在讨论到拉沙症（*lussa*）或恐水症（*hudrophobia*，类似今天的病毒性疾病"狂犬病"，现在仍然无法治愈）[②] 等致命性疾病时，还包括家禽以及蜜蜂。保健不仅包括治疗，还包括健康维护活动，如阉割和接生。兽医学说在很大程度上遵循了人类医学的原则：主要是体液论，包括饮食学、放血、药学和外科手术等做法[③]。

---

① 见 Fögen 2016：esp. 331 – 4。

② 见 Metzger 2015。

③ 见 Goebel & Peters 2010：589。

医学、痛苦和动物存在的延续

到目前为止，我们已经有机会见识到人类对其他动物的各种占有方式：无论是作为营养和活性物质的来源，还是作为人类动物生理学的活体模型，都是基于人与动物的类比或毗连，从而将动物附加为人类的所有物。[48]

现在，我们要把这种联想反过来，不再是从物质文化与技术知识的主体出发，而是从另一个不同的角度来考虑意象和象征性的场域，进而透视动物在医学文化和医学心理学中的作用。特别是，在一些非专业的大众语境中，人类的动物化被用来构建治疗者和患者的行为和热情。无论是从治疗者还是从病人的角度来看，这些干扰人体正常健康状态的经历，都被视为神奇而不自然的，并在很大程度上归因于人与动物的混血。对于濒危的患者来说，这种混血唤起了他们对共同的、不可避免的自然秩序的归属感。而对于实施治疗的医学从业者来说，这种混血则唤起了他们对超自然内核的更紧密的联系，而治疗最初就是从这个核心开始的。

例如，动物的身份与治疗的形象有关，比如神话中的半人马喀戎，以其熟稔的医学理论和草药及药物知识著称，我们前面已经提到他是兽医科学的创始人。而与之不同的半人半兽的泰坦族普罗米修斯（titan Prometheus），他首先向人类传授了医学技术，并反过来祈求一种"动物化"的疾病，即众所周知的神话中所说的老鹰对他肝脏的痛苦折磨。阿斯克勒庇俄斯神本人成为古代世界中与医学有关的主神，他的供奉往往是与两种象征性的动物一起（见图 4.4）。首先是蛇，作为一种会蜕皮的爬行动物，能够自我更新；此外，蛇通过它的毒药，成为药力的储存器。其次，阿斯克勒庇俄斯与狗有关，狗的舔舐被认为能够治愈病人的创伤[1]。另一种与医学有重要联系的动物是马，它与冥界和复活死者的力量（译注：即医学的力量）有关。半人马喀戎以及印欧语系的其他几个马人医者形象都体现了这种联系，其中最著名的当数狄俄斯库里（Dioskuroi）。正如瓦莱丽·吉顿－里波尔（Valérie Gitton-Ripoll）所注意到的[2]，Hippocrates（希波克拉底，字面意思是"马的主人"）这个名字也可以看作是这种意义上的暗示。

然而，当涉及患病体验和医学痛苦的主体性时，最突出的是动物性和动物化的呈现，医学叙事似乎在两种意义上程序性地回避了这一点，特别是在其经典的希波克拉底面容中，将疾病具体化为攻击病人的独立实体，并将痛苦的病人当作无助的动物，作为退化、虚弱和无能的象征。悲剧是一种致力于探索人类痛苦和人类脆弱性的体裁，为此提供了许多例子[3]。美狄亚的精神错乱发作使她"变成了一头牛……就她的眼睛而言"[4]。疾病也可以具有兽性特征，比如赫拉克勒斯（Heracles），他因穿了沾有半人马（Centaurus）剧毒之血

---

[1] *Inscriptiones Graecaea* IV 2，1 121，125 - 6；IG IV 2，1 122，lines 35 - 8；这种图景与巴比伦的相似之处，见 Rumor 2015：44 - 7。

[2] Gitton - Ripoll 2006：232.

[3] 见 Thumiger 2014。

[4] Euripides，*Medea* 92.

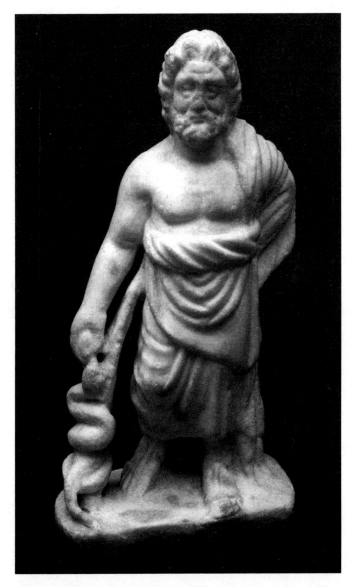

图4.4　阿斯克勒庇俄斯的大理石雕像，希腊，公元前400—前200年。他的手杖上缠绕着蛇。

藏于伦敦科学博物馆，编号 A105412。来源：Wellcome Images。

的外衣，不得不忍受肉体如同被火焰烧灼般的痛苦。他的尖叫和激动唤起了兽性的行为[①]，因为他似乎受到了怪物的攻击："凶猛的疾病（agria nosos）"向他扑来[②]，他得的是一种"吞噬性的瘟疫（diaboros nosos）"[③]，并且间接地将他的痛苦与他在劳动中与之斗争的怪物相类比[④]。[49]正如雅克·约安娜（Jacques Jouanna）[⑤]所探讨的，从技术层面上来讲，"野性"和吞噬性的概念［也见菲洛克忒忒斯（Philoctetes）的"被野兽侵袭的脚"］[⑥]也存在于希波克拉底文本中，对应于溃疡性伤口和坏疽；但这种联系显然是更广泛和传统的。[50]最具攻击性和突发性的疾病在性质和特征上都是凶猛的，比如恐慌症（panic）发作时所引起的尖叫和痉挛[⑦]，或者拉沙症［这是一种疯狂的形式，在欧里庇得斯的《赫拉克勒斯》（*Heracles*）中，被人格化为一种有翼的怪物神灵］，它表现为犬的形态[⑧]，后来的疾病分类学将其与恐水症同义化，即由狗咬伤引起的某种精神疾病（译注：此处指狂犬病）。[51]

然而，我们刚才提到的悲剧人物正是患病体验和身体痛苦被动物化的范例，如菲洛克忒忒斯，特别是在索福克勒斯（Sophocles）的悲

---

① Sophocles, *Women of Trachis* 1024 – 111.
② *Women of Trachis* 1026 – 30.
③ *Women of Trachis* 1084.
④ *Women of Trachis* 1058 – 63, 1089 – 100.
⑤ Jouanna [1990] 2012.
⑥ 见 Sophocles, *Philoctetes* 468。
⑦ 见 Charpentier & Pàmias 2016。
⑧ Metzger 2015.

剧中。正如我在其他地方探讨的那样①，从一个希腊人的角度来看，菲洛克忒忒斯的性格在人性的各个层面都受到了挑战和贬低，尤其是在他作为一个人与动物的区别方面。这一点是通过厌恶、恐惧和希望的途径实现的，这些都是历史上人们所熟悉的疾病体验。菲洛克忒忒斯作为古代神话中唯一一位全方位的病人 —— 虽然希腊神话中也有其他一些家喻户晓的病人，比如赫拉克勒斯、普罗米修斯，但他们半神的地位和猝然的磨难使他们不同于菲洛克忒忒斯这种慢性的痛苦和非神的经历 —— 他是真正的"临床案例"。菲洛克忒忒斯的脚被蛇咬伤，伤口腐烂变质发出的气味，加上他可怕的痛哭声，使他的同伴们把他抛弃在了荒芜的莱姆诺斯岛，在那里他只能用弓箭自己谋生，猎杀动物，唯一能与他对话的只有动物，而他在许多方面也把自己变成了动物。他远离了人烟，"远离其他所有人，与斑驳或多毛的野兽为伍，深陷于痛苦和饥饿之中，令人怜悯"②。谈到他周围的环境，"哦，山中的野兽社会，哦，锯齿状的岩石 …… 我不知道还能跟谁说话 ……"③他以一种非常直接的方式成了基本食物链上的一部分，当他被剥夺了武器，在病痛和虚弱中没有办法保护自己："来吧，你们这些曾经害怕我的生物，你们在天上穿过刺骨的微风！"④"哦，我有翅膀的猎物和眼睛明亮的野兽部落 …… 你们不再需要害怕我 —— 现在很容易满足你们的嘴，对我颤抖的肉体进行报复。"⑤结尾处的反转是他完全的、

---

① Thumiger 2019.

② *Philoctetes* 184 - 5.

③ *Philoctetes* 936 - 40.

④ *Philoctetes* 1092 - 4.

⑤ *Philoctetes* 1145 - 53.

真实的动物化，这更为明显："我自己将死去，为那些我曾经生活依赖的营生提供食物，而那些我曾经狩猎的对象现在将狩猎我！"[1] 人类的语言一度是人与动物有别的标志，这时也抛弃了他。在古代的剧院中，这位受难的英雄因尖叫和吼叫著称，他特有的哭泣和尖叫经常被其他角色品头论足；他的痛苦也被视为野蛮的表现[2]。

| 结论

在我们的案例研究中，人类对动物的占有在古希腊罗马医学以及其他文化领域中都是显而易见的，主要是沿着以下三种路径。首先，众所周知的，人类在不同的层面上对动物的剥削，出于功利主义的动机将动物作为营养和药理成分的来源；其次，在更广泛的关系中，通过象征性的联系，动物被赋予了神奇的疗效，在日常的实践和"专业"的药典中都可以看到；最后，对动物身体或多或少具有侵略性的检查，将动物作为窥视人类生理学的器具，这从早期自然主义者和亚里士多德的观察和解剖，到伟大的解剖学家们细致的工作，从希腊化时期亚历山大的医生到盖伦，都是如此。

通过所有这些举动和活动，古代人在寻求医学理解和治疗方案的

---

[1] *Philoctetes* 955 – 62.

[2] 见 Worman 2000；Allen-Hornblower 2013, 2016；Männlein-Robert 2014。

.

过程中，将动物占为己有。作为一种补充，古人也将自己医学化的痛苦视为一种动物的还原，这一举动属于象征性领域，在非技术性文献中最为明显。[52]妇科著作《论妇女的疾病》第1卷第6章的作者将健康少女的大量出血比作祭坛上被宰杀的祭品，他恰恰在生理学的基础上将人类（也许不是偶然的，是女性）与动物摆在了一个等式的两边，例如女性健康主要依赖月经。正是在这个意义上，我们可以理解医学领域特有的动物符号。因此，通过在物质层面上的剥削，以及希腊罗马文化在很大程度上与动物对立的复杂比喻，我们的医学传统被塑造成为我们所熟知的完全以人类为中心的样貌。[53]

注释

[1] 我要感谢亚历山大·冯·洪堡基金会（Alexander von Humboldt foundation）和惠康信托基金会（Wellcome Trust）对本项研究工作的资助，感谢主编劳伦斯·托特林宝贵的意见，克里斯汀·萨拉查在各相关主题上的帮助，以及菲利普·范德艾克的支持。

[2] 此处和以后所有引文均引自洛布古典丛书版，萨默斯坦译（Sommerstein 2009）。

[3] 应该避免简单的"大众医学"和"高级医学"之分，笔者在这里的意思是专业和自诩的科学医学与在民众中广泛传播而不那么系统和有组织的信仰和实践。关于"大众医学"的定义，见 Harris 2016。

[4] 请参阅奈登（Naiden 2012）关于斯巴达肉（Spartan meat）的文章，以重新评估这一泛化观点；威尔金斯（Wilkins 1995：103-4）也把性别和对肉类生产的控制作为一种"象征性的控制"。

[5] 此处和以后引文均引自法兰西大学版，乔利编（Joly 1967）。英

文译本为琼斯译（Jones 1931），请参见洛布古典丛书版。

[6] 这一引证来自洛布古典丛书版，琼斯译（Jones 1923a）。

[7] 此处和以后所有的引用都来自法兰西大学版，威尔金斯译（Wilkins 2013）。另有鲍威尔的英文译本（Powell 2003）。

[8] 这篇文章以及以后所有对泰奥弗拉斯托斯《植物志》的引用都来自法兰西大学版，阿米戈斯译（Amigues 2006）。希波克拉底《论急性病摄生法》引自利特雷版的第2卷，缩写为"L2"。

[9] 笔者在此引用了福布斯（Forbes 1966:90-2）的讨论，其中提到了伪亚里士多德《听谬见》第18卷 [*On Marvellous Things Heard* 18 831b24-5，引自洛布古典丛书版，赫特译（Hett 1936）]；色诺芬（Xenophon）《远征记》[*Anabasis* 4.8-18，引自洛布古典丛书版，布朗森译（Brownson 1998）]，其中记载了"所有吃了这种蜂蜜的士兵都变得疯狂、呕吐和腹泻，并且不能直立"，关于七爪虫科的"疯狂蜂蜜"的记载请见斯特拉博的《地理学》[12.3.18，引自洛布古典丛书版，琼斯译（Jones 1917-1932）]。蜂蜜的质量与蜜蜂收获的杜鹃花有关，另见老普林尼《博物志》（21.76），引用自洛布古典丛书版，琼斯译（Jones 1951）。

[10] 此处和此后所有的引用来自洛布古典丛书版，波特译（Potter 2012）。

[11] 这篇文章以及此后所有的引用都来自库恩版的第11卷和第12卷，分别缩写为"K11"和"K12"。

[12] 此处及以下所有引文均来自《希腊医学文献集成》，海伯格译（Heiberg 1921-1924）。

[13] 本文及以下所有关于老普林尼《博物志》第28—32卷的引文均来自洛布古典丛书版（1963）。

[14] 本文及以下所有引文均来自《希腊医学文献集成》，奥利维耶里译（Olivieri 1935-1950）。

[15]　关于药理学中动物成分的调查，包括轶事和矛盾的成分，见老普林尼《博物志》（28.25-9），讨论了大象、狮子、骆驼、鬣狗、鳄鱼、变色龙、河马、猞猁。

[16]　例如，《论妇女的疾病》（2.91，利特雷版第200章），反对子宫窒息；关于水獭类成分，见 Totelin 2009：83-4。这段话以及此后所有对希波克拉底论文《论妇女的疾病》的引用均来自洛布古典丛书版（Potter 2018）。

[17]　此处引自洛布古典丛书版（Potter 2012）。

[18]　本引文来自库恩版本的第17卷，缩写为"K17"。

[19]　见萨拉查（Salazar，即将出版），解释了 *Peri iobolon*（字面意思为"关于投掷/喷射毒液的[动物]"）或 *Theriaka*（"对抗野兽的[补救措施]"，引用盖伦在其《评希波克拉底〈论流行病（六）〉》中的定义[K17b.337]）。*Theriaka* 是"治疗野生动物咬伤的药物"，而 *alexipharma* 则是对抗摄入的毒药。

[20]　尼坎德《底野迦诗》的引文引自法兰西大学版（Jacques 2002）。关于用烧过的鹿角来对付蛇的补救措施，见老普林尼（*Natural History* 8.118；28.149-50）。关于自然界中的"同情"和"反感"是使用人类知识和人类利用动物为自己服务的原则，见 Holmes 2017：236-7。

[21]　这段话以及此后对迪奥斯科里德斯的所有引用都来自威尔曼译本（Wellmann 1907-1914）。

[22]　正如拉斯凯瑞斯（Laskaris 2005：175）所引用的魔法纸莎草书的作者所声称的。《魔法纸莎草文献》（*Papyri Graecae Magicae* 12.401.444），引自特布纳版，Preisendanz 1973-1974：403。

[23]　这导致了更广泛的人类学评论，即人类文化中的恶心物质总是来自动物（人类和非人类）。

[24]　关于作为历史产物的恶心，以及人类"抵抗文化"的经验，见米勒（Miller 2009）。另见鲁莫尔（Rumor 2016：81-133），鲁莫尔将部分证

据解释为来自希腊的巴比伦材料（以及对其名称的误解）；更多信息参见哈里斯（Harris 2020：4-7）。

[25] 赫西俄德（Hesiod）的引文引自莫斯特（Most 2007）的洛布古典丛书版。塞莫尼德（Semonides）的引文引自格伯（Gerber 1999）的洛布古典丛书版。卢克莱修（Lucretius）的引文引自鲁斯（Rouse 1924）的洛布古典丛书版。伪卢西恩（Pseudo-Lucian）的引文引自麦克劳德（MacLeod 1967）的洛布古典丛书版。

[26] 然而，性别的两极分化并不是唯一的：希腊－罗马、埃及的纸莎草书也保留了包括"动物胆汁、脂肪、粪便"等成分的食谱，但没有性别的规定（如 O. Tait. bodl. II 2183, 4, in Gazza 1956：75-6）。

[27] 我感谢 Ianto Jocks 让我注意到这些文本。斯克里波尼乌斯的文本引自特布纳版（Sconocchia 1983）。

[28] 这段引文来自惠特克的牛津大学出版社版（Whittaker 1982）。

[29] 关于古代医学中的"人体入药"，见费拉雷塞·罗德里格斯（Ferraces Rodríguez 2006，2016）关于阐述老普林尼的晚期资料。

[30] 讨论的其他物质包括血液、牛奶、汗水、唾液（第7章）、耳垢（第8章）、人的头发和牙齿（第9章）、人的皮肤（第10章）、头发和牙齿（第9章）、人血（第10章）、与死尸的接触（第11章）；人体排泄物，如运动员洗澡时的刮痕、男性精液、胎粪（婴儿的第一次排泄物）（第13章）、尿液（第18章）、死产婴儿、月经分泌物、烧焦的妇女的头发（第20章）、人的乳汁（第21章）、唾液（第22章）、月经分泌物（第23章）。

[31] 对比上面提到的关于动物的相同过程。

[32] 老普林尼的医学讨论作为教学行为，理论与实践的关系是什么，见 Holmes 2017：esp. 233-6。

[33] 此处及以下所有引文均来自法兰西大学版（Jouanna 2003）。琼

斯的英译本 (Jones 1923) 也可见于洛布古典丛书版。

[34]　本引文引自洛布古典丛书版 (Potter 2012)。

[35]　这段关于普鲁塔克的《伯里克利》的引文来自洛布古典丛书版 (Perrin 1916)。《希波克拉底信札》引自博睿版 (Smith 1990)。

[36]　此处及以下所有引文均来自范德艾克 (van der Eijk 2000) 的版本。

[37]　希波克拉底的《论心脏》引自洛布古典丛书版 (Potter 2010)。

[38]　此处及以下所有引文均指库恩版的第 2 卷，缩写为"K2"。

[39]　这一主流观点的例外是普鲁塔克关于动物理性的包容性论证。关于动物理性的论证，最新的调查和讨论见 Horky 2017。

[40]　此引文来自诺顿 (Nutton 1979) 的《希腊医学文献集成》。

[41]　关于"第二次诡辩运动"框架下的解读，见 von Staden 1995；关于在盖伦的公共活体解剖中发挥作用的力量，见 von Staden 2013：134–9。

[42]　这就是维吉蒂乌斯 (*Digesta artis mulomedicinalis*, 序言 1.7，见 Goebel & Peters 2010：590)，以及《喀戎的兽医学》(*Mulomedicina Chironis*) 的感叹，这是一篇 5 世纪的文本，它反驳说，兽医实践的科学水平不应该被认为是低于医学的 (Bodson 2005)。

[43]　此处引用的伊西多尔《词源》(*Etymologies*) 引自牛津大学出版社版本 (Lindsay 1911)。

[44]　关于加图的《农业志》和瓦罗的《论农业》的版本和英译，见洛布古典丛书版，Hooper & Ash 1934 的版本。

[45]　关于科路美拉的《论农业》的版本和英译，见洛布古典丛书版的 Ash 1941 和 Forster & Heffner 1954–1955 的版本。

[46]　关于帕拉狄乌斯《论农业》的英译本，见 Fitch 2013。关于《农事书》的英译本，见 Dalby 2011。

[47]　版本见 Oder & Hopper 1924–1927。

[48]　这一概念在古代科学中已经存在，最明显的是亚里士多德的存在之链（*scala naturae*）概念，在这个概念中，所有生物都被归类为一个连续体的一部分。

[49]　这些引文来自劳埃德-琼斯的洛布古典丛书版 (Lloyd-Jones 1994)。

[50]　这段话以及此后所有关于索福克勒斯的《菲洛克忒忒斯》的引文都来自劳埃德-琼斯的洛布古典丛书版 (Lloyd-Jones 1994)。

[51]　欧里庇得斯的《赫拉克勒斯》的英译本，见洛布古典丛书版 (Kovacs 1998)。

[52]　冯-斯塔登（von Staden 2013）在"动物文本化"的标题下，罕见地承认了古代文化中对动物的科学处理的文化复杂性，涉及的内容远远超过了科学家从观察动物中所获得的经验知识或物质收益。

[53]　然而，远非仅仅是原始心态的残余或神话思维的形式，人与动物之间通过脆弱性而产生的共通感（其中有许多变化）必须被视为普适意义上的人类。在我们更严格定义的现代（西方）人类身份中，这种感觉只能在极端中得到庇护——一个有意义的例子是由一个小众但发人深省的当代亚文化现象提供的："therian 社区"，这些人理解自己既是人类又是非人类（www.therian-guide.com/index.php/4-psychological.html，2020 年 10 月 16 日访问），他们抵制精神病学的分类（关于这种"反常的经验"，见 Grivell, Clegg & Roxburgh 2014）。

第五章

物 品

帕特丽夏·贝克

（Patricia Baker）

帕 特 丽 夏 · 贝 克（Patricia
Baker），英国肯特大学高级讲
师。研究古典学和考古学，包括
古代医学考古学和古代健康环境
的概念史。著有《希腊罗马世界的
医学考古学》（*The Archaeology of
Medicine in the Greco-Roman World*，
2013）。

｜ 引言

　　透过考古学发掘的罗马医疗工具，可怕的外科手术可谓历历在目，病人在没有麻醉的情况下痛苦地忍受着这些令人触目惊心的手术。在过去的一个多世纪里，与外科手术有关的文物受到了医学史家的广泛关注，特别是古罗马时期（1—3世纪）的医疗器具。学者对这些器具与古希腊罗马的医学文本进行了比较研究，发现这些工具是精心打造的，它们在外科治疗中的使用也是复杂和谨慎的，远非人们想象中的屠宰工具那样简单[1]。越来越多的物质文化研究告诉我们，考古遗迹对于社会规则和行为具有指示作用，而这些社会规则和行为往往在书面记录中没有被记录下来[2]。因此，对医疗器物的研究不必拘泥于其主要的手术功能，这样有助于我们拓宽理解古代身体观、医疗和社会对治疗和治疗工具的态度[3]。在这一章中，我们对6件尚未公开发表的医疗工具进行了研究，以解释如何从物质遗迹中得出古代对医疗操作的理解。由于篇幅有限，本章的重点将主要放在医疗器具上，并与采用类似的方法已经研究过的祭祀用品进行了比较，这些祭祀用品也为我们

---

[1]　例如 Bliquez 1981, 1994, 2014; Bliquez & Oleson 1994; Jackson 1990 b, 1993, 1994 a, 1995; Künzl 1983, 1996, 2002; Milne 1907; Molina 1981。

[2]　Berger 2009 ; Hodder 1982 ; Hughes 2008 ; Moore 1982 ; Thomas 1996.

[3]　如 Baker 2004，2011。

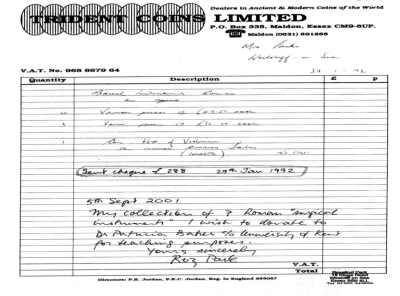

图 5.1　帕克藏品原始收据的扫描件。帕蒂·贝克（Patty Baker）。

提供了关于古代医疗观念的更广泛的知识[①]。

　　2001年，我的朋友兼同事罗兹·帕克（Roz Park）送给我一套她在1992年从一位古董商那里购买的7件文物，这位古董商专门经营古代钱币。这些文物被古董商归类为罗马医疗器具，但这些器具的收据上并没有提供其他信息（见图5.1）。目前还不清楚，在考古发现时它们是作为一个套件的一部分，还是分别单独被发现，慢慢收集在一起然后再一起出售的。在本章中，笔者将称之为帕克藏品（Park Collection），但不会称其为套组或套装，因为这些术语意味着它们

[①]　如 Hughes 2008；Graham 2013, 2016。

是某个医生的设备，并在发掘中一起被发现。最初古董商出售的文物是7件，但后来在一次关于古代医学的演讲中，我展示了这些器具，结果其中一件丢失了。丢失的是一根细长的金属棒，长约12.0—14.0厘米。它没有明确的特征，无法帮助我们确定其准确的医疗功能。

剩下的6件（见图5.2a–f）是很好的教具，因为它们有助于我们探讨古罗马时期的外科手术，并演示考古学中的解释方法。我之所以

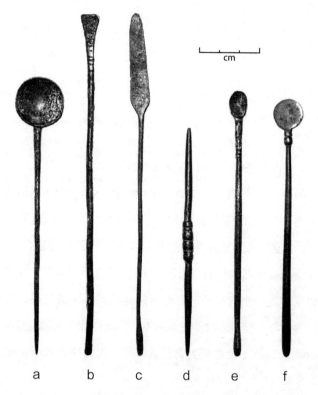

图5.2 帕克藏品中的器具。从左到右：a勺，b尖笔，c铲状探针，d手柄，e小勺探针，f圆盘探针。

一直对这些器具怀有兴趣，除了教学使用，还因为这6件器具中的两件（见图5.2e和5.2f）与我在其他博物馆藏品、文物目录或遗址报告中看到的任何医疗器具都不一样。它们的独特性有多种可能：(1) 经销商鉴定错误，它们本与医疗无关；(2) 它们有外科手术的功能，但在考古记录中还没有发现或认识到类似的工具；(3) 类似的工具已经被发现，但没有被归类为医疗工具，所以我和其他考古学家可能错过了它们；(4) 它们所处的年代不同；(5) 它们是仿罗马时代的现代模仿品。为了确定这些可能性，本章将把帕克藏品公之于众，并探究这些未识别的器具可能是什么。为了开展这项研究，笔者将与已发表的医疗器具研究进行比较。除了试图确定它们的外科应用外，笔者还将利用其他类型的考古学分析来证明医疗工具所具有的多重社会意义。

| 文物的研究

所有文物的研究都一样，考古学家在挖掘出一个器物后，首先要做的是清洁、辨认和编号，编号通常与遗址、发现它的地层和挖掘的年份有关。然后，这些器物会被登记到遗址报告目录中，每一件都有一份简介，用来给出它的基本功能，以及与其他遗址类似文化进行比对的说明。这显然是理想的考古过程，然而，在早期的发掘中，许多细小的发现并没有被记录下来，因为与那些重大发现和／或贵金属的工艺制品相比，它们似乎是微不足道的。有时，这些小物件在没有记录其考古出处的情况下，被带离了现场或被作为纪念品转赠他人。在有些情况下，这些藏品可能被赠给了博物馆，抑或被收藏用于教学了，而其他藏品如帕克藏品，则被古董商收购和出售，并没有妥善地记录背景信息。尽管如此，即使缺乏数据，我们仍有可能研究这些工具的各个方面，以帮助确定它们的主要用途。

帕克藏品中的第1件工具是一个勺状器（见图5.2a），长13.2厘米，勺子直径为2.4厘米。勺碗的左右两边都有磨损的痕迹，也有金属变质的迹象，可能是在地下的时候，其他物件压在上面形成的，笔者在下文将会予以讨论。它是由铜合金制成的，有绿色的铜锈。该物体的形状和大小与罗马发掘中出土的其他勺状器是一致的。勺状器偶尔会和医疗工具一起被发现，可能具有各种功能，如测量药物成分、配制药物并给病人服用。它们也可能有其他非医疗用途，比如与食物烹煮和用餐有关的用途[1]。

第2件（见图5.2b）是罗马时期的书写工具，或称尖笔（stylus），由一个三角形的笔头和一个笔直的细柄组成。大多数情况下，尖笔的末端是尖的，但图中的物件末端是圆的，说明它已经断裂。这个铜合金制品的尺寸为16.4厘米，有绿色的铜锈。它有8条横线的装饰，横线刻在头部下方与手柄连接的地方。这被归类为一种书写工具，因为它与其他此类工具有些类似。我们可以想象，如果一个有一定文化程度的医生想记录病人的情况，他们可能会用到这类工具。如果医生需要用到探针或小型烧灼器，而他们的工具箱中又刚好没有，那么这件

---

① Milne 1907: 78 - 9.

物件也有可能被用作探针或烧灼器了。米尔恩 (Milne) 报告说 [1]，盖伦曾描述过 [2] 用尖笔来拔牙。[1]

铲状探针（spatula probe 或 spathomele）在考古发掘时往往是单独放置的，或者在手术工具包中。帕克藏品中的探针一端有一个刀片状的铲子，另一端的末端呈小球状，即橄榄状探针（见图5.2c）。它长16.5厘米，铲子长4.8厘米、宽1.0厘米，根据米尔恩的观点 [3]，这类工具平均长度都差不多这样。它没有任何装饰，只是在手柄的一侧有两条小的横线，就在铲子的下方。它有绿色的铜锈，铲刀的左右两边都有轻微的磨损。在医学上，这把铲子可以用作压舌板、烧灼器或钝性解剖刀。例如，橄榄形的一端可以用作探针或小型烧灼器。这种工具也具有药学功能，如测量和混合成分以及在伤口上涂抹软膏。在医学治疗之外，它也可能被用来混合颜料和涂抹化妆 [4]。

藏品中的第4件是一个中间有装饰物的手柄（见图5.2d）。与这个手柄类似的装饰物经常被加到医疗器具的手柄上，其功能可能是为了方便医生抓握，下文将详细讨论。这件器物的功能端似乎在某个时候断裂了。然而，我们也不能确定是这样，因为器物两端都是圆的。之所以呈圆球状，可能是因为发生断裂后被重新加工过，或者原本两端都是很简单的样式。像这样的断裂手柄是相当常见的，有些物品还显示出为其他功能而重新加工的痕迹。圆形的两端可能被用作烧灼器、

---

① Milne 1907: 72.

② *On the Composition of Drugs according to Places* 5.5, K12.865.

③ Milne 1907 : 60.

④ Milne 1907: 58 – 61.

探针或软膏涂抹器。它可能有非手术的用途，如化妆。绿色的铜合金手柄长10.8厘米，装饰物的长度约为1.8厘米。

藏品中的第5件文物是一个小勺（见图5.2e）。勺碗的形状与笔者所见过的其他医疗用具有所不同。碗上有棕绿色的铜锈，柄的顶部也有绿色的铜锈。在勺子与勺柄顶部的连接处有一些线性装饰。整个物件长12.6厘米，勺碗长1.0厘米、宽0.9厘米。通常情况下，小勺也被称为舌状器（*ligulae*），有细长的手柄，末端是一个珠状，而不是像这个工具一样有一个橄榄形的末端（见图5.3）。虽然也有发现比此物小得多的勺碗，但大多数勺子有一个圆形的平头，直径约为0.4—0.7厘米。头部也是有角度的，而不是直的。它们的一些不同用途包括清洁耳朵和从小瓶中取出药品[1]。在考古发掘时，舌状器要么是单独发现的，要么是在医疗包中发现的。相比之下，帕克藏品中的这个器具有一个较大的直头，可能被用来从小瓶中取出药物成分，也有可能是一个耳镜。7世纪作家埃吉纳的保罗[2]就记载了带大勺的探针，用于从耳朵里取出物体。[2]有个与之相仿的考古学发现是叙利亚的"三角勺"，它在设计上似乎与帕克藏品中的这个工具有些相似，不过它比这件长大约0.75厘米。然而，我的比较是基于物品的绘图[3]，我还没有亲眼见过这件私人藏品。

帕克收藏的最后一件文物也是独一无二的（图5.2f），长12.5厘米，有一个简单的把手，末端圆润。它的功能端上有一个直径为1.5

---

[1] Milne 1907: 68 - 9, 77 - 9.

[2] Paul of Aegina 6. 88.

[3] Künzl 1983: 122 - 3, fig 97, no. 7.

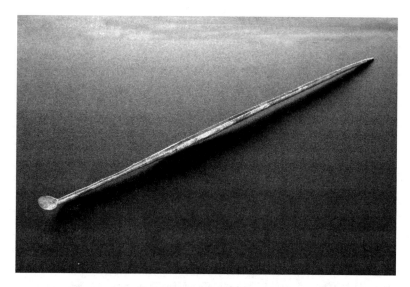

图 5.3　罗马铜制舌状器，时间不详。藏于伦敦科学博物馆，编号 A86272，
来源：Wellcome Images。

厘米的扁平圆盘。在圆盘与手柄连接处的下方有一个小小的装饰球。
该工具的手柄有青灰色的光泽，圆盘的外缘有光泽。

　　也许这本来是舌状的，但它的头部太大，而且没有任何弧度，
无法用来清洁耳朵。还有另一种可能，它是钻颅器（meningophylax）
的扁头部分，根据塞尔苏斯的描述①，在实施钻颅术的过程中，要用
凿子去除骨头，而钻颅器则是放在颅骨和大脑之间以保护大脑的，
不过坦率地讲，我认为起保护作用的可能性不大。[3] 然而，由于这
个工具是弯曲的，所以它的功能可能不是作为圆盘探针。劳伦斯·布
利克兹（Lawrence Bliquez）提到②，其他作家也曾描述过骨外科的精

---

①　*On Medicine* 8.3.8.

②　Bliquez 2014：190 − 1.

细手术中所使用的扁平工具。不过，布利克兹认为被冠以这种名称的工具更有可能是凸形抹刀（convex spatulae）。帕克藏品中这个工具看起来也与克罗丰（Colophon）发现的一个疑似烧刀（译注：烧灼术所用）的外观相似[①]。由于没有其他类似的文物或对圆盘探针的明确描述，只能对其预期功能提出建议。它有可能像锅铲探针一样被用来混合和涂抹药膏，也有可能是一个小型烧勺，甚至是一面小镜子，因为罗马的镜子是由金属抛光制成的。

这些物品中只有4件可以确定为古罗马时期的医疗物品，而在考古记录中还发现了许多其他类型的工具。学界已对这些工具进行了详细的研究[②]，最近的是布利克兹的著作《阿斯克勒庇俄斯的工具：希腊和罗马时代的手术工具》（*The Tools of Asclepius: Surgical Implements in Greek and Roman Times*, 2014）。为了让读者进一步了解其他形式的罗马医疗用具，本文将对一些较为深入全面的研究进行简要的回顾。学者们倾向于按照外科或卫生功能将文物分为两类。尽管将文物分类便于材料的整理和报告的书写，但它们大部分是基于现代的排序系统，负载着我们所熟悉的意义和联想，而这些并不是罗马人所使用的分类标准。医疗工具实际上可以服务于多重目的，这些目的跨越了分类的界限，使得单一的工具分类对多种解释产生了限制。

在基本手术器具方面，现代与古代有着惊人的相似性，所以当考古学家开始在18—19世纪的考古记录中发现手术器具时，他们会根据与他们所熟悉的手术器具的比较来辨认。然而，罗马人在使用、识

---

① Bliquez 2014: 403, fig. 35.

② 例如 Bliquez 1981, 1988; Jackson 1990 b, 1994 a; Künzl 1983, 1996; Milne 1907。

别、分类或理解这些工具时，很可能并没有像考古学家那样分类，特别是由于古希腊罗马医学作者提到的古代医疗工具的名称出现在各种外科、制药和个人卫生学的描述中[①]。赋予工具现代分类和／或功能也意味着我们解释工具的护理和使用时很可能代入了自己的偏见。例如，帕克藏品中的铲状探针可能是作为压舌板使用的。今天，压舌板是由木头或塑料制成的，一次性使用后就会丢弃，因为如果重复使用，它们会传播细菌和病菌给下一个人。可以说，如果对压舌板进行消毒后反复使用，对环境是无害的，但是，鉴于压舌板的制造成本很低，而且是一次性的医疗废物，就我们对疾病传播方式的理解而言，我们会认为丢弃压舌板是安全和合理的做法。然而，古罗马人会重复使用压舌板。他们可能在给一个病人使用后对压舌板进行清洗，但并不会进行消毒。他们之所以没有以我们的方式处理他们的工具，是因为他们相信疾病主要是通过瘴气（即不好的空气）而不是病菌传播的[②]。因此，必须记住一点，看似无害的分类和功能假定是带有偏见的，而这些偏见为考古学对感知和使用物体的解释提供了依据。

除了将文物与现代的例子进行比较以确定其功能外，学者们还将医疗文物与希腊罗马医学文献中的描述相匹配，如前所述[③]。然而，古代医学作者很少对他们使用的器物进行完整描述，往往只提到它们的名字。我在其他地方解释过这个问题[④]，以医学探针为例——这与本

---

① 见 Bliquez 2014；Milne 1907。

② Nutton 1983.

③ 如 Bliquez 2014；Milne 1907。

④ Baker 2013.

章有关，因文物 3 是铲状探针。探针的希腊语术语是 *hupaleiptron*，它来自 *hupaleiphō*，翻译为"薄薄地涂抹"或"涂抹"。不幸的是，据我所知，没有任何现存的文本有这种器物的插图，也没有关于其形状的完整细节。因此，我们假设文本中提到的工具是像铲状探针这样的物件，它似乎适用于涂抹人体。虽然这种工具很有可能根据其名称被正确识别，但仍建议谨慎行事，因为存在着作者可能是指另一种工具的可能性。有些工具可能被误认，而其他工具如果描述不完整和 / 或不清楚，则可能在考古记录中被忽略。考虑到这些关于考古学分类问题的告诫，笔者现对一般的工具类型进行描述。

探针有各种形状，大小从 6.0 厘米到 15.0 厘米不等。有 3 种常见的类型：铲状探针、勺状探针和上面简单提到的舌状物或耳状物。如前所述，舌状探针有两种设计：两端平坦的和两端有小圆勺的探针[1]。勺状探针（见图 5.4）与铲状探针一样，有一个叶形的勺子，而不是铲子状的刀片，它们的末端是橄榄形的。它们可以用来从药瓶中取出药膏和药物成分，甚至可能被用来清洁伤口。

与探针一样，镊子也经常出现在考古记录中，因为它们是医生使用的，也是个人盥洗用品，类似于现代的镊子（见图 5.4），尺寸大约从 6.0 厘米到 10.0 厘米不等。最简单的是由一块金属制成，在中心处折叠。它们作为手指的延伸，用于脱毛，从皮肤上取下物体，以及用于手术。它们也可能被用来夹住皮肤，或者可能用来拉开皮肤切口。它们的末端可以是直的，也可以是向内转的，或者是有齿的。布利克

---

[1] Bliquez 2014：126，144 – 5；Jackson 1994b：181；Künzl 1983：27 – 8；Milne 1907：63.

兹认为[1]，物体的大小决定了它被归类为个人或外科工具——任何小于6.0厘米的东西都是个人的。在城堡女主人（chatelaines）身上发现的镊子很可能是个人盥洗用品，但这并不排除古代医生使用它们的可能性，特别是用于精细工作。一个人也可能拥有超过6厘米的物品，作为其厕所用品的一部分。

罗马人还制造了力量更大的镊子，两个独立的手柄交叉在一起，中间用螺栓固定。这些是用铜合金或铁制作的，用于骨科和牙科手术[2]。与这种类似但较细的镊子被用于切除扁桃体、悬雍垂和痔疮[3]。

手术刀是许多外科手术所必需的，医学史家也经常对之进行鉴定（见图5.5）。它们的铜合金手柄通常是长方形的，也有些是六角形和圆柱形的。手柄的一端有一个叶状钝刀，用于钝性解剖。另一端的刀柄上有一个狭长的缝隙，用于放置钢刀，这种钢刀有生锈的倾向，这意味着它们通常会被腐蚀[4]。刀片锋利，用于尖锐的切口，有几种形状，用于不同类型的手术。

针是另一种锋利的工具，像手术刀一样，有一个铜合金手柄，上面有一个针，被插入槽中。它们被发掘时通常只剩下手柄，不过有时也会发现与之相连的针头。它们被用于刺穿皮肤和脓包[5]。它们还被用于针拨

---

① Bliquez 1988: 50 - 1.

② Milne 1907: 135, 136 - 8.

③ Jackson 1994b.

④ 例如 Bliquez 2014: 72; Künzl 1983: 15 - 16; Milne 1907: 27。

⑤ Milne 1907: 69 - 70.

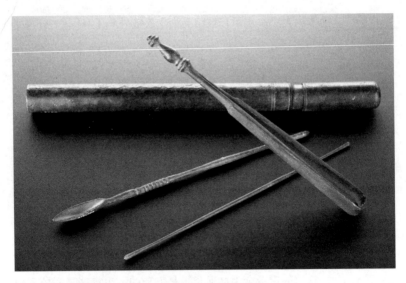

图 5.4　庞贝古城罗马医疗工具的复制品：前段是镊子、双头探针、勺子探针和圆柱形容器。这些复制品是在 20 世纪初制作的。藏于伦敦科学博物馆，编号 A156172，来源 :Wellcome Images。

吸出白内障 [1]。

除此以外，从医学文献和图像上的描述中，我们也可以了解到其他类型的工具，但在考古发掘中很少甚至从未发现过它们。例如，杯吸（cupping）和放血被推荐用于治疗各种疾病以帮助平衡体液。虽然用于切割出血的工具如手术刀很常见，但杯吸器却很罕见，尽管杯吸这种治疗方法经常被提及。这有几个原因。那些由铜合金制成的容器是空心的，可能在存放它们的土壤重量下被压瘪了，这让它们无法再被辨认出来。塞尔苏斯也曾提及 [2]，它们是由容易破碎的材料制成的，

[1]　Jackson 1996；Milne 1907：71.

[2]　*On Medicine* 2.11.1；2.5；2.2.5−6；3.21.9 − 10；5.27.2.

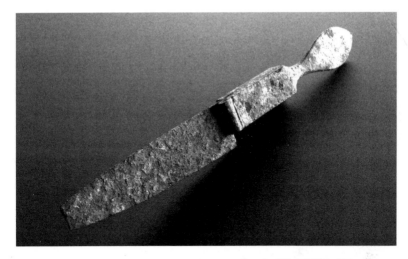

图 5.5　罗马手术刀，1—3 世纪。藏于伦敦科学博物馆，编号 A129089，
来源：Wellcome Images。

如角、陶器和玻璃。

　　从形状上来说，大多数罗马式的医疗器具可以适用于男性和女性，但有些物品是专门为治疗男性或女性而制作的。例如，导尿管是专门根据男女生殖器的形状设计的。导尿管的管底有一个开口，顶部有一个光滑的圆形末端，可以插入尿道。在圆端下面的一侧有一个孔，以便让尿液从该物体底部的孔中流出。用于男性尿道的导尿管呈 S 形，比用于女性尿道的导尿管长，后者较短，顶部略微弯曲[①]。这类金属管可能已经被压碎或被误认为是普通的管子。此外，插导尿管很可能是由专业人员进行的，所以这也可以解释为什么它们很少被考古学家辨认出来。

---

　　① 　Milne 1907：143 − 5.

有些器具可能没有被正确辨认，因为它们的设计与其他工作中使用的工具相似。例如，用于骨外科的工具如锯子、钻子和锉刀，很容易与铁匠和木工的器具混淆。它们也往往是由铁制成的，所以它们很可能会腐蚀变质。因此，这也就充分说明了为什么似乎不太专业的多功能工具会在考古记录中占主导地位。

｜ 何为"罗马"？

在帕克藏品的6件工具中，有4件被认定为与罗马医疗工具相似，但给它们贴上"罗马"的标签，这不仅是按照它们被使用的时间段进行分类，同时也对谁在使用它们以及如何使用它们提出了假设，这与它们是在罗马帝国的什么地方被发现的无关。19世纪末和20世纪初，考古学家除了按照功能，通常还会按照日期和使用这些物品的文化来进行分类。学者们认为，社会内部变化是外部影响通过入侵或殖民化而产生的，原住民会不加抵抗地接受其占领者的文化传统，包括医疗实践[1]。发生于罗马时期的这个过程被称为罗马化（Romanization）。这种说法是有争议的，因为它忽略了思想的双向交流，以及原住居民可能拒绝新引进的物质文化或生活方式的可能性。最近，有关罗马行省生活的研究表明，对于罗马人的占领，本地居民在日常生活的许多

---

[1]　Johnson 1999: 15 - 20.

方面（包括宗教、艺术、技术和医药）有着不同的反应，进而对这种传统的解释提出了挑战①。在某些情况下，人们接受了罗马物品，并将新的思想纳入自己的传统之中，在其他地区，存在着思想和技术的融合；而在其他例子中，罗马生活的某些方面是被拒绝的②。因此，考古学家和历史学家发现，在罗马人占领后，人们的生活方式发生了变化，但这些变化在整个帝国中是不均一的，并最终催生了一种兼具本土和地中海／罗马特色的不同行省身份。人类学研究表明，对于像身体及其保养这样私密的事情，人们不太可能相信新引进的、可能有悖于他们原本医疗保健和身体观念的医学思想③。

　　尽管罗马化的概念受到了挑战，但在关于各省医疗工具的报告中，隐含了一个推论，即在这些工具出土的地区，这些工具是符合古希腊罗马时期当地居民的医疗实践和技术的，显然，这一推测是无从质疑或讨论的④。虽然整个罗马帝国的工具在设计上的相似性增加了这一猜想，但如果这些工具是在另一个行省制造和／或使用的，那么它们的功能是有可能与在地中海地区发现的功能存在不同的。安德鲁·琼斯（Andrew Jones）认为⑤，人工制品的设计可以大概提示我们传统的生产技术知识是否被赋予了新引进的器物。通常来说，人们可以根据自己

---

① 例如 Baker 2001；Barrett 1989；Hingley 1997；Mattingly 2004, 2006：14 - 17；Millett 1990；Woolf 1998。

② 例如 Baker 2001；Webster 1997 a, b。

③ 例如 Comelles 1997；Kleinman 1980；Saillant & Genest 2007。

④ 例如 Jackson 199 b；Milne 1907。

⑤ Jones 2002：90.

的生产实践来制造新的东西，这些实践包含了关于材料和设计的想法，对他们来说也是最有效的。这表明，尽管器物是被引进的，并且在某些方面被复制，从外观上看不出来，但本土的技术和思想可能得到了保留。同时，这也解释了为什么有些工具与考古学家期望找到的医疗仪器的设计不一样，比如帕克藏品中那两件不寻常的文物。

　　这种技术杂交的一个例子是在英国科尔切斯特（Colchester）斯坦威（Stanway）的一个火葬墓中发现的一套医疗器具①。它的年代可以追溯到1世纪中期，也就是罗马占领之后。除了这些工具、陶器和金属器皿外，墓中还放置了一个带有棋子的游戏板和一些青铜或铁制的带环的棍子。这些医疗器具在设计、材料和尺寸上与上述的标准器具是不同的。这套器物包括：两把带固定刀片的铁质手术刀；一个铜合金制成的铲状探针，与帕克藏品中的铲状探针相似；一个铜合金钩和一个铁钩；一个被认定为牵引器的青铜器，尽管其功能不确定；铜合金镊子；铁镊子；三个铁针柄，以及一个铁锯。拉尔夫·杰克逊（Ralph Jackson）和菲利普·克鲁米（Philip Crummy）认为②，这些器物的设计和制造中使用的材质不同，表明当罗马入侵该地区时，存在着医学思想的交流。一些工具选择使用铁而不是铜合金，也表明当地的制造传统可能在罗马占领后得以保留，这与上述琼斯的观点是一致的。由于这些文物显示出与罗马风格的医疗工具不同，提示有可能存在其他工具，因为来自罗马本省的书面材料很少，因此，这些工具也很可能无

---

① Crummy 2007；Jackson 2007.

② Jackson 2007；Crummy 2007.

法通过常规的文字比较手段来辨认。

| 语境

在斯坦威发现的工具有一个可靠的考古情境可以还原。相比之下，帕克藏品则没有这方面的信息。然而，很多医疗工具被妥善地记载下来，它们往往在三种类型的现场中被发现：墓葬、处理垃圾的地方和用于祭祀的地点。在庞贝古城的建筑中也发现了医疗工具，这些工具使人们对医生居住和／或工作的环境和位置有了独特的认识。例如，在 Medico Nuovo II 的房子里（IX.9.3-5区），医疗工具是在房子中庭的东南角被发现的[1]。医生有可能在中庭工作，因为那里有自然光。光线对于外科治疗来说是必不可少的，而古代的灯并不能满足外科医生进行某些手术的照明要求。

另一组物品是在斯塔比亚纳门（VIII.7.5-6）附近某住宅的车间里发现的。在庞贝和赫库兰尼姆，住宅往往在正门边的前厅设置店铺和作坊，在住宅里发现的工具是供出售的，此外，也可能是在该地制造的。布利克兹 指出[2]，根据发现这些工具的考古学家的记录，他还在商店边上发现了一个带烤箱的炉子，"用以满足他们的需要"。附近还

---

① Bliquez 1994：84.

② Blique 1994：83 - 4.

有其他加工和销售金属制品的商店，因此，这些工具很可能就是在城市的这个区域制造的。

庞贝文物出处的特别之处在于，它可以提示这些工具可能在哪里被使用。一般来说，大多数医疗器具都是在其最后的存放地发现的，这恐怕并不能说明其最初的使用地点或最初的预期功能。尽管如此，这些放置地点还是可以揭示出使用过程中的某个特定时期，以及使用和接触这些器具的人是如何理解它们的。

人们在很多墓葬中发现了外科手术工具，尤其是罗马西北部的省份。与地中海地区相比，北部省份似乎有随死者一起埋葬陪葬品的传统，这些工具很可能是因为一种常见的文化习俗而被埋葬。在某些地方，如斯坦威，非医疗器物与手术设备是埋葬在一起的。恩斯特·昆茨尔（Ernst Künzl）在他编写的陪葬品目录[1]中就记载了医疗器具相关的人工制品。其中有些墓葬中的相关文物很少，甚至没有，但也有一些墓葬则包括各种器物。例如，在罗马时期默西亚省（Moesia Inferior）迪奥尼索波罗斯（Dionysopolos，即现在保加利亚巴尔奇克）一个3世纪的墓葬中出土了大量的医疗器具，包括2把手术刀、2个拉钩和一个装有4个探针的圆柱形青铜容器。遗址报告中至少还提到了另外2个圆柱形容器和3把手术刀。目前还不清楚考古学家最初是在这两个容器中发现的手术刀，还是在容器之外。与医疗工具一起的，还有1个用于混合药物成分的石杵。其他文物包括：2个金戒指；1面白合金（译注：指锡合金）制成的镜子；2个勺子；其他配件；1个白色的金属秤；1个带有伊

---

[1] Künzl 1983.

202   医学文化史：古代卷

菲吉尼亚传说（*Iphigenia saga*）浮雕的水壶，其年代可以追溯到奥古斯都时期（公元前1世纪末—1世纪初）；4个圆形容器；3个水桶；2把钥匙；2个杯柄；单独的另一个把手；青铜脚；2盏灯；厨房配件；3个铁绞盘；1把铁刀；1个铁架；1根铁棒；1个铁环；8个玻璃器皿；8个黏土器皿；3个骨棒和1个纺锤轮[①]。这些金属和陶器可能是丧葬宴席的一部分，也可能是与勺子和秤一起被用来做医疗准备。刮身板（strigils，译注：又译搔肤器）是用来洗澡的，医生有时会建议把沐浴作为治疗某些疾病的方法，所以这些刮身板也有可能与医疗有关[②]。[4] 青铜脚可能原本是雕像的一部分，也有可能只是某个容器的脚。虽然不清楚究竟是哪一种，但如果它们是雕像的一部分，它们可能被用来祈求神灵帮助医生和 / 或病人。有趣的是，铁棒和铁环让人想起斯坦威发掘出的铁棒，但是，关于它们的大小和形状并无相关说明。如果对与医疗工具相关的发现进行比较性的考古分析，就有可能看到与医疗工具一起存放的人工制品的类型，从而提醒我们古代医疗实践中未被记录的方面，例如向某些神灵祈祷。

除了墓葬，在被认定为垃圾场的地方也有文物发掘。可以预见的是，存放在其中的物品被认为是已损坏的。这方面的一个例子来自舒特图格尔废墟（Schutthügel），这是来自场地清理时发现的沉积物，位于瑞士文多尼萨（Vindonissa）的军团堡垒墙外。罗马人通常会回收金属物品，所以在垃圾堆中发现金属材质的文物，表明这些原材料是不

---

① Künzl 1983：110 - 11.

② 例如 *On the Preservation of Health* 1.10；3.4。

需要的，或者有其他原因导致这些工具被认为是垃圾。此外，在发掘时，现场的许多探针和镊子状况良好，这意味着它们本可以被重新使用。因此，为什么它们会被放在一个放置废弃物的地方呢？这是值得怀疑的。由此可以推测，它们被认为是被污染的，因为它们与生病或死亡的人有关，或曾被用在他们身上，这意味着它们不能被重新使用或回收[1]。该挖掘现场位于堡垒的外面，这也意味着这里曾被用作边境进献祭品的地方，尽管在这种情况下似乎不太可能。但罗马人确实会在边境向阴曹地府的神明献祭，将与身体及其护理有关的器物存放在这类地方，可能是为居住在堡垒内的人祈求健康[2]。

虽然舒特图格尔废墟的仪式地位值得怀疑，但直接证据表明，考古学家在摆放供品的地方也找到了医疗器具。身体部位被作为祭品献给主司治病的神灵，要么是祈求治愈身体的某个部位，要么是作为一种表达感谢的祭品。这些祭品往往出现在宗教圣地以及泉水、河流等水源地[3]。除了用身体部位来祈求治疗外，可以想象，与身体和人有关的工具，像如厕工具，也可能被交给神灵来请求帮助。与祭祀的身体部位一样，在水井等水源中也发现了医疗工具的存在[4]。

向井中投掷祭品似乎是罗马帝国西北部省份的一种常规做法。例如，在布里塔尼亚哈德良长城（Hadrian's Wall）上布罗科利塔堡垒（Brocolitta）旁边，发现了一口供奉神灵科文特（Coventina）的井。大

---

[1] 见 Baker 2004。

[2] 例如 Bosman 1995；Webster 1997b；见 Baker 2004。

[3] 例如 Detys 1988。

[4] Baker 2004, 2011；Salles 1985.

量的个人物件被投入其中，包括戒指、手镯、扣子、别针和鞋底①。虽然没有发现医疗工具，但这里大量的个人物件表明，人们愿意放弃与自己有关的器物。因此，投掷在溪流和河流中的医疗工具可能是个人财物，用来表达恢复健康的感谢和／或祈求健康。例如，在高卢（Gaul，译注：古代西欧地名，指现今西欧的法国、比利时、意大利北部、荷兰南部、瑞士西部和德国莱茵河西岸一带）省的河流和泉眼中发现了拨除白内障的针和用于标记眼药的物件——眼药印章（collyrium stamps），另外在水井中也发现了投掷的眼药印章②。还有一些其他物件在祭祀场所被发现，进一步证明医疗工具的功能超出了外科／药用③的"实用"范畴。超越纯粹的器械考虑，我们可以认为人们将与身体相关的器物视为与神灵沟通的手段。

考古实践提醒我们，原本被认为具有直接机械功能的器物有了其他的意义和用途；然而，发现点只显示了文物生命的一个阶段。从生产到成为考古记录的一部分，它们的功能会发生变化④。一件器物的完整一生是不太可能完全确定，正如所讨论的那样，与其他工具的出处进行比较，可以揭示其用途的多重性。然而，器具的意义是被孤立地描述的，这导致了它们在同一时间仅有一种用途的假设，当然，这是不真实的，因为物体可以同时在若干个方面被理解。

---

① Allason – Jones & McKay 1985.

② Baker 2011.

③ Baker 2004.

④ Jones 2002: 83 – 102.

纹饰和材质

　　虽然帕克藏品中的器具出处不明，但这些物品都有纹饰，通过对纹饰特征的研究，也可以确定文物的使用目的或它们所具有的意义。一些医疗器具上装饰有神灵的头像，另一些器具上有与特定神灵相关的符号，还有一些工具上有金属镶嵌的花卉和几何图案。然而，如前面所述，藏品中的工具只有在手柄和功能端的连接处才有最小的纹饰特征。藏品中最复杂的是手柄（见图5.2d），它有4个圆形的突起，环绕成一圈。纹饰外缘的两个圆圈各宽约3.0毫米。内部有两个突起，每个突起的宽度约为5.0毫米。在每个较小和较大的突起之间有一个宽度约为1毫米的圆形突起。整个图案的长度大约为1.8厘米。在其他许多器具的手柄上也发现了这种装饰性纹理。例如，在科隆某墓穴中发掘的勺子探针，其中心就有类似的设计[1]。在针和手术刀的手柄上也有，通常是在末端[2]。如上所述，当器物沾上了血液、脓液和／或汗水时，这可能有助于防止从医生的手上滑落。

　　这些装饰性手柄的位置要么在中央，要么在手柄的两端，这也提示了这些物件抓握的位置和方法。医疗工具的形状和设计虽然大同小异，而且很容易分类，但在尺寸和装饰方面确实有很大的不同。医生

---

[1]　Künzl 1983: 91, fig. 69, no. 2.

[2]　例如 Bliquez 1994, Plate 27, fig. 1。

或外科医生的手形和大小不同，也可以决定他们如何握持物品。因此，抓握的方式可能也会因开展的手术不同而受到影响。根据盖伦的记载 ①，他用蜡制作了医疗器具的模型，然后把样品拿给金属匠，由此可见他可以根据自己手的大小或手术的需要来制作器具，其他外科医生很可能也是这样做的。[5] 不过，尺寸对于器具加工的形状来说只是影响因素之一。人们如何运用和操作工具也可以从他们的文化背景中习得 ②。

莫斯（Mauss）见证了在第一次世界大战期间人们运用和操作工具的文化差异，关于这个问题，他写了一篇有关身体技术的开创性文章 ③。在他的研究中，他评论了法国和英国士兵在运用和操作工具时的不同之处，特别是在行军、挖战壕和拿铁锹的方式上。此外，他还注意到，用于挖掘战壕的工具也被做成了各种形状，以适应他们的抓握方式。因此，当我们看到的医疗工具与考古学家确定的标准设计不同，如斯坦威的医疗工具和帕克藏品中那两件"奇特"的物件，它们特别的设计也有可能是源于身体技术的文化差异。这一点不容易确定，但如果研究和比较一下医疗工具手柄上的位置，可以发现它们是如何被握住的。如果发现某些地区的器具设计与其他地区相比是共同的，那么就可以证明整个帝国的身体技术是不同的。

医疗工具上的装饰除了表明器物的持握方式，也有其他作用。例如德国科隆某墓葬中的那套工具就有银色的装饰性镶嵌物。两把镊子

① Galen, *Avoiding Distress* 4 – 5.

② 例如 Gosselain 1992；Ingold 2001；Naji 2009。

③ Mauss 1979[1936].

和两把手术刀沿着手柄有一条银色的直线。这条银线上有圆圈的装饰。钩子的手柄上有一个螺旋形的图案[1]，这些有可能只是为了装饰。不过，装饰物可能是用来招徕病人的。罗马时期的讽刺作家卢西恩讲过一个故事[2]，他说他宁愿相信一个工具生锈的好外科医生，也不愿相信一个工具干净和闪亮的江湖郎中。[6]

尽管如此，工具上的一些装饰性特征似乎不仅仅是为了美观。布利克兹指出，某些手术刀的手柄被设计得像结实的木材。虽然这可以提供一种抓握机制，但布利克兹[3]认为这与赫丘利 (Hercules) 的节杖或阿斯克勒庇俄斯的神杖有关，因为赫丘利是大力神，象征着力量，而阿斯克勒庇俄斯则是医神，主司治疗。在某些情况下，手术刀柄上也会有赫拉克勒斯的头像，这再次表明，在进行手术时可能需要借助该神的力量[4]。使用这些工具的医生和接触到这些工具的病人可能认为，这些象征性的特征给工具注入了额外的力量，当医生进行治疗时，医生的手也会如有神助。

挖掘自高卢的16枚眼药印章上文有玫瑰花、四叶草、几何图案、貌似鸽子的鸟、蛇杖 (见图5.6)、双耳瓶、海马、太阳或花朵、月亮和星星等花纹，还有一枚文有一个拿着武器的人，这可能是赫拉克勒斯的粗略呈现[5]。同样，这些图案既可能是简单的装饰品，也有可能是用

---

① Künzl 1983: 89 – 90, fig. 68, nos. 1 – 5.

② The Ignorant Book Collector 29.

③ Bliquez 1994: 104 – 6.

④ Bliquez 1992, 1994: 119, nos. 40 – 1.

⑤ Baker 2011: 174.

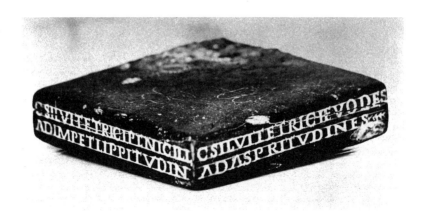

图 5.6　罗马眼药印章上装饰有赫丘利的节杖。2—3 世纪。藏于伦敦惠康
图书馆，编号 5395，来源：Wellcome Images。

来召唤药物的神秘力量。事实上，神奇的纸莎草纸和诅咒片上有时会有一些符号。例如魔法纸莎草书[①]上，关于咒语和魔法词的说明要写在一只朱雀的图像周围，这只鸟的形象对发挥咒语的效力至关重要。[7]

与装饰性特征相比较，制造这些物品的材质有时被认为对医疗目的有重要意义。眼药印章主要由绿色片岩和硬石制成。绿色与眼睛有关，建议用于治疗眼疾和明目。使用绿色石头很有可能是因为石头本身的特性会给它们所标记的药品注入额外的治疗特性[②]。

另一方面，有时选择用于制造器物的材料是因为它们最适合该器物的技术功能。例如，老普林尼认为[③]，混合药物的臼最好由腓尼基硅质板岩或片岩制成，因为其中没有任何东西会与药物混合。[8] 铜合金

---

① *Papyri Graecae Magicae* 7.300.

② Baker 2011.

③ *Natural History* 36.157 – 8.

是用于工具的主要金属，可能是因为它不会生锈，容易回收，而且其中使用的金属在罗马帝国随处可见。

关于生产医疗工具所使用的织物，大多数研究都是肉眼进行的，但不同类型的冶金测试可以提供关于物体制造中所用金属的确切信息。我对帕克藏品进行了 X 线荧光检测。肯特大学的古典和考古研究部门拥有一台台式 X 线荧光仪[①]。机器发射出 X 线，照到样品物体上，X 光束有足够的能量来影响被照射物体原子内部的电子。实质上，它可以使不同冶金元素的原子中的电子变得不稳定。当电子被撞出它们的轨道时，它们会留下一个空隙，而电子填补这个空隙所需的时间对每种元素来说都是独一无二的。这种定时的运动被称为荧光。因此，机器检测到的荧光能量水平表明了被测物体的冶金元素。为了从工具上获得可靠的读数，可从工具上取下一段金属，研磨并进行 X 线检查。由于不希望破坏帕克藏品中的工具，我们可以对其表面而非内部进行 X 线检测。该测试有可能发现污垢、清洁化学品、空气中的金属和手上的化学品对其造成的表面污染。这提供了一个对仪器进行冶金学研究的机会，然而，如果这些器具是在博物馆收藏的文物，很少会被允许这样做。

罗马人常用的金属有金、银、铜、锡、铅、铁、锌、汞、砷和锑。在诺里库姆（Noricum，奥地利），有天然形成的含有锰的铁碳酸盐。当矿石被冶炼时，会形成一种钢铁合金[②]。盖伦指出[③]，最好的手术刀刀

---

① Niton XL 3 t GOLDD XRF [X-Ray Florescence].

② Cech 2008.

③ Galen, *On Anatomical Procedures* 8.6, K 2.682.

片来自诺里库姆。[9] 医疗工具主要由铜合金或青铜制成，其中含有铜和锡，有时会在其中加入不同数量的锌和铅。因此，我们对这些藏品进行了测试，以确定它们是否用人们期望在罗马青铜器中找到的金属制成。然而，鉴于铜合金此后仍然被制造出来，该测试不能说明这些工具是否真正的罗马文物。

每件文物都在特定的地方进行了 X 线检查（见图5.7）。大多数金属要么没有被检测出来，要么有可能是表面污染造成的微量金属。因此，我们给出了每件工具的成分表格，显示了在工具中发现的主要元素的百分比（见表5.1—6）。

表 5.1　勺子的 X 线荧光分析读数（见图5.7，文物1，所有数字为百分比）

金属	1.a（勺碗后侧）	1.b（柄）	1.c（勺碗）
Al（铝）	1.498	11.869	2.986
Si（硅）	6.193	36.646	8.554
Fe（铁）	0.186	6.061	60.982
Cu（铜）	89.917	42.072	25.513
Zn（锌）	0.078	0.243	0.052
Sn（锡）	0.786	0.498	0.879
Pb（铅）	0.132	0.197	0.072

勺子（图5.7，文物1）主要由铜组成。然而，检测显示铝和硅的含量很高，这些都是现代冶金元素。这些金属有可能是在器物上使用的外用防腐剂的一部分。在手柄和勺碗上也发现了铁，那里有金属变质的迹象（图5.7，文物1，c 部分），表明有铁器的残留物或锈迹，当它被埋葬时，这些物质可能已经搁置在上面。

我们只对手柄进行了一次测试。所发现的金属与人们期望在铜合金中发现的一致：铜、锡和铅。

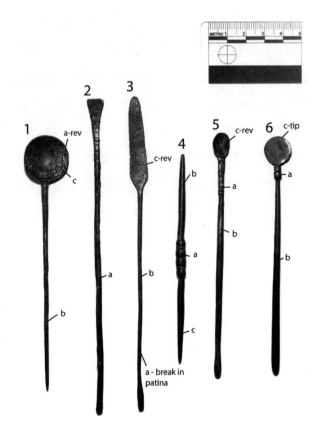

图 5.7 帕克藏品中被用来采集样品进行 X 线荧光检测的部位。肯特大学技师劳埃德·博斯沃思拍摄和检测。

表 5.2 尖笔的 X 线荧光分析读数（见图 5.7，文物 2）

金属	2.a（把手）
Cu（铜）	82.297
Sn（锡）	11.09
Pb（铅）	5.529

表 5.3　铲状探针的 X 线荧光分析读数（见图5.7，文物 3）

金属	3.a（下把手）	3.b（中把手）	3.c（在锈斑处断裂的探针刀片反面）
Fe（铁）	0.165	11.721	1.203
Cu（铜）	96.506	—	63.072
Zn（锌）	0.57	—	5.815
Sn（锡）	0.629	1.011	0.192
Hf（铪）	—	70.405	—

表 5.4　手柄的 X 线荧光分析读数（见图5.7，文物 4）

金属	4.a（把手装饰）	4.b（把手）	4.c（把手）
Si（硅）	9.33	4.709	4.783
Ph（磷）	2.642	3.468	4.205
Fe（铁）	1.242	1.223	0.845
Cu（铜）	72.071	76.739	77.981
Zn（锌）	5.894	5.893	5.696
Sn（锡）	1.765	1.913	1.757
Pb（铅）	3.045	3.492	2.59

对铲状探针进行的测试显示了一些令人惊讶的结果，并证明科学分析有时是不准确的。手柄的下部（见图5.7，文物3a部分）和刀片（见图5.7，文物3c部分）有罗马青铜器的典型金属，同时还有铁的痕迹。然而，在手柄中间的读数中，铪的含量很高，达到70.405%。铪存在于锆矿石中，其熔点为2230摄氏度或4051华氏度。它主要用于核反应堆的控制棒。很可能是 X 线无法接触到薄薄的手柄，未能读取在其他部分发现的铜和锌。铪的出现，可能是 X 线读取了放置该工具的桌子上的东西。尽管有这一反常现象，其他两个部分仍然提示它可能是古罗马人生产的。

像上面讨论的勺子一样，手柄上似乎有防腐剂，因为上面有硅和磷的读数。然而，铜、锌和锡在拍摄 X 光片的三个区域的读数相当一致。铅的读数变化较大。该机器还读取了铁的痕迹，尽管百分比相当低，并可能表明来自工具所搁置的物体的读数。

表 5.5　小勺探针的 X 线荧光分析读数（见图 5.7，文物 5）

金属	5.a（勺子与把手相接处）	5.b（把手）	5.c（勺子碗部）
Cu（铜）	66.851	76.98	81.794
Zn（锌）	31.683	12.467	6.94
Sn（锡）	0.799	0.424	0.539
Pb（铅）	0.358	—	—
Si（硅）		4.654	5.745

表 5.6　圆盘探针的 X 线荧光分析读数（见图 5.7，文物 6）

金属	6.a（把手与圆盘的接合部）	6.b（把手）	6.c（圆盘）
Si（硅）	3.962	6.959	1.236
Cu（铜）	80.223	74.086	52.738
Zn（锌）	9.307	10.104	—
Ag（银）	0.21	—	43.646
Sn（锡）	1.652	2.056	

为小勺探针拍摄的 X 线显示，该工具很可能是由两个独立的物体制成。勺子和手柄相接的地方是由黄铜而不是青铜制成的。黄铜中加入了大量的锌，通常为33%—39%，这与测试中发现的31.683%的锌含量接近。将这两个物体焊接在一起的金属有可能是黄铜。罗马人制造黄铜，所以他们可能制造或重新加工了这个工具。硅出现在手柄和碗上，可能表明上面使用了防腐剂。除了锌之外，铜合金中常见的其他金属的读数只显示了微量。

圆盘探针是藏品中最有价值的物品，因为分析显示圆盘和圆盘与手柄之间的装饰性突起是银。我的同事认为这是一枚罗马硬币，在罗马时期或之后被附在手柄上[①]。然而，对于罗马银币来说，它有些小。由于这些文物是从一个钱币商那里购买的，另一个建议是商人做了这个附加物，因为没有可以找到这个工具的罗马对应物。然而，正如上面所提出的，它可能是一面小镜子，因为银会产生一个反射表面。冶金分析虽然有其缺陷，但能够表明这些工具都是由罗马时期常用的金属铜合金制成。这些金属的混合物并不统一，可能是因为制造这些工具的人使用了从回收物品中熔化的金属，这些金属会有自己的合金，或者是金属工匠用现有的原材料创造了自己的合金。对于这两件不寻常的工具，手柄上的金属表明它们很可能是罗马的文物。

如果对罗马工具进行更多此类研究，特别是那些被发现为成套的工具，将有助于确定成套工具是否在同一时间由相同的金属成分制成。

| 结论

帕克藏品中的文物很可能是古罗马人的手工艺品，但不能确定它们是一套工具的一部分，还是源自不同地方的物件的集合。在思考了考古学家评估物质发现时应该考虑的各种问题之后，我们有可能寻找

①　Bosworth 2016；个人谈话。

到医疗工具所具有的多种功能和意义，包括一些在医学文献中存留的看似非传统的东西。虽然不能对帕克藏品中的工具的古代用途得出确切的结论，但它们也可能是多功能的。有趣的是，它们的使用期限一直持续到今天：首先是作为私人收藏的一部分，现在则是作为教学辅助工具，这与它们最初的用途可能完全不同。

注释

[1]　该引文来自库恩版本的第12卷，缩写为"K12"。

[2]　此引文来自《希腊医学文献集成》，海伯格译 (Heiberg 1921–1924)。

[3]　本段及以下所有引文均来自洛布古典丛书版，斯宾塞译 (Spencer 1931–1935)。

[4]　此处引自洛布古典丛书版，约翰斯顿译 (Johnston 2018)。

[5]　本引文来自法兰西大学版，波登－米洛等译 (Boudon-Millot et al. 2010)。

[6]　此引文来自洛布古典丛书版，哈蒙译 (Harmon 1921)。

[7]　此引文来自特布纳版，普赖森丹茨译 (Preizendanz 1973–1974)。关于英译本，见 Betz 1992。

[8]　此引文来自洛布古典丛书版，艾希霍尔茨译 (Eichholz 1962)。

[9]　此处引自库恩版第2卷，缩写为"K2"。

第六章

经　验

丽贝卡·弗莱明

（Rebecca Flemming）

丽贝卡·弗莱明（Rebecca
Flemming），英国剑桥大学古
典学院古代史高级讲师、耶稣学
院研究员。著有《医学与罗马女
性的形成：从塞尔苏斯到盖伦的
性别、自然和权威》（*Medicine and
the Making of Roman Women: Gender,
Nature and Authority from Celsus to
Galen*，2000）。

引言

正如罗伊·波特（Roy Porter）在30多年前指出的那样[1]，"医疗境遇需要两个人来完成——病人和医生"，所以医学史也应当同时包括病人和医生。它应当从病人和医生的角度出发，探讨疾病和医学的历史经验，以及对福祉／健康的广泛关注。事实上，还应当涵盖两者之间的互动，包括直接和间接互动（见图6.1）。医学文化史在这方面有特殊的义务，虽然涉及古代的医学文化史在完成这一任务时会面临证据缺乏的艰巨挑战。

其中最为艰巨的莫过于缺乏病人本人、家属或其他照顾者第一人称的描述，最近，也有著述直面了这一问题，并致力于重现古代病人的看法[2]。在其论文集末尾的后记中，迈克尔·斯托尔伯格（Michael Stolberg）颇为谨慎地写到[3]，在有关古希腊罗马时期疾病和治疗的书写中，本论文集所收录的文章也很难走出专注于学院派医生的窠臼。他们对这些文本采取了以病人为中心的方法，试图揭示其中蕴含的个人痛苦和机构、个人谈判及治疗的故事，而不仅仅是为了说明一般医学理论或专业胜利的故事。因此，本书对理解古代病人和古代医学的

---

① Porter 1985：175；另见 Condrau 2007。

② Petridou & Thumiger, eds, 2015.

③ Stolberg 2015：500 – 1.

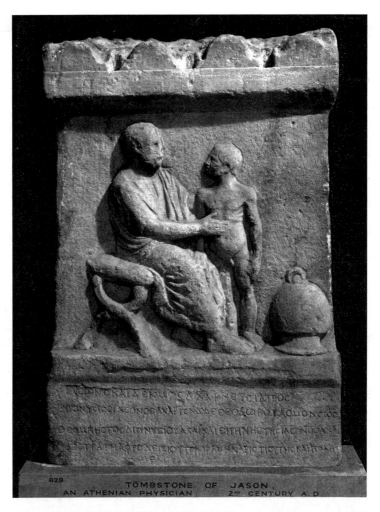

图 6.1　大理石墓碑。来自古罗马帝国雅典一位名叫杰森（也叫 Decimus）的医生（*iatros*）。在这场就诊中，医生占据主导地位，因为正在接受检查的病人被塑造得较小且浑身赤裸。右边有一个超大的杯吸器，是医学无所不能的象征。底部的葬仪铭文见 IG 2 2 4513。80 x 56 x 9 厘米。藏于大英博物馆，编号18650103.3。来源：Trustees of the british Museum。

历史做出了宝贵的贡献，但古代人生病、接受某种医疗服务、努力恢复健康的实际经验，仍未得到充分的探讨。

本研究试图填补这一空白。笔者将收集并仔细研究现存的古代病人为自己说话的史料，他们是如何讨论困扰自己、家人和朋友的疾病，谈论他们对这些情况的反应，以及解决这些问题的方法。这些史料是分散的、零碎的，是不存在于医学文本中的，它们主要来自1世纪末至3世纪初的罗马帝国，其中大多是来自男性精英。参议员和皇帝、演说家和文学家的书信和生平写作，辅以罗马埃及的纸莎草文本，这些文本中往往包含非特权阶层的声音，包括妇女和普通阶层的声音。但就所提供的细节和对问题的自觉反思而言，这两套证据是不可同日而语的；从一开始我们就必须承认这一点。我们不应假定"经验"是一个共有的历史和政治范畴。关于疾病和身体照护的文化规范，以及在各个方面的可能性，是随性别和地位而改变的。

这项研究还需要一些更具体的历史框架。更广泛的古典医学研究已经使我们了解到古代外行和专家有关身体、疾病和治疗的理解方面存在着重叠，这实际上反映了外行与专家之间更普遍意义上的重叠[1]。在古希腊罗马世界，从公元前5世纪末的希波克拉底开始，学院医学的建立就围绕着平衡和节制、等级和秩序的传统观念，致力于对许多既有的假设和方法予以解释和合理化，对以前的实践重新进行加工和解释，而不是予以全盘否定。这个过程就好比在治疗的剧目清单中加入新的节目一样[2]。专业医学词汇发展缓慢，范围有限，而且往

---

[1] Nutton 1986 ; Porter 1986 ; Nutton 2013.

[2] Lloyd 1983.

往受过教育的人才能掌握①。关于医学主题的争论不仅发生于医生和哲学家中间，而且发生于更广泛的知识精英阶层，还可能发生在会饮和晚宴上，在他们的家里、城市公共空间，以及侧写其社会环境的文学作品中。

罗马帝国时期的学者奥卢斯·革利乌斯（Aulus Gellius）在传世之作杂文集《阿提卡之夜》（*Attic Nights*）②中经常引用的一则故事，可以说明这一点。2世纪中叶，作为一个在希腊求学的年轻人，奥卢斯·革利乌斯在阿提卡的别墅里病倒了，"在那里，我缠绵于病榻，深受腹泻和消耗性发热的折磨"③。[1]他在雅典主要的老师，柏拉图主义者卢修斯·卡尔维纳斯·塔罗斯（Lucius Calvenus Taurus）在追随者的陪同下前来探望他，遇到了前来出诊的当地医生（*medicus*），于是二人对病情开始了一番讨论。医生描述了革利乌斯的症状，说自己摸了他的"静脉（希腊语：*phleps*，拉丁语：*vena*）"，认为病人正在康复中，请哲学家评判他的判断，这引起了塔罗斯和在座的追随者的错愕，因为他们都知道他理应说的是"动脉（*arteria*）"。塔罗斯安抚了大家的不安，他暗示医生并不是无知，只是说得很宽泛，把"静脉"作为一般人常用的笼统术语。当然，这位医生知道只有动脉才会搏动，正是脉动可以揭示发热的类型和过程。革利乌斯在康复后将这一批评铭记于心，认为任何有文化和受过教育的人，如果缺乏有关自己身体的基本知识都是可耻的，而不仅是医生。因此，他开始阅读关于医术的书籍——

---

① Lloyd 1983:146 – 67; Langslow 2000.

② Holford – Strevens 2003.

③ *Attic Nights* 18.10.2.

不太专业的，但又适合他学习的，而且在这个过程中他学到了很多。静脉和动脉都是含有血液和"自然灵气（*naturalis spiritus*，这是希腊语 *pneuma* 的拉丁文版本，即融入身体机能的温暖空气)"混合物的血管，但前者以血液为主，后者以气为主。他说"脉搏（*sphugmos*）是心脏和动脉中的伸展和放松运动，这是自然的运动，而不是自主性的"，然后，他用更具技术性的语言提供了一个与之相匹配的希腊定义，即舒张和收缩①。

革利乌斯对他的疾病的描述是简短和非个人化的，疾病由一般的症状组成，没有提到名字，也没有描写他对这些症状的感受，相反，他把重点放在了为后续的教育对话做铺垫上。这是他希望记录的学习经历。不过，他还是因此获得了相当多的医学知识，虽然没有提及详细的细节。他现在可以自己参与这些病床边的谈话，或者与任何为他服务的医生交流知识，尽管他并没有说他是否真的这样做了。在《阿提卡之夜》中，革利乌斯没有再次提及自己的健康状况，当然，他去探视病人的情形有被提及，但他在这些场合以及他参加的所有其他知识分子的社交场合都是作为沉默的观察者，将其作为对更多人的教育性渠道（译注：指他以此来教育其他医生或病人）。例如，后来在罗马，他和哲学家法沃里努斯（Favorinus）一起去看一个匿名病人②。他的同伴首先用希腊语与在场的医生讨论了这个人的情况，然后宣布，尽管他们的病人通常喜欢吃东西，但三天的禁食治疗使他食欲不振，这一

---

① *Attic Nights* 18.10.10 - 11.

② *Attic Nights* 16.3; Holford - Strevens 2003:98 - 130.

点并不令人惊讶。这位哲学家引用了希腊化时期伟大的医生埃拉西斯特拉图斯的著作来支持和解释这一观点。之后，革利乌斯在阅读埃拉西斯特拉图斯的《分野》（*Divisions*）时看到了这段话，他用希腊语引用了这段话，并从同一本书中选取了一则关于食欲问题的小故事来进一步补充。

显然，医学知识在病人和医生之间是共享的，就像医学的公开性一样，他们共同在观众面前表演。最近的学术研究还强调了另一点，如果不是真正的病入膏肓，医生在这些小故事中扮演的是配角，至少与探病的访客相比是次要的。在古代，非专业人士和专家之间的理解差距较小，这与医学专业化的缺失有关。[2] 由于缺乏监管和建制化的组织，在按照传统贵族价值观构建的社会中，医生几乎没有自己的地位资源，这使得他们与其他健康和治疗服务提供者的竞争更加均衡和公开。对于那些担心自己健康和功能的病人，要想干预他们的生活和身体，医生必须建立自己的权威，就像净化师、魔术师、体操教练、助产士和占星家所做的那样，这里只列举若干医疗服务和身体援助的提供者的例子：只有神才有理所当然的治愈能力。正如有些学者所指出的，古代"医疗市场"是多样化和多元化的①。在古代的大多数地方，病人可以选择医生，也或者借用一个早期现代史的术语，从一个"医疗混乱（medical promiscuity）"的世界中做出选择，后者是更广泛的、非排他性的②。这些选择对富人和那些生活在罗马这样的大都市的人来

---

① Nutton 1992; Jenner & Wallis 2007.

② Cook 1986: 29.

说是最多的，但即便是一名生活在希腊北部小城阿坎萨斯（Acanthus）的屠夫，抑或是希波克拉底《论流行病》中的病人，在那时也都是有多种选择的①。[3]

因此，和其他前现代社会一样，古代的外行人在记录自己对身体和疾病的体验和解释时，所用的术语与同时代的医学论著是大致相同的。当然，在第一人称的描述中，肯定会有不同的侧重点，关于躯体痛苦的意义会有更多有关人生成长的书写，或者至少更加个人化的视角。写作本身的具体目的和语境必须始终被考虑到，但基本的概念统一是一切的基础。我们还期望揭示各种管理健康和处理疾病的方法，包括大量的自我帮助。病人的选择，病人如何平衡不同疗法和执业医生之间的关系，也应该经由这类活动揭示出来，至少做到部分程度的揭示。虽然和其他地方一样，文化理想和社会规范在塑造所说的内容方面发挥着至关重要的作用，但这依然能够说明一些问题。

｜ 精英病人所说的

关于身体和疾病、治疗和康复，有两位男士用第一人称提供了最全面详尽的记述，包括自己的以及朋友和家人的，这两位关键人物就是马可·科尼利厄斯·弗隆托（Marcus Cornelius Fronto）和普布

---

① *Epidemics* 5.52, 7.71 ; Jouanna 1999: 112 – 25.

利乌斯·阿利乌斯·阿里斯蒂德（Publius Aelius Aristides），二人有诸多相同之处，都是生活在2世纪中后期罗马帝国的文化名人，也都是公共生活的重要参与者。两人都来自精英阶层的省份，弗隆托来自北非，阿里斯蒂德来自小亚细亚；两人都是演说家，分别以拉丁语和希腊语进行演说；两人都因健康状况不佳的问题影响到自己的职业生涯，影响的方式各有异同。迁延不愈的重病击碎了阿里斯蒂德的自我意识，迫使他进行彻底的重建，其核心是他与古典世界中最著名的医神阿斯克勒庇俄斯的个人关系；而弗隆托则在作为罗马政治和文学精英的身份中适应了自己慢性疼痛和衰弱的问题。格伦·鲍尔索克（Glen Bowersock）[1]将他们二人称为疑病症患者，是2世纪身体和疾病转向的主要代表人物，其他学者对他们话语中对躯体的聚焦则有截然不同的解读[2]。

　　弗隆托对疾病的描述要比阿里斯蒂德早几十年的时间，他年轻时曾前往帝都求学和寻找机会，并很快在帝都的法庭和文学沙龙中崭露头角，在元老院的位阶次序（*cursus honorum*）中迅速得到了晋升，飞黄腾达起来[3]。至于他反复出现的健康问题是从何时开始的，目前还不确定。在他现存的著作中，以及那些与他交往的人，如奥卢斯·革利乌斯都提到了他长期迁延不愈、不断加重的关节疼痛造成了他身体的衰弱[4]。尽管身体的虚弱肯定从方方面面影响了他的生活，但他仍然留

---

① Bowersock 1969: 71 - 5.
② Perkins 1995: 195 - 9.
③ Champlin 1980.
④ Holford - Strevens 2003: 131 - 9.

在罗马建立了家庭，取得了位高权重的地位，在120年代末成为赞美官，在143年成为执政官，在接近皇权的圈子里活动，并在文学界占有一席之地，直到他于166年或167年去世。马可·奥勒留（与卢修斯·维鲁斯一起）是安东尼·皮乌斯（Antoninus Pius）的养子和继承人，皮乌斯于138年登基后不久，弗隆托就被任命为其导师。161年，在奥勒留与维鲁斯登基成为皇帝后，弗隆托与他的这位学生依然维持了密切的关系。他们的关系以书信的形式留存于世，除了公开演说，弗隆托写给奥勒留、皇室其他成员、各种朋友和熟人的许多信件，以及他们写给他本人的一些信件被保留下来。[4] 从很多方面看，这套藏品并不完整，而且存在各种问题，但其现存的220多件藏品为我们透彻分析罗马帝国精英阶层的疾病和治疗经验，以及个人对健康的理解和应对策略提供了宝贵的史料①。或者说，至少它们可以帮助我们理解社会精英们在罗马政治友谊（Roman friendship / *amicitia*）的环境下表达这种经验，即关心彼此的健康，达成更广泛的相互关照和互惠义务的情况。根据怀特霍恩（J. E. G. Whitehorne）的统计②，弗隆托在55封信中以这样或那样的形式提到了疾病，其中43封是关于他自己的身体不适，而奥勒留有53封信是关于疾病的主题，其中只有16封是关于他自己的情况，而不是弗隆托的或他家庭中其他成员的健康状况。[5]他多次提到他的颈部、肩部、肘部、手和手指、背部、腹股沟和腰部、膝盖、脚踝、脚和脚趾③。他经常会形容自己的疼痛（*dolor*），通常是严

---

① Champlin 1980：3.

② Whitehorne 1977：416 – 18.

③ Whitehorne 1977：415，n.14.

重的（gravis）或非常严重的，有时是剧烈的（vehementer），偶尔是温和的（modicus），说到疼痛时会用到抓住（arreptus）或困扰（vexatus）他之类的动词，以及各种衰弱。这些报告内容非常平实，缺乏医学细节，但有明确的（一个或多个）社会功能。

首先是解释他为何无法履行他作为朋友、导师、元老的关系职责，而这些职责是他希望，或者说他的地位要求他完成的任务。弗隆托经常给马可·奥勒留写信，他会用"dominus（主子/主人）"来称呼奥勒留，尽管奥勒留是他的学生。"致我的主人。后天之前，我都不能去觐见，我的主人；因为我的手肘和颈部仍然疼痛难忍……"①[6]"致我的主人。因脚掌疼痛，我一直在卧床。这就是我为什么这几天没有向您请安的原因。再会吧，明君。请向夫人代为致意！"②"致我的主人。我一直在不堪其苦，我的肩膀和肘部、膝盖和脚踝在夜里总是剧痛难耐，以至于我没能亲手写这封信给您。"③在给皮乌斯的信中，他还对自己未能参加纪念他登基周年的盛典，做了更详细的解释。"我的肩部疼得厉害，但是颈部更严重，折磨得我几乎无法弯腰、坐直或转身，所以我必须保持颈部不动弹。但我还是履行我的誓言，并在拉列斯（lares，古罗马的家庭守护神）、佩纳特斯（Penates，家庭幸福和安康的守护神）和诸位家神的见证之下，重新宣读了誓言……"④在向不为人知的普拉西迪乌斯·庞贝亚努（Praecidius Pompeianus）解释他为什

---

① *Marcus Caesar* 5.44；Haines 1919：218 - 19.

② *Marcus Caesar* 5.63；Haines 1919：248 - 9.

③ *Marcus Caesar* 5.73；Haines 1919：186 - 7.

④ *Antoninus Pius* 5；Haines 1919：226 - 9.

么没有履行承诺修改和发送他的一篇演讲稿时，采用了一种稍有不同、更加简要的语气。弗隆托回忆说："神经痛（*dolor nervorum*）比平时更猛烈地袭击了我，而且持续的时间更长，更令人烦恼。由于四肢都疼痛难忍、备受折磨，我也就没有任何力气来写作或阅读文本……"[①]

这些书信的第二个作用是吸引人们对他的痛苦和虚弱给予关注和关切。互相关心对方的健康是罗马政治友谊中一个基本组成部分，但弗隆托规律性的身体衰弱使他与奥勒留的关系在这方面得到了特别的加强，并向一个特殊的方向发展[②]。这些信件显然是弗隆托自我治疗的组成部分，是他对自己病情的管理。他动用了各种办法来治疗他的"神经痛"，*dolor nervorum* 是一个相当宽泛的术语，但也可以在帝国早期的拉丁文医学文献中找到[③]。在这里，"神经"的理解是十分宽泛的，包括了筋、肌腱、韧带和神经，而"神经痛（*dolor nervorum*）"与"足痛风（*podagra*）"包含了现代意义的痛风、关节炎（*arthritis*）和其他痛性关节疾病。所有这些疾病都被认为是由关节周围的肌腱和韧带的炎症、肿胀和一般损伤所直接引起的[④]。

因此，在弗隆托的生活中，有很多需要注意的地方，他有时会加强他的摄生法，例如，157年履职亚洲总督职位这一高位之前，少食，只饮水（译注：指不饮酒等其他饮品），以努力延长发作之间的间隔[⑤]。

---

① *Friends* 1.15; Haines 1920: 88 - 91.

② Freisenbruch 2007.

③ *On Medicine* 1.9.1 - 2, 3.27.1 - 3, 4.18.28; Scribonius Largus, *Composite Remedies* 256.[7]

④ 例如，见 *Anonymus Parisinus* 48, 50。[8]

⑤ *Antoninus Pius* 8; Haines 1919: 236 - 9; Champlin 1980: 81 - 2.

严重的关节疼痛发作时，他通常是待在家里深居简出，但肯定不是隐居。在弗隆托"脚痛（*pedes aeger*）"发作时，革利乌斯就曾多次拜访这位演说家，发现他躺在一张"希腊沙发"上，周围都是因学识、家世或财富而赫赫有名之人，而他也随时准备开始一场文学或语言学的辩论①。[9] 虽然弗隆托本人从未提及，但在这种情况下似乎也会有一些定期的治疗措施。奥勒留提到了对患处的按摩和熏蒸，以及其他没有具体说明的药方。在一封信中，奥勒留欣慰地得知，用了这些治疗方法后，弗隆托之前说到的腹股沟剧烈疼痛已经缓解了，奥勒留表示单是回忆起自己的挚友因为这种疼痛所遭受的痛苦，就感到"非常焦虑不安"②。更早些时候，年轻的恺撒曾表示他希望亲自对他老师的病脚进行治疗，但他只能借助奉献和鼓励的语句，并向善神们祈祷，希望他"最亲爱的弗隆托"能够"完整、健全、身体无恙，能够不会离开我"③。为了对方或者家人的健康而向神祈祷，也是书信中普遍的特征④。

因此，这些交流基本上已是治疗本身了。写信是弗隆托对生病的反应之一，他得到了保证、肯定、爱和关怀的回应。探视也起到了一些同样的作用，甚至可能更多。哲学家、诗人和政治家小塞涅卡（Seneca the Younger）在近一个世纪前写道："对于恢复和帮助一

---

① *Attic Nights* 2.26；19.10；19.8.

② *Marcus Caesar* 5.34；Haines 1919：224 - 5.

③ *Marcus Caesar* 1.2；Haines 1919：80 - 3.

④ 例如 *Marcus Caesar* 5.21,31,40,49；Haines 1919：192 - 3,200 - 1,211 - 12, 248 - 9。

个病人来说，没有什么 …… 能比朋友的感情更好了。"^①《道德书简》
(*Moral Epistles*) 里这篇关于忍受疾病的随笔实则是小塞涅卡写给他的
年轻朋友卢西利乌斯 (Lucilius) 的训诫信，据称是根据作者自己的亲
身经历写成的。[11] 小塞涅卡在一次特别漫长、折磨、令人沮丧的卡他
(catarrh) 期间，他的朋友们陪伴在他的床边，与他侃侃而谈，并给予
鼓励。然而，尽管这则故事中其余的部分比较可疑，但友好的探视在
支持病人方面意义重大的一般原则已经确立。弗隆托还抓住了小塞涅
卡讨论中的另一个要点，即健康状况不佳对于成为一个完整的、积极
的社会成员来说是一个挑战、一个令人沮丧的屏障。他的来访者是来
倾听和学习的，而不是作为乐于奉献的照顾者的身份，而来访本身对
他可能就是莫大的支持。他们对弗隆托的表现印象深刻，他仍然是帝
都文学生活的主要贡献者。慢性关节疼痛带来了一些限制，但疾病和
文化功能是兼容的，甚至是可以合作的。

到目前为止，弗隆托并没有提到医生或其他医务人员，主要是以
长期温和的自我管理为主。在弗隆托现存的书信中，只有在病情不再
是常规的衰弱性关节疼痛时，医生才出现。即便如此，他们的出现也
是低调的。奴隶在搬运他的轿子时，不小心撞到了浴室的门框，弄伤
了他的膝盖，医生建议他卧床休息，而在胃病和拉肚子三天后，他们
建议他沐浴^②。据弗隆托所说，"霍乱 (*cholera*，译注：本意是黄胆汁过
多，后作为疾病霍乱之名)"夺走了他的声音、呼吸和任何可感知的脉

---

①   *Moral Epistles* 78.4.[10]

②   *Marcus Caesar* 5.59, 69 ; Haines 1919 : 246 - 7, 250 - 1.

搏，使他失去了知觉，以至于他的家人担心他已经死亡时，医生们奋力抢救使他又活了过来①。[12]这些医生是完全匿名的，不清楚是否每次都是同一组医生，也无从得知这些医生是隶属于他的家庭，还是经常为他和其他精英病人服务的医生。当然，没有任何线索提示我们，他请来了新的或不同的医生，无论是特别有名的医生，还是其他类型的治疗者。医生内部没有任何发生辩论或争议的迹象，他们似乎都是异口同声，而弗隆托只是遵循他们的建议。然而，他自认已经对医学问题有了足够的了解，可以向其他人提供指导，包括向卢修斯·维鲁斯提供如何在紧急实施大量静脉放血后恢复过来②。

此外，虽然根据后来这个时代的伟大医生帕加蒙的盖伦的描述，马可·奥勒留是一个积极的、有知识的、爱问问题的病人，但在这些书信中，他似乎对他的医生们根本不感兴趣 [盖伦《论预后》（*On Prognosis* 11）]③。[13]正如怀特霍恩所强调的，疾病这一主题主要出现在他写给家人，包括妻子尤其是他的孩子，以及与弗隆托的书信中④。他向他的朋友描写他自己的症状以及其他人的症状，并在报告中包括了他自己的休养（recuperative），但一切都是非常基本的，并没有引用任何医学权威的建议。有时候，发热和拉肚子似乎困扰着每个人，应对的办法是休息，先禁食，然后慢慢恢复固体食物、葡萄酒、沐浴和运动。"我似乎一夜没有发热，也愿意吃东西了，现在感觉好

---

① *Marcus Caesar* 5.55 ; Haines 1919: 240 – 3.

② *Emperor Verus* 2.6; Haines 1920: 84 – 7.

③ Mattern 2013: 187 – 223.

④ Whitehone 1977: 417 – 18.

多了。"① "我今天洗了个澡,甚至还散了一会儿步。"② 有一次,奥勒留用蜂蜜水给自己治疗喉咙痛,争论"漱口 (*gargarizo*)"这个拉丁语动词是否适当;这是他参与的技术性问题 ③。不过,人们普遍认为他和他的家人身边都有医生。例如,在讨论到某个健康状况不好的时间段时,奥勒留全身虚弱、胸痛,并可能患有气管溃疡(鉴于信中给出的希腊名字),他会强调自己遵从医生的要求 ④。事实上,他坚持认为,严格遵医嘱并自我约束是治疗方案的一部分;当然,这是把按医生的命令行事这一要求 —— 这对于罗马精英阶层的人来说,在概念上是有问题的 —— 重新表述为自我管理。他会让自己听从医生的指导。

关于自我管理这一点,奥勒留在他的《沉思录》(*Meditations*)中进行了更明确的阐述,该书是奥勒留写给自己的笔记,主要是在他统治后期的军事行动中所写(用希腊语),为了使自己更好地过上一种斯多葛式的生活。166年前后,弗隆托离世,而可以确定的是,维鲁斯死于169年,当时他正在集结部队,准备在多瑙河边境作战;此后,奥勒留在180年去世前只回过一次罗马。在第1卷中,皇帝重新对那些在他的教育和道德形成过程中举足轻重的人表达了感激和赞誉,包括家人、老师、导师、朋友和诸神,感谢他们对自己的言传身教和谆谆教诲。皮乌斯得到了最广泛的赞美,他的健康状况和其他很多方面一样,都被树为典范。

---

① *Marcus Caesar* 5.28; Haines 1919: 198 - 9.

② *Marcus Caesar* 5.30; Haines 1919: 200 - 1.

③ *Marcus Caesar* 4.6; Haines 1919: 180 - 1.

④ *Marcus Caesar* 4.8, 5.26; Haines 1919: 184 - 7; 另见 *Holidays* 1.1; Haines 1920: 2 - 3.

他适度地照顾自己的身体，而不是像一个热爱生活或过度关注个人外表的人那样，虽然也没有忽视它，相反，他通过自我照顾，很少需要医疗服务，无论是内服的药物还是外用的治疗。①[14]

不论是好运歹运，"面对急剧的痛苦，不论是丧子之痛，还是长期疾病"，总能保持岿然不动，这也是奥勒留所渴望做到的②。他赞许地引用了伊壁鸠鲁（Epicurus）的论断，伊壁鸠鲁是希腊哲学派别的创始人，当他生病时，他不允许医生飘飘然地"好像他们在做什么伟大的事情"，因为在这种情况下，最重要的是他灵魂的态度、方法和决心，这都不在他们的职权范围之内③。

奥勒留在多大程度上实现了这些理想，他并没有说，尽管其他证据对此提出了疑问，如盖伦。狄奥·卡西乌斯的《罗马史》最早成书于3世纪初，其中描述奥勒留的身体"很虚弱"，不适合从事艰苦的战役④。他只能通过非常有节制的饮食和每日服用底野迦来挺过这一切，底野迦是一种全球性的保护、维持和治疗性药物，因罗马共和国晚期他的宿敌——米特拉达梯而变得闻名于世⑤。后者将其作为可以解所有毒药的解毒剂，可提前服用，而奥勒留则用它来缓解胃和胸部的虚

---

① Marcus Aurelius, *Meditations* 1.16.5; 另见 6.30.2。

② *Meditations* 1.8, 1.16.7.

③ *Meditations* 9.41.

④ *Roman History* 72[71].6.3.[15]

⑤ Totelin 2004.

弱。盖伦也谈到了这个药方。皇帝在率军打仗离开之前，令御医德米特里（Demetrius）负责调配这种药，并将其运送到前线。几年后，德米特里去世，盖伦被选中接替他的位置①，他的努力得到了皇帝的认可。176年，奥勒留回到罗马，向盖伦询问了药方的配方，并作为一个病人，对他的医术予以了肯定和赞誉②。这并非战事期间的唯一任务，皇帝身边的许多人推荐了盖伦的名字，但盖伦勉强避开了其他命令，声称他的守护神阿斯克勒庇俄斯指示他不要参与③。不过，其他医生离开，他被留下来担任奥勒留的儿子康茂德的医生。176年，随着皇帝班师回朝，这些医生（或其继任者们）也回到了罗马，盖伦由于正确诊断并治疗好了皇帝一度被误诊为发热的胃病，从而在他们中确立了自己医术更为高明的威信④。

不意外的是，盖伦完整地记录了自己的成功过程。皇帝面对病床前提供的不同诊断，自行做出裁决，而且他似乎对这个过程很熟稔。他发现这位帕加蒙的医生给出的解释与他自己的身体感觉最相吻合，而建议的治疗方法也同样便于理解和接受。事实上，他的处方中有一部分是用浸有温热甘松软膏的羊毛涂抹在胃口上方部位，这是他处理这种情况时常用的做法。然而，由于这段插曲，后来盖伦被叫去为康茂德诊治时，与另一位皇室成员福斯蒂娜（Annia Faustina）的方法派

---

① Galen, *On Antidotes* 1.1; Mattern 2013: 215 – 19.[16]

② Mattern 2008, esp. 98 – 158.

③ *On Prognosis* 9.5 – 7; *On My Own Books* 3.1 – 6.[17]

④ *On Prognosis* 11.

医生发生了争执①，于是出现了医学竞争的画面。不同的医学流派和体系之间的辩论在宫廷中上演了，就像在那些如此崇拜盖伦的元老精英的家中一样，可惜在奥勒留自己和弗隆托的文字中没有记录这些内容。

根据奥勒留的记录，他的确曾使用过另一种医疗资源，这种资源与弗隆托也有关，就更不用说阿利乌斯·阿里斯蒂德（译注：演说家）了。在《沉思录》的开头，皇帝就列举了他要感谢的诸神，"通过梦境，我得到了援助（boēthēmata），特别是防止吐血和头晕"②。达尔地斯的阿特米德鲁斯（Artemidorus of Daldis）在其关于解梦的著作中报告了这位演说家类似的经历，这是成书于2世纪末或3世纪初罗马帝国时期的另一部希腊语文学作品③。这部作品简要地讨论了诸神在梦中给出的医疗处方，这种现象与阿斯克勒庇俄斯和希腊埃及的神——塞拉皮斯（Serapis）的圣地最有关联，比如帕加蒙和亚历山大里亚的圣地④。[18]许多有史记载的治疗方法都是被阿特米德鲁斯断言荒谬的。相比人们所断定的，众神对这些事情的处理方式更直接，而且是依照医学原理的。一位患有乳房发炎的妇女梦见自己被一只羊吸吮，在患处贴上车前草的膏药，她就被治愈了。因为希腊语中的 arnoglosson 是普通或阔叶车前草的意思，字面意思是"羊舌"。同样的，"弗隆托患有关节炎（arthritis）祈求治愈，梦见自己在郊区（proasteion）行走，后来用蜂胶膏（propolis）涂抹，得到了很大的安慰"（"蜂胶"也可能

① On Prognosis 12.

② Meditations 1.17.8.

③ Bowersock 2004; Harris – McCoy 2012: 1 – 41.

④ Meditations 4.22；另见2.44。

是指"郊区")。车前草和蜂胶这两种材料都是古典药学中的标准用药①。

　　向阿利乌斯·阿里斯蒂德求助是探索这些相当空洞陈述的更广泛背景的最好方式，以免遗漏某些细节。因为梦和梦的治疗是他对自己身体体验的核心，无论是患病还是健康，他都热衷于解释和庆祝。阿里斯蒂德还与学院派医学及其从业人员进行互动，并参加了一系列更广泛的宗教活动以庇佑自己的健康，但这些方面之于他生活的相对重要性是与众不同的，这与迄今为止我们对弗隆托和马可·奥勒留的观察结果是相反的。不过，他的职业生涯与2世纪所讨论过的所有其他人物之间，特别是弗隆托，还有无数重叠和不同、相关和分歧之处。

　　阿里斯蒂德比这位北非演说家年轻几十岁，甚至受过更好的教育，他在希腊东部因擅长修辞学而声名远播之后，野心勃勃的他来到了这个伟大的帝国大都市②。但143—144年的罗马之行是一场灾难。他的健康状况显然一直很脆弱，但这一次却致命地崩溃了，他被迫拖着病躯回到了老家，病魔缠身，萎靡不振。回到亚洲后，阿里斯蒂德从医神阿斯克勒庇俄斯那里得到了他一生中的第一个梦境，他在位于帕加蒙的圣地住下来，在那里逗留了两年，他称之为"静养（*kathedra*，字面意思是'静止'）"。在此期间，他决定将自己奉献给神灵和自己的健康，他认为二者是不可分割的一对。这一策略取得了成效，医神悉心照料他，经过一年的治疗后，鼓励他重新开始演说，147年，他得以重新返回公共生活。在接下来的几十年里，阿里斯蒂德仍然偶尔身体

① 例如 Dioscorides, *Materia Medica* 2.84; Galen, *On the Composition of Drugs according to Kind* 7.7, K13.9761。[19]

② Trapp 2016.

不适，但在阿斯克勒庇俄斯的支持下，他成为一名成功的演说家，并成为当地精英阶层的活跃分子，直到他在180年代初去世。他现存的作品包括许多演讲和宣言、几首赞美神灵的颂歌和赞美圣地的演讲，以及自传体的《神圣故事》(*Sacred Tales / Hieroi Logoi*)，其中包括一系列杂乱无章的疾病、梦境和神灵的治愈、个人和职业旅行、法律和政治纠葛的内容。[20] 阿里斯蒂德声称，这些叙述是阿斯克勒庇俄斯命令他从一开始就保持的梦境日记的扩展和重写版本，后来他被指示将其公开①。它们提供了一种与书信不同的关于疾病、治疗和康复的第一人称叙述，这种叙述更强调与神灵的关系而不是其他凡人，尽管他们也在场，而且这样的叙述是针对更广泛的读者。

阿里斯蒂德对自己的疾病和治疗的描述比任何书信中的描述都要生动得多。例如，在前往罗马的旅途中，健康状况越来越差，在出发后的第100天，阿里斯蒂德到达了这个伟大的大都市。

> 我的内脏肿胀起来，很快，我的筋骨变得冰冷，全身颤抖，呼吸也很困难。医生给我开了催泻的处方，我喝了两天的喷瓜药剂排净自己，直到血液排出。然后我发热了，现在一切都变得十分困难，没有任何康复的希望。最后，医生从我的胸骨开始一直到膀胱做了一个切口，并使用了杯吸器，这下我的呼吸完全停止了，一种麻木的疼痛击穿了我，无法忍受，一切都与血液混在一起，我变得过度净化了，我感觉好像我的内脏是冷的，暴露在外，

---

① *Sacred Tales* 2.3 ; Downie 2013.

呼吸的麻烦增加了。我不知道该怎么办，因为在吃东西或说话的时候会发作，我确信我会被噎住。而我身体的其他弱点也同样变得更弱了。医师们给我开了一些底野迦和其他各种各样的东西。[1]

他被迫去疗养，在他回来的时候，虽然找了更多的医护人员，但依然无济于事。回到士麦那（Smyrna）后，他腭部的问题合并了其他疾病，"医生和体操教练"聚到一起，但并不认识这种病，也无法给予他帮助[2]。[21]他们只同意他到当地的温泉去。

就在这时，阿斯克勒庇俄斯在他的梦中出现了，要他赤脚走路，阿里斯蒂德接受了这一指令，然后步行（和他的养父佐西莫斯）到了帕加蒙的圣地，以便与神祇形成更密切的关系[3]。阿斯克勒庇俄斯几乎立即开始对他施以"治疗（iamata）"。据阿里斯蒂德回忆，首先是一些香脂（balsam resin），冲泡在浴池中，然后是各种各样的药物处方[4]。同样明显的是，在休养早期，有一连串从肘部大量放血（"60 litrai"）的医嘱，然后从额头放血，中间穿插着在河里洗澡，尽管天气不好，身体虚弱，活动受限[5]。他还患有腹泻、寒战和发热，以及腭部和胃部的问题。阿里斯蒂德在遵循这些指示之后，梦中的各种预言都实现了，

---

① Aelius Aristides, *Sacred Tales* 2.62 – 4.

② *Sacred Tales* 2.69.

③ *Sacred Tales* 2.7 – 9，70.

④ *Sacred Tales* 2.10.

⑤ *Sacred Tales* 2.45 – 9，51 – 3.

身体得到了恢复和加强。一次河水浴后，他感觉非常"放松和清爽"；另一次河水浴后，他全身变得温暖起来，当他和焦急陪伴他的朋友们唱起赞美神的颂歌时，蒸汽从他的玫瑰色皮肤上冒出来。如果他坚持自己对梦境的解释，而不是让自己被糟糕的建议所误导，他就会很快恢复过来①。因此，他从这次的经历中吸取了教训，并逐渐恢复了健康。

对阿里斯蒂德来说，像弗隆托和马可·奥勒留一样，描述症状比命名疾病更重要，事实上，我们并不清楚相同症状对应的是否同一种疾病。症状是直接经历的，构成个人交流的一部分，而谈论疾病则是另一回事——它在更普遍和抽象的话语和行动层面有其用途。阿里斯蒂德个人重病缠身迁延不愈，凸显了阿斯克勒庇俄斯的力量，以及这位神在这场特殊拯救（*sōtēria*）中的重要性。人类医学的失败也增加了神祇的成就。不过，相比弗隆托或奥勒留的记录，阿里斯蒂德与凡人医生的接触更丰富、更积极。体操教练和医生被召集到士麦那，医生们在他的病床前进行辩论，虽然照顾他的主要是不具名的医生（*iatroi*），但也有一些有名字的人。狄奥多西（Theodotus）似乎是他住在阿斯克勒庇俄斯医神庙时的固定医生，在他的梦中和梦外出现，另外偶尔会为他诊治的还有萨提鲁斯（Satyrus），从其他史料考证，可以得知他是盖伦的老师之一，当元老参议员鲁非诺（Rufinus）监督建设新的阿斯克勒庇俄斯医神庙时，他曾在帕加蒙居住过一段时间②。

提到与萨提鲁斯医生的交集，也很有启发性，他"据说是个诡辩

---

① *Sacred Tales* 2.73.

② Mattern 2013: 39 – 42; Petridou 2016: 306 – 12.

家，而且出身不低"①。在帕加蒙时，他前去探视了卧床的阿里斯蒂德，并触诊了他的胸部和腹部。当萨提鲁斯发现病人已经忍受了多少次放血时，他让阿里斯蒂德停下，认为他的身体不能再承受了，并给了他一块轻薄的简单石膏，让他放在胃部和腹部。阿里斯蒂德决定遵从阿斯克勒庇俄斯的医嘱继续放血，但也并未无视萨提鲁斯的处方，因为医神也没有禁止他这样做。在随后的莱贝德斯温泉（Lebedus）之行遭受挫折后，阿里斯蒂德决定尝试一下石膏。石膏立刻变得冰凉且令人不舒服，但他还是坚持了下来。不过很快，他患上了可怕的胸部伤风（chest cold，译注：类似现代意义的支气管炎）和咳嗽，"医神说那是肺痨（phthoē）"。第二天他感觉太阳穴发紧，全身发蒙，下巴紧锁。在得到一些缓解后，他派佐西莫斯（Zosimus）去附近的克罗丰向医神咨询，阿里斯蒂德自己也做了一个梦，他把这个梦解释为预示着要向神献上一系列的祭品。他进行这些祭祀是为了感谢所得到的帮助和正在接受的帮助，同时也是为自己被萨提鲁斯的石膏迷惑之事做含蓄的补偿，因为他并未完全相信神的力量和恩惠。不过，正如这段叙述和其他情节所表明的那样，阿斯克勒庇俄斯的嘱托通常与学院派医生的处方有很多重合。静脉切开放血毕竟是当时最典型的医学疗法，而洗澡和忌洗澡、进食或忌口某些食物、各种形式的运动，更不用说各种药物，都是医生最常用的治疗手段。神在治疗中只是趋向于极端，超过了凡人医者的禁令和能力，不可避免地胜过了他们，不过这是按照他们的要求来说。

---

① *Sacred Tales* 3.8.

有学者认为，医神阿斯克勒庇俄斯和人类医生之间的关键区别在于他们与病人的关系，而不是他们治疗的内容。或者说，至少，阿里斯蒂德将自我主宰换成了对神的命令的服从，即交出了在与凡人医生打交道时要保持的能动性，变得完全依赖于神。他成了一个真正意义上的 patient（译注：病人、承受者、能忍耐的、有耐心的），不只是一个受难者、一个有病的人。他还是一个被动接受医疗干预的对象，在这里，是神的干预。不过，正如最近的学术研究所指出的，这样的结论是简单化的。当然，阿里斯蒂德把他与阿斯克勒庇俄斯的关系看作是他生命中最重要的关系，但他在治疗中其实是一个非常积极和权威的参与者[①]。事实上，对于康复和治疗，对于神的庇佑和恩惠，他的叙述显然是为了重建和活跃他的演说生涯，以维系他在职业声望和地位上的不败之地[②]。

因此，在 2 世纪的罗马帝国，阿里斯蒂德、弗隆托和马可·奥勒留，确实都是相似的。虽然皇帝和演说家似乎是游走在学院医学和传统罗马宗教、精英自我管理、与健康和疾病有关的社会性之间，对严肃的医学知识或者光怪陆离的医疗市场并没有表现出多大的兴趣，但他们都通过梦境得到了神具体的帮助。后者是阿里斯蒂德身体获得庇佑的主要形式，但学院派的医生和其他宗教活动也在他的生活中发挥了重要的作用，因为他重新设计了传统的自治模式和社会关系网络以适应他的特殊情况。事实上，相比弗隆托和奥勒留书信往来中所揭示

---

① Petridou 2015；2016.

② Petsalis – Diomidis 2010；Downie 2013.

的信息，他与医生的互动更像盖伦描述的那些互动。将奥卢斯·革利乌斯加入这个组合中，也使这些互动变得更加重要。尽管对他来说，床边与其说是医生之间辩论的场所，不如说是主治医生和病人朋友之间讨论的场所，而病人朋友显然在认识论上具有优势。不过，革利乌斯对医学学习的兴趣是最明显的，他超越了松散的共享词汇和概念，从医学文本的阅读中获得了关于人体及其运作的更详细知识。非专业人士和专业理解之间的相同之处已被更广泛地展示出来，尽管是以一种相当薄弱和分散的方式。

这幅图景已基本上得到了证实，罗马世界现存的其他（非基督教）书信已使这幅图景变得更宽，重点有所挪移，但大体上没有什么改动。[22] 小普林尼（Pliny the Younger）和西塞罗（Cicero）分别生活在距离他们将近100年和200年之前，二人在书信中都没有过多地谈及自己的疾病，而对朋友、家人和家属的疾病和治疗似乎是知无不言的。当他们提到自己的痛苦时，都考虑到了更广泛的社会关系、政治和伦理问题。西塞罗在公元前46年写给他的朋友法比乌斯·加卢斯（Fabius Gallus）说①："10天来，我的内脏受到了严重的折磨。"他并没有发热，不过，他还是回到他在托斯库兰（Tusculan）的别墅休息和禁食，现在他已经好转了。造成这种情况的原因并不是贪食，而是因为他参加了一场素食为主的晚餐，这是为了符合新的饮食法的规定，饭后他几乎立即发生了严重的腹泻（*diarrhoia*），这让他担心会出现肠胃炎（*dusenteria*）（这两个词都是希腊语）。尽管知道加卢斯病了，但西

---

① *Letters to Friends* 210：7.26.[23]

塞罗除了提请注意朴素生活的危险之外，还是责备了他，怪他没有来探望自己，也没有写信。小普林尼在去履职比提尼亚总督的路上，在帕加蒙染上了热病，以致耽误了行程，他在给皇帝图拉真的信中解释了这一情况，但幸运的是他及时赶到该省，赶上了图拉真的贺寿[①]。由于发热，小普林尼对自己的生活变得更加自律，比他的医生更严格，这是他在生病时对一个年轻门徒提出的看法，而眼疾则让他有机会接受一位高级政治人物 —— 他的同僚科努图斯·特图鲁斯（Cornutus Tertullus）的建议和礼物[②]。

| 女性患者所说的

罗马埃及保存在纸莎草纸上的信件和其他文件使人们看到了一个更广泛的社会群体。这些信件在普通人和富人之间，在财产丰饶和资产菲薄的人之间，在男人和女人之间，在那些写作有困难的人和那些书写熟练流利的人之间往来，其中包含了健康和疾病、护理和治疗等方面的内容。对健康的希望、祝愿和祈祷是古代信函中的重要内容，通常在开场白中表达，这个主题也会不同程度地出现在书信的正文中，此外还有其他关注的问题、寄送和收到物品的记录、对整个家庭的问

---

① *Letters* 10.17.[24]

② *Letters* 7.1；7.21；另见 7.26。

候、乔迁的消息和其他有关本人的发展。其中，有一封2世纪初"笔迹稚嫩笨拙"的书信，内容便十分典型，这是被寄到费城 (Philadelphia) 的，文中字法和句法都很蹩脚。

> 热尔穆提斯（Thermouthis）致瓦莱里亚斯（Valerias）的母亲，致以很多的问候和长久的健康。

> 我收到了瓦勒里乌斯送来的装有20对面包的篮子。按现在的价格，给我送来了毛毯，还有漂亮的羊毛，4条毛线。把这些交给瓦勒里乌斯。此刻，我已怀孕7个月。我向阿尔忒弥斯和小尼卡鲁斯、瓦勒里乌斯——我的神——我在心中渴望着他——以及狄奥尼亚和德米特里乌斯多次致敬，还有小泰西斯致敬多次，还有家里的每个人。我父亲怎么样了？请给我消息，因为他离开我的时候已经病了。我向奶妈致敬。罗丹向你致敬。我让她去做手工；再一次，我很需要她，但我很高兴。[①][25]

怀孕、怀孕晚期和即将分娩（临盆，见图6.2），是书信中比较常见的对身体状况的自我报告，而书信中更多的是谈及他人的健康，如热尔穆提斯的父亲。这些报告要求采取行动，行动要跟上通常是女性亲属，有时是准妈妈本人，这样生产就会得到适当的照顾和支持[②]。书信中偶尔也会索求某种物资[③]。然而，这里所提供的信息往往是微乎其

---

① *SB* 5.7572.

② *BGU* 1.261；*P.Oxf.* 19；*O.Florida* 14: Bagnall & Cribiore, nos. 74, 148, 48.

③ *P.Mich.* 8.508: Bagnall & Cribiore, no. 290.

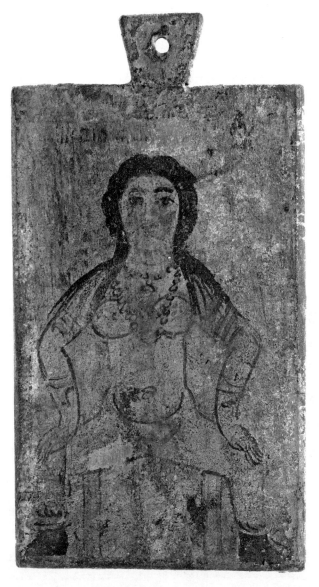

图 6.2　彩绘木制木乃伊令牌或牌匾，显示一个坐在分娩凳上的女人。发掘于法尤姆（Fayum，埃及）哈瓦拉的罗马时期墓地，被放置在一个女性木乃伊的头部。藏于苏格兰国家博物馆，爱丁堡。来源：National Museums Scotland。

微的，语气也很随意，唯一提到稳婆（*maia*）或任何其他医生的地方是一份法律档案。不过，这是寡妇佩特罗尼拉（Petronilla）供词的转录稿，在她怀孕期间，丈夫去世了，她试图遵循规定的法律程序确保她的婴儿作为亡夫继承人的地位[1]。此前，官方指定了一位诚信的女人和助产士对她进行了检查，确认了她怀孕，并负责看护她的肚子，尽管她不可能精确地遵守分娩相关的规矩。在书信中也有对时间重要性的共识，即7个月或9个月的孩子可以活着出生，而8个月的孩子则无法存活，这在医学和哲学中也有类似的说法，在整个古代世界更广泛。公元64年，赫伦尼亚（Herennia）在生下8个月的死胎后死亡，她的妹妹陶巴亚（Thaubas）悲伤地把这个消息转达了她的父亲[2]。

不论远近，产妇往往是需要亲自探望的，但在当时的社会环境中，要跨越信中所提到的距离去探望病人，似乎并不实际。因此，对于不在身边的家人和朋友来说，向他们宣布患病的消息似乎作用不大，但仍需要获得有关他们的消息。病者和他们周围的人都可能被要求提供最新信息，而这种第一人称的沉默也有例外。患病也可能要求具体的帮助，比如手肘痛可以要求休息一下[3]，患病可以解释为什么不参加婚礼[4] 或未归还所欠的货物，有时还会打出同情牌，甚至打得有些过分了。"你为什么给我写信说'我病了'？"阿琳娜的索瑞斯（Soeris of Aline）问道，"我被告知你没有病，你让我非常担心，而且很多余。

---

① *P.Gen*. 2.103 : Rowlandson 1998, no. 224.

② *P.Fouad*. 1.75 ; 另见 *SB* 16.12606 : Bagnall & Cribiore, nos. 228, 227 ; Hanson 1987。

③ *O.Claud*. 1.174.

④ *P.Oxy*. 46.3313.

但是你看，我的眼睛已经病了4个月了。"① 这里的术语和其他地方一样随意和不准确，在这类交流中，眼睛和肘部的表述已经是最具体的了。对于人们来说，要么健康，要么不健康，这是重要的，至于其他的细枝末节就不那么重要了。虽然罗马医生肯定参与了书信咨询和处方，其中大概会对症状进行详细的描述，但在现有的纸莎草纸证据中并没有反映出来②。更多的医学交流大多与材料或食谱药方有关，虽然有些信件可以确定通信的一方是医生，但无法确认另一方是不是病人。疾病经验并不是这些信件的一部分。

| 结论

在罗马世界，最常见的疾病是发热和感冒，眼疾也很常见。其特点是严重的喉咙痛、卡他和胸部不适，伴随着慢性关节疼痛，以及如阿利乌斯·阿里斯蒂德般旧病添新疾。上文所述的第一人称报告和记录与古代疾病社区（pathenocoenosis）更广泛的模式相吻合，这些模式是通过对文本资料的更完整整理，结合不断扩大的古病理学和系统发育技术的结果而重建的③。用现代的话来说，这是一个以疟疾发热、急性消化系统和呼吸系统感染，以及身体损伤和困苦的持续影响为主

---

① *P.Brem.* 64: Bagnall & Cribiore, no. 42.

② Hanson 2010 ; Totelin 2020.

③ Grmek 1989 ; Mitchell 2011.

的世界。婴儿的死亡率是非常高的^①。

精英病人谈论健康和疾病的方式与古代医学著作在其他方面也有重叠，这显然是一个共同的概念和流行病学环境。但这种重叠没有预期的那么高，主要包括基本假设和不够严谨的词汇，而不是更持久或更深刻的东西。奥卢斯·革利乌斯提供了一个不同的视角，展示了如何用一种更系统的非专业方法来掌握专业医学知识，而专业的医学知识是由他所处的有哲学倾向的精英圈子产生的。因此，这是一个群体性的例外，而不是个人的异想天开，虽然人们仍然经常暗示，革利乌斯代表了整个罗马帝国社会受过教育的上层人士，而事实似乎并非如此。此外，病人很少说出疾病的名称。这种诊断性的标签似乎没有什么用处，至少在这里关注的是患者的自我陈述。在这些叙述中，症状和感觉、疼痛和失能都被放在了首位。

为了应对这些疾病，罗马病人求助于饮食上的自我管理和物质上的自我治疗，求助于家人和朋友，求助于大部分匿名的医生团体（有时是体操教练），以及求助于神灵。人们所参与的宗教模式是多种多样的。为个人和家庭健康祈求庇护贯穿于日常的宗教仪式中，也是向罗马传统神灵和罗马埃及当地神灵宣誓和祈祷的重点，人们在这方面也做出了更具体的努力。在罗马帝国时期，向神灵祈求获得如何治疗的托梦，是最常见的做法。[26] 从范式上看，这一般发生在圣地，如帕加蒙的阿斯克勒庇俄斯医神庙，这是一个为促进和维持这种活动而设立的神圣场所，但它可能发生在任何地方。阿斯克勒庇俄斯并不是

---

① Woods 2007.

垄断这一切的医神。阿里斯蒂德在士麦那接受了他的第一个托梦，当然，他与阿斯克勒庇俄斯的关系很特别，但这并不具有排他性，他在不同的地方得到了许多神灵的帮助和指导。

这似乎都是情理之中的。这一系列的选择，与财富和地位分布不均匀是重叠的，大致上和预期的一样。这也许并不符合一些学者对古代医学多元性的期望，几乎没有什么不同群体的医学混杂，证据也是相当有限。然而，更值得注意的是在医疗竞争中缺乏病人的视角。在学院派医生群体中，似乎很少有人接触到盖伦关于床边争论、公开辩论和激烈言辞的叙述。尽管如此，盖伦无疑鼓励并夸大了这种活动和关系，但没有理由认为这些活动是由他而起。相反，至少在获取医疗服务方面，这是一个比人们通常认为的更小众的市场。这些争论提供了一个相当遥远的背景，即更世俗的疾病和治疗经验甚至在罗马精英阶层中也占主导地位。医学实用主义也许最能体现古代病人的观点。

注释

[1] 除非特别说明，英文译本均由本文作者所译。作者用的革利乌斯文本是牛津古典版，马歇尔编（Marshall 1968）；关于该版、洛布古典丛书版和罗尔夫译本（Rolfe 1927）的详情，请参见本卷"史料"列表。

[2] 尽管威廉·哈里斯（William V. Harris 2016:esp. 29-3）最近认为，古代世界至少存在着轻微的医学专业化。

[3] 洛布古典丛书版《论流行病》（5,7），史密斯编译（Smith 1994）。

[4] 他的书信和演讲之间有一些重叠，而且还发现了一些演说片段，

但是，虽然他确实出版了他的演讲，但没有迹象表明他打算让他的书信拥有更多的读者。

[5] 怀特霍恩计算，这分别是他们现存书信量的40%和65%。当然，许多信件涉及多个主题。

[6] 我采用的参考资料是传统史料，包括范德豪特的译本（van den Hout 1988），洛布古典丛书版，以及海恩斯（Haines 1919-1920）编译的书信。这些信件是按通信人和时间顺序排列的。

[7] 塞尔苏斯文本引自洛布古典丛书版，斯宾塞编译（Spencer 1935-1938）。斯克里波尼乌斯·拉格斯的文本，引自特布纳版，斯科诺基亚译（Sconocchia 1983）；法文版参见法兰西大学版，约安娜-布歇译（Jouanna-Bouchet 2016）。

[8] *Anonymus Parisinus*（匿名的巴黎纸莎草书）由加罗法洛（Garofalo）编辑，并由福克斯翻译成英文（Fuchs 1997）。

[9] "*pedes aeger*"（和变体）这个词经常被翻译成"痛风"，但这无疑是对有关疾病的一种过于精确化的认定；另一方面，很明显，这个短语确实指定了比简单的"脚病"更具体和可识别的东西。这是拉丁文学中的一个合理的标准术语，例如，见萨鲁斯特《与卡提琳娜的战争》（Sallust, *The War with Catiline* 59.4）。这部作品的文本和翻译引自洛布古典丛书版，作者是拉姆齐和罗尔夫（Ramsey & Rolfe 2013）。

[10] 我使用了牛津经典文本版，雷诺兹译（Reynolds 1965）；洛布古典丛书版，格默里编译（Gummere 1920）。

[11] 《道德书简》中的虚构程度存在争议，但所有人都认为有一些，而且许多人认为——无论小塞涅卡和卢西利乌斯是否真的交换过信件——这套书在本质上是一种书信形式的哲学对话（见 Griffin 1992: 416-19）。因此，这与弗隆托现存的书信有很大不同。

[12]　这似乎不是古代或现代医学中的霍乱（两者有重叠），而是更模糊的概念，是以胆汁（*cholē*）为基础的疾病。

[13]　《论预后》引自《希腊医学文献集成》（V 8.1），诺顿译（Nutton 1979）。

[14]　我使用了法夸尔森（Farquharson 1944）的译本，洛布古典丛书版中另有海恩斯（Haines 1920）的文本和翻译。当然，这与米歇尔·福柯对罗马"自我的培养"的描述非常吻合，见《性史》（*The History of Sexuality*）第3卷《自我关怀》（*The Care of the Self*），罗伯特·赫利译（Robert Hurley 1990)，伦敦：企鹅出版社，第37—68页。

[15]　洛布古典丛书版，卡里译（Cary 1927）。

[16]　《论解药》（*On Antidoes*）在库恩版的第14卷中。

[17]　关于《论我自己的书》（*On My Own Books*），见法兰西大学版，波登－米洛译（Boudon-Millot 2007），英译本见 Singer 1997。

[18]　牛津大学出版社版，哈里斯－麦考伊译（Harris-McCoy 2012）。

[19]　迪奥斯科里德斯的希腊文文本，威尔曼编（Wellmann 1907–1914）。英译本由贝克译（Beck 2011）。盖伦的《论药物的组成》（*On the Composition of Drugs according to Kind*）在库恩版第12卷和第13卷中。

[20]　六个（一个是片段）神圣故事在他的作品集里传统上是第47—52号演说。此处引用的是凯尔（Keil 1898）的版本；贝尔（Behr 1981）也有一个英译本。

[21]　关于医生和体操教练之间的竞争，见盖伦《特扰叙布洛斯》（Galen, *Thrasybulus: Is Health a part of Medicine or Gymnastics*，参见《希腊医学文献集成》，Helmreich 1893，Singer 1997）；菲洛斯特拉图《体操论》（Philostratus, *Gymnasticus*，参见洛布古典丛书版，Rusten & König 2014）。

[22]　现存有许多丰富的基督教信件集，但这超出了本章的范围。

[23]　见洛布古典丛书版，沙克尔顿·贝利译（Shackleton Bailey 2001）。

［24］ 我使用的是牛津古典文献版，迈纳斯译（Mynors 1963）。此外还有洛布古典丛书版，雷迪斯译（Radice 1969）。

［25］ 巴格诺尔和阿尔贝托译（Bagnall & Cribiore 2008），第157页。该版本和其他纸莎草纸出版物的详情，请参见"史料"列表中的纸莎草部分。也可参见 *Checklist of Editions of Greek, Latin, Demotic, and Coptic Papyri, Ostraca, and Tablets*，American Society of Papyrologists, http:// papyri.info/ docs/checklist，2020年10月16日访问。

［26］ 与古典希腊阿斯克勒庇俄斯提供的治疗方式不同，这种治疗方式通常发生在梦中（尽管有时会传递指令）。

第七章

心灵／大脑

大卫·利斯

（David Leith）

大卫·利斯（David Leith），英国埃克塞特大学古典学讲师。其研究主要关注古希腊罗马医学及其与哲学的互动。发表有关希腊和罗马医学教派及理论的文章，特别是希罗菲卢斯、埃拉西斯特拉图斯、阿斯克莱皮亚德斯和方法论医学派。主编有《俄克喜林库斯纸莎草文献》（The Oxyrhynchus Papyri）系列中的医学纸莎草书部分。

| 引言

古代关于心灵（mind）及其功能的论述主要围绕着"灵魂（soul）"的概念，这个概念是希腊语"*psuchē*"和拉丁语"*anima*"约定俗成的译法。最简单地说，*psuchē* 可以看作是赋予生命力的事物。然而，它究竟是什么，以及它究竟是如何使动物维持生命的，都是极具争议和广泛争论的问题。为了更好地理解灵魂的本质，一种方法是去探究所谓由它控制的基本能力，这些能力通常包括思考、感知、运动、情感等，也包括可能被视为更基本的功能，如繁殖、食欲、营养和生长等。在某种意义上，所有这些都可以被视为同一个基本实体的不同方面，因此属于同一个研究领域。对于医生来说，身体内部的各种生理过程对于维持或恢复健康显然具有重要的意义，灵魂可能也具有类似的作用。同时，精神或"心理"疾病（如疯癫）也属于医生的职责范围，更好地理解灵魂似乎对治疗这些疾病也有帮助①。由于医生通常从关注人类健康的角度来处理这类问题，因此他们关注的往往是灵魂与身体可能的互动方式，或者是身体与灵魂的互动方式②。因此，正如我们所看到的，精神（psychic）和生理过程在体内的所在往往首先进入医生的

---

① 最新研究见 Harris 2013；Thumiger 2017。

② 例如 Hankinson 1991 a。

视野。同样，经由这些过程所排出或释放的物质、媒介也是医生们研究的重中之重。

在这一切中，大脑占据了一个中心位置，不过这也绝不是毫无争议的。例如，柏拉图将灵魂分为理性和非理性两部分，认为神圣的、理性的部分位于头部，而非理性的部分则被细分为位于胸部的"灵性的（spirited）"部分和位于腹部的"欲望的（desiderative）"部分①。特别是在《蒂迈欧篇》（*Timaeus*）中，他提出大脑和骨髓与灵魂及其功能有着密切的关系。[1] 但希腊的传统思想一直是将认知与胸部尤其是心脏联系在一起，这对当时的理论研究产生了深刻的影响。例如，亚里士多德认为，大脑主要是作为冷却剂，调节心脏过度产生的热量②（见图7.1）。[2] 在他看来，心脏是灵魂大部分基本功能的核心器官或主宰，包括营养、运动和感知③。因此，心脏作为共同的感觉器官，感觉最终被传递到心脏，而心脏也是控制身体运动的诸装置（肌腱、韧带等）的中心。在这方面，其他主要的哲学传统与亚里士多德在不同程度上保持了一致，尤其是斯多葛派，其信徒认为灵魂的支配部分（希腊语：*hēgemonikon*）位于心脏，而伊壁鸠鲁派则认为灵魂的理性部分位于胸腔④。在某些方面，这种哲学论述为医学从业者奠定了基本框架，他们在这个框架内来处理身体的这些核心问题及身体与灵魂的互动。因此，盖伦关于心灵和大脑功能的理论在寻求将自己与他那个时代有影响力

---

① 关于柏拉图心理学的概要，见 Lorenz 2008。

② 例如 Aristotle, *Parts of Animals* 2.7, 652 a 25 – 653 a 21。

③ 如 Johansen 2012。

④ Annas 1992.

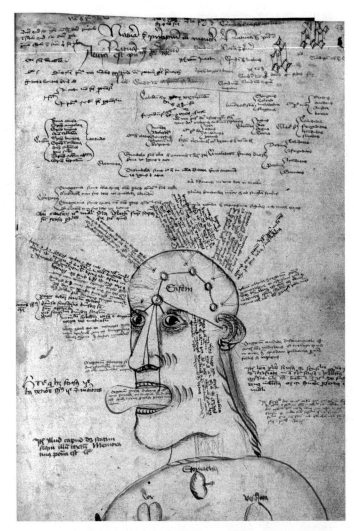

图 7.1　中世纪有关大脑和感觉的示意图。这幅插图发现于一份包括数篇亚里士多德论著的手稿中，其中包括《论灵魂》。来源：Wellcome Library。

的主要哲学和医学权威联系起来，可以说，在他之前，希腊化时期和罗马早期的理性主义者也是如此。在下文中，笔者将特别关注医生们对大脑作为身体内的一个器官的看法，以及这种看法是如何与关于心灵、灵魂和基本精神功能的更广泛辩论相吻合。笔者还将论述这些医学研究是如何随着时间推移而展开的，特别是一代代医生是如何与过去的权威进行"协商"的，先入为主的观念又如何塑造了他们的概念框架并影响了他们的研究。

| 与医学的（非）相关性

然而，重要的是，不是所有的古代医生都有志于进行这类探究，这些医生为自己为什么要避开这类研究提供了复杂的论据。在古希腊罗马医学界有一个强大的传统，即把与灵魂及其功能有关的问题归类为超越医学艺术的合法范围，他们往往认为医学唯一的目的是维护身体健康和治疗疾病。人们常说，医学处理的是身体问题，而哲学的工作则是关照灵魂。一些医生对医学与哲学的关系进行了深刻的反思，并断言医学在学科上处于从属地位：医学是一门专门的学科，它与自然科学中哲学探究的部分是重叠的并建立在其基础上，但哲学基础并不是医学本身的组成部分。这显然是希腊化时期卡尔西登的希罗菲卢斯（Herophilus of Chalcedon）和喀俄斯岛的埃拉西斯特拉图斯（Erasistratus of Ceos）（下文将进一步讨论）等医生所接受的观点，他们认为对基本物理元素（如土、气、火和水）的探究属于哲学的主题，而不是医学的议题，因为它对人类健康并没有帮助[1]。这并不是对哲学家们的研究发现或方法提出异议，而只是设定清晰的学科界限。希罗菲卢斯有一句非常有名的主张——"让表面的东西成为主要的，即使（如果）它们不是主要的。"这规定了在医学中，感知水平是分析人的身体最基本的层面，但他也承认，在现实中还有一个更基本的水平，即终极元素的亚感知层面。然而，这并不属于严格的医学范畴（盖伦《论疗法》第2卷第5章）[2]。[3] 灵魂研究的另一个主题是认为灵魂研究的传统与医学无关。例如，1世纪的一份纸莎草文本，即所谓的匿名的伦敦纸莎草书（Anonymus Londinensis），通过引用希罗菲卢斯的元素论，概述了医学研究的范围，并同样将有关灵魂的研究远远地撇在了医学之外："人是由灵魂和身体组成的……关于灵魂，我听从其他人的意见，我们必须关注身体，因为医学特别关注的是身体。"[3]

其他医生，特别是较晚期的医生，主张更系统地禁止对笼统且晦涩的一般性问题进行研究，这在范式上包括了对灵魂本质的研究。所谓的经验医学派（*Empeirikoi*），由希罗菲卢斯的学生——科斯岛的努斯（Philinus of Cos）于公元前3世纪中期在亚历山大里亚创立，他们认为只有观察到药方在相同条件下能够产生相同的作用，才能确信它是一种有效的治疗。至于背后的工作机理，如疾病潜在的原因、人体解剖学和生理学等，理解它们不仅不可靠（见证过医生设计的所有竞

---

① Leith 2015a.

② Anonymus Londinensis, column xxi, lines 20 – 3, edition: Manetti 2011: 45 – 6.

③ Anonymus Londinensis, column xxi, lines 13 – 18.

争性理论），而且也很没有必要。他们声称，他们的方法论完全不需要使用思辨推理：所有药方的疗效唯有通过经验来确定，并不能通过思辨来解释药方是如何作用于身体[1]。在这种情况下，要研究灵魂这样一个模糊的主题，很难被经验派医生视为有意义或有用的追求。

公元前1世纪初，由老底嘉的特米森（Themison of Laodicea）创立的方法医学派（*Methodikoi*）也同样拒绝陷入对晦涩问题的探究之中，但他们反对的动机并不像经验主义者那样主要是基于怀疑的理由[2]。方法医学派找到了所有疾病共同的两个特征（希腊语：*koinotētes*）：一个是收敛状态，即身体过于紧缩或收缩，使体液无法正常流动；另一个是放松或松弛状态，即体液在体内太容易移动，而造成过度耗损。方法医学派的医生很擅长辨别这些症状，并迅速找到疾病的治疗方法：收敛状态必须用使身体溶解或放松的药方如温水浴来治疗，而松弛状态则必须用使人收敛的方法来治疗。与经验主义方法不同的是，他们认为不需要在相同条件下重复试验某个药方的作用。然而，与经验医学派一样，方法医学派认为那些隐秘的事情是无从研究的，如灵魂或思想，或一般的疾病原因。对他们来说，至少对于医学而言，这种研究是无关紧要的，病人可以通过他们的方法愉快地消除这种干扰[3]。例如，活跃在公元100年前后以弗所的索拉努斯（Soranus of Ephesus）是最成功的方法医学派医生之一，他谴责其他医生将谵妄（phrenitis）这一精神疾病的治疗建立在对心灵位置的预先

---

① 例如，见 Frede 1987。

② 医学方法论的证据，见 Tecusan 2004。

③ 见 van der Eijk 2005 a。

假设上。对索拉努斯来说，治疗只能基于表现出来的症状，而谵妄的症状显然集中在头部①。[4] 然而，需要注意的是，这些都不妨碍索拉努斯对"灵魂"这一主题产生浓厚的兴趣，事实上，他写了一部4卷本的《论灵魂》，他在书中围绕灵魂的本质阐述了各种积极的观点，包括它的肉体性和必死性，并将其分为7个部分②。[5] 显然，对索拉努斯来说，这对医学没有任何影响，但这些问题还是有意义的，而且可以得到解答。再一次强调，无论其他人的看法如何，有关灵魂和思想的研究严格意义来说都不属于医学范畴。

尽管如此，正如我们将在下文看到的那样，许多医生认为医学应该研究灵魂和思想的本质，而且事实上，医学的专业技能有一个独特的视角，可以使它在这个领域具有特殊的权威性。盖伦是这一医学流派的典型，但他并非没有志同道合的先辈，如公元前2世纪末比提尼亚的阿斯克莱皮亚德斯和公元前1世纪的灵气学派（Pneumatists），后者是以斯多葛主义为基础的医学体系。然而，他们在这一领域的大部分贡献都是以论战和辩论的方式表达的，为使自己有权利有义务侵占哲学家的领地行为正当化，而他们预期会遇到的默认立场是，他们没有什么资格这样做。盖伦的《灵魂的能力取决于身体的调和》（*The Capacities of the Soul Depend on the Mixtures of the Body*）就是一个很好的例子。同样，哲学家阿斯卡隆的安条克（Antiochus of Ascalon）在评价阿斯克莱皮亚德斯关于灵魂的观点时，颇为居高临下地称他"在

---

① 见保存在 Caelius Aurelianus, *On Acute Diseases* 1.8.53 – 6 的讨论；关于索拉努斯的总体情况，见 Hanson & Green 1994。

② sp. Tertullian, *On the Soul* 6.6, 8.3, 14.2, 38.3, with Podolak 2010 for recent discussion.

医学上首屈一指，但也曾试图研究哲学"①。[6] 因此，在古希腊罗马世界，对于心灵与身体复杂而有争议的互动问题，医学有时表现得完全漠不关心，有时则对当时的辩论产生了重大而独有的影响。

| 心灵的所在

有些学者坚持认为心灵（mind）的本质对医学有一定影响，也有些学者认为医学对我们理解心灵与身体的互动有一定影响，不论是古代还是现代，似乎一直是分成了两大阵营：一方是"心脏中心主义者"，他们将心脏（见图7.2）作为与各种心理过程相关的主要器官；一方是"大脑中心主义者"，他们则认为是大脑扮演这样的角色。但这种简单的分类可能掩盖了每个理论的复杂性，或者直接扭曲了它们②。在整个古代，医生们将注意力投向了有关心脏和大脑的生理或病理过程，但我们的资料往往过于轻易地将它们归类为有关灵魂或心灵的综合理论。各种不会宣之于口的假设都可能被纳入"心脏中心主义"或"大脑中心主义"的概念中，而且由于相关医生的许多原始著作已经缺失，我们往往对他们的真实观点和看法一无所知。在关于古代早期思想学说的记载中，时代错误是很常见的。事实上，古代关于心灵的位置的

---

① Sextus Empiricus, *Against the Logicians* 1.201.

② van der Eijk 2005b.

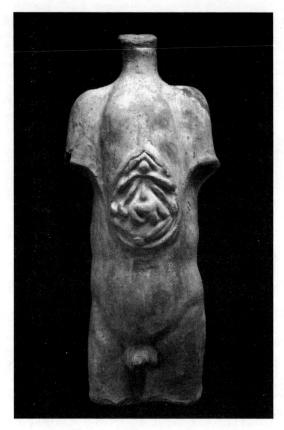

图 7.2　男性躯干陶俑，罗马人，日期不详。这个陶俑展示了腹部的内部器官，包括心脏。藏于伦敦科学博物馆，编号 A634998。来源：Wellcome Images。

辩论中存在着明显的简单化，其中很多是由于后世的思想家给先贤们的观点贴上了标签，以一种扭曲他们原来兴趣的方式将其划分到了某个阵营之中。当然，"心脏中心主义"和"大脑中心主义"的标签仍然是有用的捷径，但重要的是要清楚一点，它们可能掩盖了一系列高度多样化和不可通约的理论。

在《论动物的部分》中，亚里士多德反思了柏拉图为何会将大脑确定为认知的中心器官。虽然他没有明确说出他老师的名字，但很明显，亚里士多德脑海里浮现的应当是柏拉图的《蒂迈欧篇》，他称，他的前辈们：

> 无法发现一些感官被置于头部的原因；但他们看到，与其他部位相比，头是一个有点不寻常的部位，所以他们把二者结合起来，认为大脑是感觉的所在。①

亚里士多德本人认为，所有的感官实际上最终都与心脏相连，但大脑和感觉器官之间的这种明显的相似性已经让其他人感到同样重要。例如，公元前5世纪初的思想家克罗顿的阿尔克迈翁（Alcmaeon of Croton）认为，所有的感觉器官都是通过某些通道（希腊语：*poroi*）与大脑相连的，后来的古希腊哲学文献编纂者也许就是基于此总结了他的观点，即认为大脑是灵魂统治部分的所在。亚里士多德的学生泰奥弗拉斯托斯记载了阿尔克迈翁的学说，认为"人在呼吸的同时，通过将灵气（*penuma*）从鼻孔引向大脑而闻出气味"，并且"所有的感官都以某种方式与大脑相连，因此，如果受阻或被转移，则会失去感觉的能力，因为它阻断了感觉发生的通道"。②[7]5世纪晚期，阿波罗尼亚的第欧根尼（Diogenes of Apollonia）提出空气（air）负责思考和感

---

① Aristotle, *Parts of Animals* 2.10, 656a 26 - 8; 译文见 Peck 1937: 175; 比较 Plato, *Timaeus* 74e - 75c。

② Theophrastus, *On Sense - Perception* 25, 26 ; with general discussion in Lloyd 1991.

官知觉，并推导出详细的生理学来解释知觉，认为是由感官器官和大脑之间空气的相互作用所产生。

> 第欧根尼把思考和感官，以及生命，都归功于空气 …… 嗅觉是由大脑周围的空气产生的 …… 听力是在耳朵里的空气被外面的空气推动，向大脑扩散时产生的。当事物被反射到瞳孔上时，它与（译注：眼球）内部的空气混合，产生一种感觉，即视觉 …… 舌头上的味道是由稀少而温和的东西产生的。[①]

这些观点显然对当时的医生产生了重要影响。在现存的早期医学文献中，希波克拉底在《论圣病》中将一系列基本功能都归于大脑，大脑不仅是感知、思维和身体运动的中心，也是情感和判断的中心，正是由于大脑的功能失常，才导致疯狂和其他精神疾病的发生[②]。

> 人们应该知道，我们的快乐、喜悦、欢笑和玩笑，以及我们的忧伤、痛苦、悲伤和眼泪，都是从大脑，而且只从大脑产生。特别是通过它，我们思考、观看、聆听，并区分丑与美、坏与好、愉快与不愉快 …… 正是这种东西使我们疯狂或神志不清，引发我们的恐惧和害怕，无论是晚上还是白天，给我们带来失眠，……[③] [8]

---

① *On Sense – Perception* 39 – 40; Kirk, Raven & Schofield 译。

② 详见 Lo Presti 2008。

③ *On the Sacred Disease* 14; 译文见 Jones 1923b: 175。

该理论的阐述相当详细，特别是有关癫痫病的原因，而且与上文中所述的阿尔克迈翁和第欧根尼的理论有具体的相似之处。特别是，正是外部空气，通过呼吸首先流向大脑，使大脑能够发挥其各种功能：

> 我认为，大脑是人体最强大的器官，因为当它健康时，它会帮我们解释空气引起的现象，因为是空气赋予它智慧。眼、耳、舌、手和足都是按照大脑的辨别力来行动的；事实上，整个身体的智慧都是按照空气的比例来分配的。对意识来说，大脑是信使。因为当一个人吸入（灵气）时，空气首先到达大脑，然后散布到身体的其他部分，尽管它在大脑中留下了它的精髓，以及它所拥有的智慧和感觉。[1]

在这里，作者之所以对大脑有兴趣当然是为了解释引起癫痫的原因，癫痫一般被认为是由于黏液阻挡了空气通过大脑运往身体各部位的正常运动。

在公元前5世纪一直有一个传统，认为大脑与感官功能，也与思想和情感密切相关，而且呼吸和空气的吸入被视为激活和维持这些不同功能的中介过程。然而，几乎没有证据表明，这一传统在公元前4世纪的医学界有任何重要的影响，尽管后来在某些方面又将它重新拾起（见下文）。根据我们所掌握的史料，公元前4世纪的理论医学似

---

[1] *On the Sacred Disease* 16; 译文见 Jones 1923 b: 179。

乎一般都是心脏中心论，也许受到了亚里士多德的某种影响。卡利斯托的迪奥克莱斯和科斯的普罗塔哥拉斯（Praxagoras of Cos）是大约活跃在公元前4世纪中后期的两位名医，他们似乎对与心脏有关的过程更感兴趣。关于这些医生对心灵相关问题的看法，最重要的文本是一部更晚的著作——《论急性和慢性疾病》（*On Acute and Chronic Diseases*），本书成书于2世纪左右，作者不详，一般称为"匿名的巴黎纸莎草书（Anonymus Parisinus）"，在评估其可靠性方面存在特殊的困难[1]。一个问题是，尽管我们知道普罗塔哥拉斯和迪奥克莱斯的理论是相当不同的，但他们的观点在相当大的程度上是被掩盖了，我们甚至不清楚普罗塔哥拉斯是否知道前人迪奥克莱斯的作品[2]。但匿名的巴黎纸莎草书清楚地将以下观点归于二者：当身体内灵气这种重要的空气物质在心脏内部和周围出现阻塞时，各种能力都会受到损害，而灵气被认为负责调节各种身体功能，如感觉、思维和运动，我们在《论圣病》中也看到了类似的观点。如下是关于癫痫病因的解释：

> 普罗塔哥拉斯说，（癫痫）是在粗大的动脉（即主动脉）中产生的，因为黏液在这里聚集。这些液体冒出气泡，关闭了来自心脏的精神之气的通道，因此使身体激动并导致痉挛。当气泡再次消退时，病症就会停止。迪奥克莱斯也认为在这里存在堵塞，其

---

① van der Eijk 1999.

② 关于迪奥克莱斯，参见 van der Eijk 2000 - 2001；关于普罗塔哥拉斯的揭示，参见 Lewis 2017。

余部分的发生方式与普罗塔哥拉斯所说的相同。[①]

　　不论是这段话，还是其他的哲学撰述，似乎都无不断言每个医生都把灵魂或其基本功能（如理性）的位置定位在了心脏[②]。[9]然而，我们并不完全清楚的是，普罗塔哥拉斯和迪奥克莱斯在多大程度上表述了心脏是理性或灵魂所在的观点，或者这种观点是否只是后来人的解读，抑或是否只从他们最初对一些"精神"疾病病因的评论中推断而来，显然他们所表述出来的某些观点已经被一些时代倒错的理论和术语重新"更新"了[③]。但我们可以明确地判断，相对于大脑，心脏正被赋予人类生理学中具有主要功能意义的所在。一种气态的、灵气的物质似乎仍然是这些核心功能最重要的媒介。

｜　解剖和神经系统

　　卡尔西登的希罗菲卢斯（见图7.3）是公元前3世纪初活跃在亚历山大里亚的一位希腊医生。他最著名的成就是他的解剖学发现，而且

---

① Anonymus Parisinus, *On Acute and Chronic Diseases* 3.1.1 - 2 = fragment 98 in the collection in van der Eijk 2000 - 2001, and fragment 25 in Lewis 2017.

② 例如 Anonymus Parisinus, *On Acute Diseases* 1.1.2 - 3 and 5.1; Athenaeus, *Deipnosophists* 15, 687 d - 688 c; Tertullian, *On the Soul* 15。

③ van der Eijk 1999; van der Eijk 2001: xv-xvii; and Lewis 2017: 275 - 98.

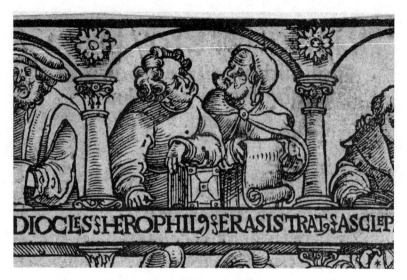

图 7.3　木版画，细致地描绘希腊时代医生希罗菲卢斯和埃拉西斯特拉图斯，
1532 年。希罗菲卢斯和埃拉西斯特拉图斯都因其解剖学工作而闻名。藏于
伦敦惠康图书馆。来源：Wellcome Images。

他的发现至少部分是基于他对人的尸体和活体的解剖。他对人体进行
了细致入微的解剖描述，尽管他的《论解剖》（*Anatomica*）中只有非常
少的片段留存下来，而且其中还有一些对其他个人特别是盖伦解剖发
现的概括性记载。但很明显，他对大脑进行了解剖，并区分了大脑的
主要特征，将其划分为四个脑室，这标志着对大脑结构的认识发生了
巨大的变化[1]。在四个脑室中，他认为小脑脑室的功能最为重要[2]。从现
代的角度来看，他最重要的贡献大概是将神经系统确定为人体中独立
的结构，并发现了它负责调解感觉和自主运动的功能[3]。通过呼吸吸入

---

[1]　von Staden 1989: 155 – 61, 247 – 59.

[2]　von Staden 1989, testimony 138.

[3]　Solmsen 1961; von Staden 1989: 159 – 60.

体内的灵气是感觉和运动功能经由神经系统传递的媒介①。除了这些生理学发现，他在解剖学上证明了神经的源头是在大脑（直接或间接通过脊髓），堪称现代神经科学发现的先见之明（然而，令人讶异的是，古代哲学家和医生未能及时地跟进这一令人瞩目的科学进步！）。

喀俄斯岛的埃拉西斯特拉图斯是与希罗菲卢斯同时代的医学家，他在神经系统发现的基础上，提出了一套有关动脉、静脉和神经三个基本系统相互作用的生理学理论②。埃拉西斯特拉图斯同样借鉴了他对动物和人的解剖与活体解剖，认为每个系统都有自己的源头、独特的体液含量和特有的功能：动脉系统源自心脏的左心室，自然状态下其中只包含"生命"之灵气（'vital' pneuma）；静脉系统源自心脏的右心室，自然状态下其中只包含血液；而神经系统显然是源自大脑的脑膜，只包含所谓的"精神"之灵气（'psychic' pneuma）。按照希罗菲卢斯的理论，动脉系统负责消化等基本生理功能，静脉系统负责以血液形式传输营养，而神经系统负责传输自主运动和感知。相比我们对希罗菲卢斯观点的了解，我们对埃拉西斯特拉图斯有关气体是如何介导这些功能的观点有更详细的了解：呼吸中吸入的气体首先被吸入肺部，在那里经过初步的提炼进入心脏。心脏将气体从肺泵送到整个动脉系统，有些则通过颈动脉被送到大脑的脑膜，在那里它经历了第二个提炼过程。因此，当它扩散到整个神经系统时，它被转化为传递感觉和自主运动所需的气体形式。在我们现有的史料中，有一些记载是相互

---

① von Staden 1989: 257, 2000: 89; Leith 2020.

② Harris 1973: 195 - 233; Garofalo 1988: 22 - 58; Vallance 1990: 62 - 79; von Staden 2000: 92 - 6; Leith 2015b.

矛盾的，大多数证据都认为大脑的脑膜（即软脑膜 *pia* 和硬脑膜 *dura mater*）是神经的起源和关键过程的场所，而盖伦则声称埃拉西斯特拉图斯后来改变了主意，将大脑本身视为神经的来源。[10]我们还被告知，埃拉西斯特拉图斯认为，大脑物质与肝脏、脾脏等其他器官的物质一样，是一种不同于动脉、静脉和神经三个系统的脂肪或肉质物质：他将这种物质称为"营养的支流"（*parenchuma* of nutriment，来自希腊语的动词 *parencheō*，意为"倒在旁边"）。

之后，所有这些复杂的生理学思辨，无论是医学的还是哲学的，都可以透过所谓的灵魂的支配部分，或灵魂的"统治中枢"来予以审视。这是一个斯多葛派的概念，它设想灵魂有一个单一的、局部的指挥中心，监督和管理它在身体其他部位的所有活动。这一理论尤其是经由斯多葛派哲学家索里的克里西普斯（Chrysippus of Soli，约公元前280/276—前208/204年）① 而发展完善。感觉必须被传递到中枢，以便被记录并产生反应。传达理性话语的语言以及生殖过程中由精子传递的任何东西，都必须从这个指挥中心发出指令。对斯多葛派来说，这一切都有可能，因为他们认为灵魂是由"灵气"构成的，这是一种统一的、遍布身体的物质，使身体成为一个有凝聚力的、有功能的整体。

但没有什么理由认为希罗菲卢斯和埃拉西斯特拉图斯持有一种类似的灵魂概念，尤其是认为存在于某个特定地点的中央指挥中心。正如笔者在上文所提出的，我们有充分的理由相信，他们从未将任何定

---

① 关于克里西普斯的心理学，见 Tieleman 1996。

义明确的灵魂或其功能的理论纳入他们的医学体系中。然而，一旦把灵魂统治中枢的概念摊在桌面上，这对后世的医生和哲学家来说似乎是一个非常鲜明的概念，他们相信他们的前辈一定对它的位置问题有一个答案。因此，我们发现，在所谓学说（*Placita*，译注：也译为"学述"）传统的哲学撰述中，有一种广泛的说法，即希罗菲卢斯将指挥中心定位在大脑底部，埃拉西斯特拉图斯将其定位在大脑的软膜或脑膜，即软脑膜和硬脑膜①。[11] 这些记录推广了当前普遍接受的一种观点，即希罗菲卢斯和埃拉西斯特拉图斯根据我们所谓科学的依据确定了大脑的功能，而这种功能在一定程度上和我们现在的看法是差不多的。但是，如果从表面上看这些关于灵魂的支配部分的报告，可能会出现严重的时代错置：它们意味着关于灵魂和心灵的性质的各种假设，而我们没有理由认为希罗菲卢斯和埃拉西斯特拉图斯会接受这些假设②。或许有人会坚持认为，希罗菲卢斯和埃拉西斯特拉图斯在大脑区域假设一个灵魂的统治中枢的想法不会太扭曲，毕竟，在这两位医生所搭建的医学系统中，大脑或其脑膜无疑是一个关键部位，而且他们肯定相信，来自呼吸的灵气一旦进入大脑，就会成为感觉和自主运动的调节物质。但是，将大脑视为统管整个灵魂的指挥中心，这样的观点远远超出了他们已证实的兴趣，也显然大大偏离了他们将人类生理学解释为一个跨越多个器官的结构统一、连贯的全身系统的目标。事实上，他们的兴趣似乎特别集中在体内的血管（*vessel*）上，以及身体各

---

① Aetius, *Placita* 4.5；见 *Mansfeld* 1989；1990：3092 – 108。

② 关于更全面的讨论，见 Leith 2020。

部位之间经由血管的联系和互动。所有的迹象似乎都表明他们无意于解释更复杂的认知功能，如思维和情感。其他核心的精神功能起源于同样关键的心脏器官。对他们来说，神经源自大脑或脑膜对于理解心灵似乎并没有颠覆性的影响。

同样重要的是，一般来说，希罗菲卢斯和埃拉西斯特拉图斯的神经生理学没有被其医学和哲学继承者当作证明大脑具有特殊精神或心理作用的证据。斯多葛派，或者至少是他们中的绝大多数，始终认为灵魂的统治中枢位于心脏；伊壁鸠鲁派从未被劝阻过将灵魂的理性部分置于胸腔区域；后来的亚里士多德派，如阿弗罗迪西亚（小亚细亚西部古城）的亚历山大（Alexander of Aphrodisias）在《生命论》（De Anima）中就提出，确凿的证据证明心脏是灵魂各种能力、营养／生殖、感知和动机的中枢器官。

不仅哲学家，医生们也并没有把希罗菲卢斯的发现作为令人信服的证据，以此来说明心灵的所在。公元前3世纪后，随着斯多葛派的分析法被引入，灵魂的统治中枢的概念成为灵魂相关讨论的核心。比提尼亚的阿斯克莱皮亚德斯是罗马最早的希腊医学权威，活跃在公元前100年左右，他在伊壁鸠鲁派原子论的基础上发展了一套医学体系，将难以察觉的小体（corpuscles）视为宇宙的基本元素①。对他来说，当它们在人体中以平衡和自然的方式运动时，健康就得以保持，而当它们在人体的不同部分聚集并相互阻碍时，疾病就会发生。他还深受希罗菲卢斯特别是埃拉西斯特拉图斯工作的影响，当然也热衷于指出他

---

① Vallance 1990 ; Casadei 1997 ; Leith 2009, 2012.

们的错误并予以批评。显然，他们是他绕不过去的主要医学权威。然而，阿斯克莱皮亚德斯断然拒绝了局部指挥中心的想法，无论是在大脑中心还是在心脏中心①。他的依据是有些动物，比如蜜蜂和蝗虫，即使在被斩首后仍能继续保护自己。同样地，鳄鱼和乌龟在心脏被摘除后仍然会主动出击②。对阿斯克莱皮亚德斯来说，在没有这些器官的情况下，灵魂的功能也能发挥出来，即使只是短时间的，这表明没有位于特定部位的指挥中心。他还否定了神经负责传递感觉的观点，而是认为灵魂是由极细、极光滑、极圆的小体组成的，遍布全身，能够直接接受感官刺激③。事实上，他显然是自希波克拉底的《论摄生法》之后，第一个对灵魂发展出完整理论的医生。

阿塔利亚的阿忒纳乌斯是与阿斯克莱皮亚德斯同时期较为年轻的医学家，是著名的斯多葛派哲学家、阿帕美的波西多尼乌斯（Posidonius of Apamea）的学生，他的医学理论是以斯多葛派的原则为依据的。对他来说，斯多葛派的灵气是健康概念化的关键，当灵气受到热、冷、湿、干等元素的过度影响时，就会导致疾病，这种影响无论是来自外部的，如炎热的太阳，还是来自内部的，如摄入的药物或毒药④。有关灵魂的统治中枢，阿忒纳乌斯沿袭了斯多葛的路线，将其定位于心脏之内。目前还不清楚他是否已经意识到这与希罗菲卢斯将神经起源于大脑的说法是一致的，但也有可能他已经意识到了，

---

① 关于阿斯克莱皮亚德斯心理学的详细讨论，见 Polito 2006。

② Calcidius, *Commentary on Plato's Timaeus* 216; Tertullian, *On the Soul*. [12]

③ Leith 2009: 300 - 5.

④ Galen, *On Synectic Causes* 2. [13]

因为斯多葛派的克利西普斯（Chrysippus）在公元前3世纪已经明确地提出，神经起源于大脑并不表明灵魂的统治中枢也必须位于那里①。

| "希波克拉底"和柏拉图

那么，令人吃惊的是，我们发现希罗菲卢斯和埃拉西斯特拉图斯在大脑和神经系统方面尽管做出了开创性的工作，但无论是在哲学上还是医学传统上，他们并没有得出任何直接的结论，认为大脑一定是思想的所在地。历史上这场争论还有一个令人费解的特点，的确有一个重要的医学传统将大脑作为基本精神功能的所在地，但它与神经系统的发现没有明显的联系。这就是希波克拉底将思想（mind）置于大脑中的传统。这在一定程度上是基于上文讨论的《论圣病》一书，在希腊化时期，该书被毫无争议地归于希波克拉底名下（当然，我们没有充分的理由相信他确实是该书的作者）。在公元前3世纪，可能是在亚历山大里亚，《希波克拉底文集》开始被汇集起来，一系列的文章被认为是科斯的希波克拉底所写，很多人继而又开始利用这些文本中提到的细节来反向推断他的生活。围绕着希波克拉底本人，一个别出心裁的传记传统得以发展起来，其中包括各种传说和故事，以及大量

---

① 见Galen, *On the Opinions of Hippocrates and Plato* 2.5.69 – 70, edition: de Lacy 1978 – 1984: 140。

的伪书，如他与波斯宫廷、哲学家德谟克利特之间的书信往来，这些我们将在下文中看到。然而，有趣的是，认为希波克拉底将思想置于大脑中的传统并不是基于《论圣病》或其他文章的明确引用，而是通过将希波克拉底的观点与其他哲学家的观点相类比，特别是柏拉图和德谟克利特，他们是将大脑作为高级精神器官的杰出拥护者。

所谓的学说传统，将上文讨论的关于灵魂的支配部分位置的观点归于希罗菲卢斯和埃拉西斯特拉图斯名下，同样也将其归于希波克拉底、柏拉图和德谟克利特三人名下："希波克拉底、德谟克利特和柏拉图说，这（即灵魂的支配部分）位于大脑中"[①]。一篇伪盖伦著作《导言或"医生"篇》（*Introduction or 'The Doctor'*）大概可以追溯到 2 世纪后期，记录了希波克拉底和柏拉图一致性的观点，并补充了一些细节：

> （大脑）是一个简单的身体，因此，它是我们身上负责管理和最强大的部分。因此，他们把灵魂统治中心的部分委托给它，就像柏拉图和希波克拉底一样。它被两层膜所包围：一层在它旁边，与它紧紧相连，称为脉络膜（*choroid*），它的静脉较多；另一层在这层膜的上面，在某些部位与颅骨相连，分布的神经较多。[②][14]

上文曾提到匿名的巴黎纸莎草书《论急性和慢性疾病》，在该书中发现了一份关于肾炎原因的报告，该报告更具暗示性，但显然反映了

---

① Aetius, *Placita* 4.5.1.

② Pseudo-Galen, *Introduction or 'The Doctor'* 11.2.

同一传统。

> 希波克拉底说，思想（*nous*）位于大脑中，就像身体卫城中的圣像，脉络膜中的血液是它要汲取的营养。当这种（血液）被胆汁腐蚀时，它也就失去了被滋养的能力。因为如果某物的有序和自然的运动是思考，它的无序和不自然的（运动）将是失调。[1]

在现存于世的《希波克拉底文集》中，我们无法找到将思想比作圣洁的雕像，或将身体比作卫城的比喻。然而，这样的比喻很容易让人想起柏拉图在《蒂迈欧篇》中的描述，即头部是身体的卫城，居住着理性的灵魂[2]，尽管两种表述不完全一样。可以注意到，所谓希波克拉底的描写更清楚地表明了心灵的神性概念，尽管它的位置不是作为一个可以发出命令的指示点。同样引人注目的是，盖伦伪书和巴黎匿名者的书中也都提到了脉络膜，将其作为血液的提供者，作为大脑的营养品。这是一种非常罕见的描述脉络膜的方法［通常是采用希罗菲卢斯的叫法，称之为"薄膜（*leptēmeninx*）"］，而且在现存的《希波克拉底文集》中也找不到这种描述。这些文本似乎引用了早期的哲学撰述传统，这种传统显然认为希波克拉底和柏拉图在灵魂的主宰方面基本上是观点一致的，因此各种说法都可以归为希波克拉底的主张，因而在文集中已无须明示和确认。笔者并不是暗示他们的观点有任何分

---

① Anonymus Parisinus, *On Acute and Chronic Diseases* 1.1.4, edition: Garofalo 1997：2.

② *Timaeus* 70a；参见 Mansfeld 1990：3105 n. 202。

歧，这意味着在理性和非理性灵魂的区别等问题上有更深的共识，也许在灵魂的不朽性和非肉体性上也是如此。

希波克拉底伪书《书信集》为我们揭示了他与德谟克利特的关系，该书创作于希腊时期。第23封信（*Letter 23*）是德谟克利特本人写给希波克拉底的一系列信件之一。信中阐述了他对人的本质的看法，清楚地表明他之于希波克拉底思想的重要性（见图7.4）。[15] 具体来说，德谟克利特告诉希波克拉底，"大脑在身体的顶点站岗，被赋予安全的使命，被安置在神经膜中，在神经膜上，两块完全相同的骨头严丝合缝结合在一起，保护大脑这个心灵的主宰和哨兵（*dianoia*）"①。德谟克利特认为，心脏是"愤怒的哺育者"，而肝脏是"食欲的根源（*epithumiē*）"，看来柏拉图对他的影响似乎更加明显②。事实上，德谟克利特真正的想法似乎是认为，灵魂是由球形原子组成的复合体，作为一个整体行使其功能，他从未对其各部分进行任何功能区分，也没有将统治部置于特定的器官中。若是按照埃提乌斯（Aetius）《学说》（*Placita*）中的记载，德谟克利特与柏拉图主张大脑是心灵所在地，在这一点上，可能比将希波克拉底包括在内更为歪曲事实。因此，柏拉图的心理学提供了主导理论，而希波克拉底和德谟克利特都被同化了。当然，柏拉图在《对话录》中曾两次提到希波克拉底，苏格拉底一度认可希波克拉底理解身体的整体方法，为这种同化增加了一些可信度③。[16] 但有趣的是，在这一哲学述说中，埃提乌斯虽然已经知道《论

---

①② Pseudo – Hippocratic *Letters* 23.

③ 柏拉图《普罗塔戈拉》*Protagoras* (311 b – c)；尤其是《斐德罗篇》(*Phaedrus* 270c–e)。

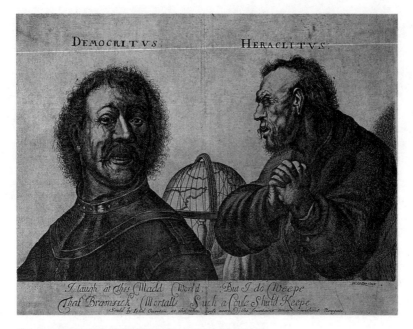

DEMOCRITVS.   HERACLITVS.

I laugh at this Madd World. But I do Weepe
That Bramsick Mortalls Such a Coyle Should Keepe.
Sould by Iohn Overton, at the white horse neere the fountaine auert Newgate.

图 7.4　大笑的德谟克利特与哭泣的赫拉克利特。哲学家德谟克利特大笑不
止的故事在希波克拉底《书信集》中有讲述。由 W. 霍拉（W.Hollar）在伦
勃朗之后的范弗利特（J. van Vliet）雕刻，17 世纪中期。图片说明写道："我
嘲笑这个疯狂的世界。但我确实会为这样一个愚蠢的人而哭泣。"藏于伦敦
惠康图书馆，来源：Wellcome Images。

圣病》的存在，但重点依然是将希波克拉底放在一个关于心灵更知名
的哲学传统中。

　　因此，关于希波克拉底观点的史料是非常分散的，从不同的思想
家那里得出的观点可能都与他有千丝万缕的关联。但值得注意的是，
并没有证据表明希罗菲卢斯和埃拉西斯特拉图斯属于这一传统。人们
可能会想到，神经系统的源头在大脑的这一医学发现可以倒推到希波
克拉底身上，并可以反映到他大脑中心论的哲学传统。这当然是盖伦

所采取的策略，我们很快就会看到这一点。但是，在相当长的一段时间内，柏拉图式的希波克拉底认为思想存在于大脑中的传统与源自希罗菲卢斯和埃拉西斯特拉图斯的解剖学传统是分开的，后者将神经的起源以及它们在感觉和自主运动中的作用追溯到大脑或其脑膜。我们可以注意到，在盖伦时代，对于信奉埃拉西斯特拉图斯的医生们来说，希波克拉底没有任何解剖学上的权威。例如，他与一位名叫马蒂亚斯（Martialis）的埃拉西斯特拉图斯派的医生有过这样一次交锋，盖伦对此记录说：

> 当他（即马蒂亚斯）得知我尊崇希波克拉底时，他宣布希波克拉底根本不是他学习解剖学的研究对象，他宣称埃拉西斯特拉图斯在医学艺术的各个领域都更为优秀，尤其是在这（解剖）方面。[①][17]

回顾希腊化和罗马时代，关于心灵及其位置的观点似乎很有限。这些观点往往趋于简单化，将其归结为基本器官，如大脑或心脏。那些具有明显相似观点的人会被归纳在一起，他们的观点会被掩盖，这在希波克拉底的观点被同化为柏拉图心理学的过程中尤为明显。然而，与思想有关的医学理论是复杂且多样的，有些医生拒绝将思想置于某个具体的位置，有些医生则专注于心脏，而有些医生根本不愿意详细讨论这个问题，而是将自己局限在医学范畴之内，将身体视为一个有机整体的运作。不同的医生在触及与思想有关的问题时，所关注和关

---

① Galen, *On My Own Books* 1.9 – 10.

切的问题是非常不同的，而且几乎没有迹象表明他们之间有实质性的共同点，甚至在发现神经系统方面也是如此。

| 盖伦

所有这些至少构成了盖伦医学教育的部分背景。盖伦是在解剖学非常流行的时期开始学习医学并开创自己的医学事业的。在他漫长的求学过程中，他慕名到不同的地，方包括士麦那、科林斯和亚历山大里亚，遍访当时最权威的解剖学家[1]。[18] 他在罗马的解剖演示大大促进了达官贵人们对他事业的关注。这也是《希波克拉底文集》重新受到关注的时期[2]。至于文集中哪些文本是希波克拉底本人所写，哪些是他的直系亲属所写，哪些是其他无关的医生所写，这个问题已经有严谨的解读。这也深刻地影响了我们如何理解希波克拉底真正的学说是什么，盖伦曾严厉地批评某些同时代的人，包括他的老师，因为他认为他们曲解了希波克拉底的真理。

在某种意义上，盖伦医学试图从根本上将希波克拉底和解剖学这两股力量结合起来，形成一个哲学上自洽的体系，而灵魂和思想的问题是其中一个关键组成部分。希罗菲卢斯对神经系统及其在大脑中起

---

① Galen, *On Anatomical Procedures* 1.1, K 2.217 – 18.

② Smith 1979: 234 – 40.

源的发现对盖伦来说是一个无可争议的科学事实，他自己也将有更多的发现。但盖伦认为，神经系统及其功能的发现提供了更多的东西，包括证明柏拉图灵魂概念的主要内容之一，即理性灵魂位于大脑中。盖伦在他的作品《论希波克拉底和柏拉图的观点》（*On the Opinions of Hippocrates and Plato*）中全面论证了自己的立场，并毫不留情地批判了斯多葛派的反对意见[1]。当然，正如这个标题所揭示的那样，这一论证的根本动机是要表明，柏拉图是正确的，其正确性不仅可以被科学地证明，而且这实际上已经被希波克拉底预见到了。因此，盖伦的目标是一方面将当时解剖学的前沿技术与希波克拉底的权威结合起来，尽管将希波克拉底大脑中心说与柏拉图联系在一起的说法由来已久，但盖伦把这一点说成是他自己的创新。事实上，我们没有更早的证据表明有人认为柏拉图的理论是学习了希波克拉底，但正如我们所看到的，二位哲学家在这些问题上的观点的密切联系已经确立。

特别有趣的是，盖伦从未明确指出《论圣病》是希波克拉底关于大脑是心灵之所的观点的依据，他一般是把它当作众所周知的希波克拉底观点。事实上，盖伦几乎不承认《论圣病》的存在，也从不承认它是真实的希波克拉底作品[2]。其部分原因无疑与文章中不准确的解剖学描述有关，如对体内两条大血管的描述：其中一条源于肝脏，另一条源于脾脏[3]。盖伦深信一点，希波克拉底对人体解剖学有详细而准确的了解，他写了6卷本的《论希波克拉底的解剖学》（*On Hippocrates'*

---

① Hankinson 1991 b; Tieleman 1996; Gill 2010.

② Jouanna 2003: cxiii-cxiv.

③ *On the Sacred Disease* 3.

Anatomy）来证明这一点，遗憾的是这部著作没有保存下来①。对盖伦来说，另一个问题是这部著作关于大脑定位的描述，不论是理性功能还是情感功能，盖伦都认为是存在于心脏之中，这种观点与柏拉图是一致的②。然而，盖伦的依据很可能是希波克拉底准柏拉图式的心理学传统，这在当时似乎是众所周知的，在上文中已有论述。即使这一传统最终起源于《论圣病》，盖伦大概是将其视为理所当然的，已无须明确援引该文本的来源。因此，我们似乎出现了这样一种矛盾的情况：盖伦希望援引希波克拉底心灵以大脑为中心的学说，但又显然不愿意引用《希波克拉底文集》中的具体段落来作为依据。

盖伦自己对大脑及其功能的理解比希波克拉底或柏拉图文本中的任何内容都要复杂得多，因为它是基于希罗菲卢斯和埃拉西斯特拉图斯的解剖学发展，以及同时代最新的解剖学发现。他的大脑生理学侧重于脑室，特别是第四脑室（像希罗菲卢斯一样），将其视为（再次）收集所有重要的灵气并分配到适当血管的场所，即感觉和运动神经③。因此，他反对埃拉西斯特拉图斯对大脑脑膜的关注。他对大脑进行了一系列详细的实验，旨在证明切开脑室会直接导致感觉和运动功能的丧失，并得出结论，这一定是由于人体所必需的灵气发生逃逸所致。他认为，当灵气能够自我补充时，功能就可以恢复④。灵气在网状丛和脉络丛中经过精心设计和提炼，之后到达大脑的脑室，这些复杂的血

---

① *On My Own Books* 1.9 – 10.

② Tieleman 1996: xxxii – xxxvi.

③ Rocca 2003.

④ Rocca 2003, esp.chap. 5 & 6.

管结构通过动脉系统接收来自肺和心脏的灵气。有些灵气还直接从鼻孔通过嗅觉通道进入脑室①。

尽管盖伦自认对灵魂本身的确切性质和实质保持不可知论，但他的解剖学发现以及在此基础上的逻辑论证使他确信，灵魂的理性功能（感觉和自主运动，但也包括思想、想象、记忆、回忆、知识等）必然源于大脑。根据柏拉图的灵魂三分法，他认为灵魂中非理性的"灵性（spiritied）"部分与情感部分位于心脏，灵魂与食欲两者和欲望有关的部分位于腹部 —— 在盖伦看来，主要是在肝脏。对于这些的位置，盖伦认为可以参考《希波克拉底文集》中《论流行病（二）》，尽管要把相关段落解读为类似柏拉图式的三分法，需要有一定的信仰。[19] 大脑是神经系统的源头，心脏和肝脏也分别是动脉和静脉系统的源头。盖伦认为，医生必须了解灵魂在身体不同部位所支配的基本生理过程，因此理解灵魂的三分法对医学是很重要的。另外，对伦理学也很重要，因为它对理解灵魂内部各种理性和非理性部分之间的冲突至关重要。然而，对于灵魂的实质、灵魂的不朽等主题来说，情况并非如此，这类主题只属于理论哲学的范畴，而且正如我们所指出的，盖伦也深感这些主题在科学上是无法论争的。因此，解剖学知识对于确立心理学的核心论点是如此重要，不仅从医学角度出发是这样，从更直接的哲学和伦理学角度来看也是如此，这或许也部分解释了盖伦为何会对伦理学领域产生不同寻常的兴趣。与其他已知的古代医生不同，关于伦理学的主题他有广泛的著述，例如《灵魂的能力取决于身体的

---

① Rocca 2003：219 - 37；Dean - Jones 2006.

调和》一书，就强调了医学知识在这种语境中的意义 ①。由此，盖伦自认在传统意义上的哲学领域而非医学领域十分专业，而且认为最权威的哲学家最重要的观点原本是医学遗产。关于大脑和灵魂的结构，盖伦坚定地认为，医学知识（特别是解剖学知识）为证伪一些最有影响力的心理学和伦理学传统（特别是斯多葛派的传统）提供了证据，但他也想表明，那些被医学知识所证明的传统（特别是柏拉图的传统）已被一位医生（即希波克拉底）所预见到。正如希罗菲卢斯和埃拉西斯特拉图斯所认为的那样，医学由于其对身体特有的权威，是理解灵魂和思想的关键，而并非一门从属于自然科学的学科。

┃ 结论

希腊罗马医学对大脑的兴趣源于各种各样的出发点，并生发出了同样多种多样的观察和假说。关于思想，并没有统一的一种医学传统，有的是以一系列相互竞争、互不相容的方法来回答一系列的问题。从现代的角度来看，神经系统的发现当然会具有决定性的影响，希罗菲卢斯对大脑的研究尤其被誉为他医学生涯中最斐然的成就之一。但在古代，情况要复杂得多，其声誉远不止来自他开创性的解剖学。虽然几乎没有证据表明有人否认他对神经系统的感觉和运动功

---

① 详见 Singer et al. 2013。

能及其在大脑中起源的鉴定，但这并没有被广泛认为对理解灵魂或精神有深远的影响，特别是在哲学家中。即使是对盖伦而言，神经系统的解剖学和生理学对于证明理性灵魂位于大脑的观点也是至关重要的，它对他的意义至少有一部分是与他希望描绘的希波克拉底－柏拉图式的和谐画面有关。在古代，像希波克拉底这样的权威对问题的提出和处理方式有着持续而重大的影响。通常情况下，重点不仅在于发展新的理论，而且还在于根据当前的知识状况，有意识或无意识地重新解释早期权威的著作。在这种情况下，还有一种倾向是过分强调这些权威之间的相同之处，而忽略了差异——柏拉图和希波克拉底的例子在这个领域是一个引人注目的例子，早在盖伦之前就已确立。通常情况下，这被用来佐证支持自己的权威性，以对抗竞争对手，因此也会是两极分化的观点。鉴于许多古代医学著作现在已经遗失，这些倾向会尤其严重地扭曲我们对当时复杂性和各种观点的理解。

注释

[1]　此处和以后所有的引文都来自洛布古典丛书版，伯里译 (Bury 1929)。

[2]　此处和以后所有的引文都来自洛布古典丛书版，派克和福斯特译 (Peck & Forster 1937)。

[3]　盖伦的《论疗法》，此处和以后所有的引用都来自洛布古典丛书版，约翰斯顿和霍斯利译 (Johnston & Horsley 2011)。

[4]　此处引自《希腊医学文献集成》，本兹编 (Bendz 1990–1993)。有关英文译本，见 Drabkin 1950。

[5]　此处和以后所有的引文都来自瓦辛克翻译（Waszink 1947）的版本。

[6]　此处引自特布纳版，穆奇曼译（Mutschman 1914）。有关英文译本，见 Bett 2005。

[7]　这篇和以后所有的引文都来自狄尔斯（Diels 1979）的版本。阿尔克迈翁关于灵魂在大脑中支配部分的位置，参见埃提乌斯《学说》（4.17.1），其中引用了关于嗅觉机制的观点，与泰奥弗拉斯托斯以及埃提乌斯《学说》（5.17.3）观点相同。

[8]　此处和以后所有的引文都来自法兰西大学版，约安娜译（Jouanna 2003）。英文译本，请参见洛布古典丛书版，琼斯译（Jones 1923b）。

[9]　此处对阿忒纳乌斯的引文来自洛布古典丛书版，奥尔森译（Olson 2012）。

[10]　关于脑膜，参见《论呼吸的作用》（Galen, *On the Use of Respiration* 5.1, K4.502）；《论希波克拉底和柏拉图的观点》（7.3.32–33, edition: De Lacy 1978–1984: 446）；《学说》（4.5）；关于他想法的改变，参见《论希波克拉底和柏拉图的观点》（7.3.6–12, edition: De Lacy 1978–1984: 440–2; cf. Leith 2020）。

[11]　此处和以后所有的引文都来自狄尔斯（Diels 1979）的版本。

[12]　卡西迪奥（Calcidius）的引证来自瓦辛克（Waszink 1975）的版本。

[13]　盖伦的《论综合原因》（*On Synectic Causes*）引自《希腊医学文献集成》，里昂译（Lyons 1969）。

[14]　此处是引用自法兰西大学版，佩蒂特译（Petit 2009）。

[15]　此处和后面所有的引文都来自博睿版，史密斯译（Smith 1990）。

[16]　柏拉图的《普罗塔戈拉》（*Protagoras*），引自洛布古典丛书版，兰姆译（Lamb 1924）。柏拉图的《斐德罗篇》（*Phaedrus*），引自洛布古典丛书版，福勒译（Fowler 1914）。

[17]　此处引自法兰西大学版，波登－米洛译 (Boudon-Millot 2007)。

[18]　这段引文摘自库恩版第2卷，缩写为"K2"。

[19]　参见《论流行病》(2.5.16)，引自洛布古典丛书版，史密斯译 (Smith 1994)。关于心脏:《论流行病》(2.4.1)。关于肝脏: 比较《论希波克拉底和柏拉图的观点》(6.8.45–7, 59–66, edition: De Lacy 1978–1984: 416, 420)。

第八章

权　威

劳伦斯·托特林

（Laurence Totelin）

劳 伦 斯 · 托 特 林（Laurence Totelin），英国卡迪夫大学古代史教授。主要研究古代药学、妇科和植物学的历史。著有《希波克拉底的药方：公元前5—前4世纪希腊药学知识的口头和书面传播》（ *Hippocratic Recipes: Oral and Written Transmission of Pharmacological Knowledge in Fifth- and Fourth-Century Greece* ,2020），与植物学家加文·哈迪（Gavin Hardy）合著有《古代植物学》（ *Ancient Botany,* 2016）。

| 引言

讽刺作家卢西恩（Lucian of Samosata，2世纪）在他的短篇抨击性演说《无知的藏书家》（*The Ignorant Book Collector*）中，把那些将昂贵的书籍束之高阁的文盲等同于欺世盗名之人，尤其是那些纵有花里胡哨的器械（见图8.1）也无法弥补蹩脚医术的江湖郎中们：

> 难道你不知道，那些愚昧无知至极的医生在和你做一模一样的事情：他们买了象牙制的盒子、银制的拔罐杯和镶金的手术刀，但到了使用它们的时候，他们却连怎么拿都不知道。他们只得让位给学院派的 [医生]，虽然医生的柳叶刀已经生锈了，但刀刃却磨得锋利无比，能够立即让病人脱离苦海。[①][1]

在卢西恩看来，好医生和坏医生的区别在于是否拥有知识，昂贵的器械只是奢侈品，并不一定能帮助病人。根据古代医学文献的记载，医生在行医之前必须拥有足够的知识和智慧 [例如，希波克拉底文本《法律篇》（*The Law* 4）和《礼仪篇》（*On Decorum* 1-2）]。[2] 然而，在古代世界要确定是否具备合法的医学知识，并不是一件简单的事情。

---

① Lucian, *The Ignorant Book Collector* 29.

那时既没有官方的医学资格认证，也没有官方的授予机构将医生的头衔授予学医之人。医生通过在权威的医生那里当学徒来学习医术①。学徒期的长短不一，而且根据盖伦的说法②（他很可能是在夸大其词），方法医学派的医生塞萨勒斯（Thessalus）就曾承诺6个月出师，包教包会。[3] 在本章的第一部分，笔者将研究在这种语境下古代医生（希腊语：*iatroi*）是如何建立自己的权威的。笔者将以希波克拉底的《誓言》（*Oath*）作为切入点，因为它为我们勾勒了一名新医生所要承担的义务。[4]

《誓言》也许是西方最有影响力的医学文本，被收入《希波克拉底文集》之中，保存至今。《希波克拉底文集》共收集了大约60篇医学文本，时间跨度大概从公元前5世纪到1世纪。虽然这套文本被冠上了科斯名医希波克拉底的名字，被赋予了最高的权威，但很明显，并不是所有的篇章都是由他所著，甚至有可能没有任何一个文本是他写的。本章第二部分的主题就将讨论医学知识传播中权威和作者之间的关系。

古代的大多数医学文献都是由医生撰写的。然而，在古代，从事医疗实践的远不止医生。病人（或作为消费者）还可能会求助于割根者（Yoot cutters）、卖药人、助产士、人群聚集者、按摩师、巫师，以及治病的神和他们的祭司或女祭司等等，这个名单虽长却可能并非没有遗漏。因此，本章的第三部分将专门讨论古代医学的"多元性"③。在这个多元化的环境中，病人发挥着核心作用，不仅体现在寻找合适的

①　Nutton 2013:70.

②　*On the Therapeutic Method* 1.1.

③　Lloyd 2003:41.

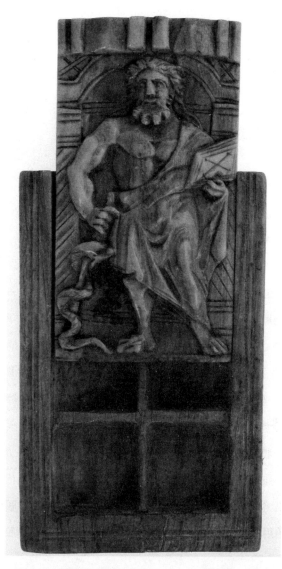

图 8.1 有 6 个隔间的象牙药箱，罗马，5 世纪。这个箱子里装的是药物制剂，有一个滑动的盖子，上面有阿斯克勒庇俄斯医神的图案，他的右手拿着一根权杖（上面有蛇），左手拿着一本书。这是瑞士库尔大教堂的宝藏。来源：Rätisches Museum Chur。

治疗者方面，还体现在照顾自己上。笔者将在本章的最后部分讨论他们。

希波克拉底《誓言》和古代医生的权威

希波克拉底《誓言》（见图8.2）大概成书于公元前5世纪末或前4世纪，它无疑是所有时代最著名的医学文本之一。[5] 如今，一些医学院，特别是在美国，医学生在毕业时仍然会用《誓言》的修订版来进行宣誓，或在教学中参考该文本[1]。换言之，《誓言》是今天一些医生通过明确道德原则来巩固其执业权利和权威的手段之一。《誓言》中有三个著名的禁令，其中的两个——禁止给予致命的药物，禁止给予妇女破坏性的子宫帽（第三个禁令是禁止行切开术，特别是取石术）直到21世纪，仍然在为关于安乐死和堕胎的伦理辩论提供参考依据[2]。然而，对希波克拉底《誓言》中这些禁令的解释，仍然有很多有待讨论的空间。特别是，我们应该问这些禁令是不是绝对的[3]。那么，对着《誓言》宣誓的人是不是永远都不应该帮助病人自杀，还是他们只是承诺不向有谋杀意图的人提供毒药？因为《誓言》最原始的版本明确提到了"堕胎用的子宫帽"，那么他们是应该永远不得实施堕胎，还是仅

---

① Dossabhoy et al．2018．

② 例如，见 Miles 2005。

③ 见例如 Rütten & von Reppert-Bismarck 1996；Flemming 2005。

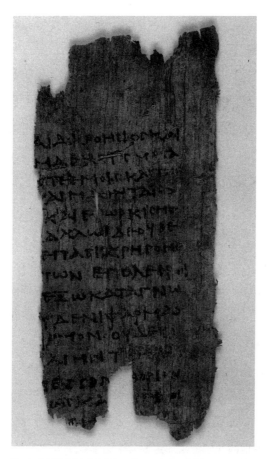

图 8.2　这件纸莎草纸的年代为 3 世纪，是保存下来的最早的希波克拉底《誓言》的副本。它是在中埃及（Middle Egypt）俄克喜林库斯城（Oxyrhynchus）发现的，那里发现了许多希腊语和拉丁语的纸莎草纸。它没有禁止堕胎子宫帽，而是更普遍地禁止堕胎药。俄克喜林库斯纸莎草纸 2547，藏于惠康图书馆，编号 5754。来源：Wellcome Library。

仅不得用子宫帽进行堕胎？　他们是要摒弃所有形式的手术，还是只摒弃最复杂的手术？　当然，在书写《誓言》的时候，《誓言》的原则远未被普遍接受。在《希波克拉底文集》的妇科论文中包含了如何打掉胎儿的各种建议和秘方①，古代亦有许多医学自杀的例子②，[6]而且充分的证据表明，古代医生会从事各种形式的外科手术，正如本章开头所引用的卢西恩的文章提到的。尽管围绕《誓言》的解读生发出了各种各样的议题，但是它对我们了解古代的医生如何获得知识和权威这一问题提供了极好的引子。

《誓言》开篇以对医生阿波罗、阿斯克勒庇俄斯、海吉亚（hygieia，即 health，健康）和帕娜西亚（药神）诸神的召唤开始，他们是在古代世界与治疗最相关的诸神③，但也召唤了其他所有诸神，因为他们在必要时也会有治疗的能力。虽然希波克拉底派的医生们因对健康和疾病（分别被视为平衡和不平衡）机械论的解释而闻名，但他们并不否定神灵在治疗问题上的权威性。古代医生经常会向阿斯克勒庇俄斯参拜和献祭④，他们会自称"阿斯克勒庇德斯（Asclepiads）"，即阿斯克勒庇俄斯的后代⑤。因此，在《普罗塔戈拉》（*Protagoras* 311b）中，柏拉图就把科斯的希波克拉底称为阿斯克勒庇德斯。[7]再稍晚一些的盖伦就多次自称阿斯克勒庇俄斯虔诚的信徒，医神曾托梦给他的父亲尼西阿斯（Nicias），说他的儿子将来注定要从事医学⑥。[8]

---

① 例如，见 *On the Nature of the Child* 2。

② van Hooff 1990: 123 - 6.

③ Stafford 2004；Wickkiser 2008.

④ Gorrini 2005.

⑤ Edelstein & Edelstein 1945: 57.

⑥ *On the Order of My Own Books* 4.

在召唤诸神之后，宣誓之人发誓会将自己的老师视同父亲，彼有急需，必将接济之；将自己的学生视彼儿女，犹我兄弟，如欲受业，当免费并无条件传授他们。这里所描述的是一个典型的古代学徒制。在古代，学徒制涉及学徒（或他们的家人）和师傅之间的金钱交易，人们不会免费学习医术，除非他们是一位知名医生的亲生子女。柏拉图指出，科斯的希波克拉底收过付费的学生[1]。当学徒付钱给他的师傅时，他也被"收养"到他的家庭中，于是原本没有血缘关系的两个人之间建立起了亲属关系 —— 这种亲属关系被称为"阿斯克勒庇德斯"。这种家族内的知识传播系统虽然在古代世界逐渐失去了它的普遍性，但从未完全消失。在整个古代，这种现象常见于医生或其他治疗者的世家[2]。我们也可以把最早出现在希腊化时期的古代医学"宗派（sects，希腊语：*haireseis*）"类比非常大的家族[3]。当我们看到一个经验论、方法论或灵气论者的儿子在选择宗派时会跟随父亲，就是再自然不过的了。盖伦在下面这段话中就间接地暗示了这个事实：

> 医生和哲学家要崇拜其他的医生和哲学家，既不需要学习他们的理论，也不需要实践过他们的论证方法，尽管这些是让他们能够分辨某个论点错误和正确的依据。而事实上，他们所崇拜的人只消是他们的父亲，或老师，或朋友，或他们所在的城市里都在崇拜的人，而所谓的属于经验主义、教条主义者或方法论派，

---

① *Protagoras* 311 b–c.

② Nutton 1992：19；Samama 2003：62.

③ 关于这些宗派的介绍，见 Leith 2016。

都只是碰巧罢了。①

无论如何，在整个古代，找到合适的老师是很重要的，因为他的名字可能就是自己医学权威的保证书②。

《誓言》中提出的以家庭为基础的制度旨在保护"医术（medical *technē*，医学技艺或手艺）"的传承，因为希波克拉底派的医生主要就是手艺人（artisan）。在《誓言》的短文中，*technē*一词出现了不下四次，可见作者有多么希望将医学定义为一门实用艺术，而不是理论艺术③。在柏拉图和其他古典哲学家的哲学中，*technē*是一个核心概念，与*epistēmē*（知识，认识）不同，因为它需要蕴含在实践中④。因此，医学与其他技艺（*technai*）如制陶、编织、雕刻、耕作、音乐演奏和烹饪，有很多共同之处。

古典世界的大多数技艺都是口口相传的，例如，关于陶器艺术的传播几乎没有书面记录。医学也不例外，在希腊人于公元前8世纪采用字母之前，以及在公元前6世纪将文字书写应用于哲学之前，医学的实践就已经诞生了⑤。在整个古代，没有读写能力或识字能力非常有限的人也可以成为医生⑥。另一方面，在希腊世界里，医生是最早用散

---

① Galen, *On the Order of My Own Books*.

② Massar 2010.

③ 见 von Staden 1996 a: 411。

④ Cuomo 2007: 7 – 40.

⑤ 关于希腊文字的介绍，见 Thomas 1992。

⑥ Hanson 2010.

文书面语来传播知识的人之一。《希波克拉底文集》中包含了最早完全以希腊文保存的散文（一些前苏格拉底哲学家用散文写作，但他们的作品只有一些片段被保存下来）。希波克拉底《誓言》本身指的是书面盟约，这在师傅和新学徒之间是必要的，但在师傅和他的家庭成员（或准家庭成员）之间则不是。

著书立说使医生能够将传统上可能属于其他治疗者群体的知识据为己有，特别是其中有关妇科的文献，妇科文献是《希波克拉底文集》中十分重要的一部分[①]。即便如此，有文化的医生和哲学家对于文字在医学知识传播中的作用是持保留意见的。柏拉图、亚里士多德和色诺芬（Xenophon）都认为，人们不能从书本中学习医学[②]，在这些哲学家看来，对于需要言传身教的具体实践来说，著书立说是一种糟糕的替代品。除了这些哲学上的考虑，我们还可以加上更多实践上的考虑：古代的文本是手抄的，因此会受到手稿容易遭到破坏的影响；某个文本唯一的副本可能会被销毁，就像盖伦的几部作品一样，在192年的罗马大火中就被付之一炬了[③]；[10]复制者在复制文本时可能会引入一些谬误，这在药学文本中最为明显，如药方，其中的成分被省略或无意中被替换成其他成分，给出的数量也可能出现错误。盖伦建议将药方写成诗句，以避免错误，同时也有助于记忆[④]。

---

① King 1998.

② *Phaedrus* 268c; Aristotle, *Nicomachean Ethics* 10.9, 1181b2 – 6; Xenophon, *Memorabilia* 4.2.10; 参见 Totelin 2009: 246 – 7。[9]

③ *Avoiding Distress* 12 – 13.

④ 参见 Totelin 2012b。

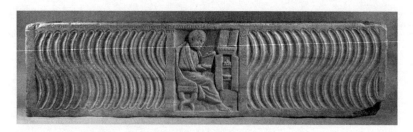

图 8.3　4 世纪初，奥斯提亚（罗马附近）某医生的大理石石棺。医生坐在椅子上阅读纸莎草纸卷轴。在他旁边有一个开放的柜子，里面存放着更多的卷轴和一个盆。橱柜的顶部是一个装有手术器械的箱子。藏于纽约大都会艺术博物馆，编号 48.76.1。来源 :the Metropolitan Museum of Art。

　　无论他们如何批评写作，有文化的医生却都为自己这一本领感到自豪，以至于在他们的墓碑上常见到书籍的呈现[①]。因此，来自奥斯提亚（Ostia，罗马附近）的一具可以追溯到 4 世纪初的石棺，上面雕刻了一位医生在坐着（传统姿势）阅读一本打开的卷轴（见图 8.3），他的右边是一个柜子，里面有更多的卷轴和一个盆子（也许是给病人放血时用的），柜子的顶部放着一个打开的手术器械箱。这些符号（书籍和手术器械）的组合标志着医术的双重性 : 理论和实践。

　　《誓言》的作者所倡导的医疗实践类型是一种基于摄生法的实践 —— 饮食医学，这在《希波克拉底文集》和后来的医学文本中都非常突出。饮食医学包括食物、睡眠、梦、运动、性活动和病人生活的其他方面，在古典时期，饮食医学是一门相对较新的学问，仍在寻求认可和权威。喜剧作家阿里斯托芬（Aristophanes）就批评这种医学过于书生气和迂腐[②]；[111] 柏拉图在《理想国》[③] 中批评饮食医学是只有富

---

① 　Hillert 1990: 94 - 7, 155 - 9.

② 　*Frogs* 939 - 43; 参见 Jouanna 2000。

③ 　*Republic* 406 *d-e*.

人才能消受的医学，因为它很耗时。[12]医生在从事饮食医学时，很容易滥用他的权威，这也许就是为什么《誓言》坚持医生应该让他的病人免受伤害，这一原则在这篇短文中重复了两次（"但我要让他们远离伤害或不公正的东西"；"我将为病人的利益而去，同时远离所有自愿和破坏性的不公正"）。然而，著名的"至少不伤害（*primum non nocere*）"的劝诫并不是出现在《誓言》中，而是出现在希波克拉底的另一篇文章《论流行病（一）》中：

> ［医生］必须能够说出过去的情况，了解现在的情况并预测未来的情况。他必须关注这些。对于疾病，他必须注意两件事，即帮助和至少不伤害。这门艺术涉及三件事：疾病、病人和医生。医生是艺术的仆人，病人必须与医生一起对抗疾病。①[13]

这段话向我们介绍了古代医学中一个非常重要但《誓言》中没有讨论的方面：预后②。这里的预后是指预测病人病情发展和结局的能力，正如维维安·诺顿所说③，它"包含了今天所说的采集病史、诊断和判断预后"。正如《希波克拉底文集》中的其他段落所表明的那样，当医生熟练掌握预言这门艺术时，他们更容易获得病人的信任——预后是建立权威的一种手段（*Prognostic* 1）。[14]反之亦然，糟糕的预言者会被病人嘲笑，正如希波克拉底在《预言（二）》（*Prorrhetic* 2）中的以

---

① *Epidemics* 1.11.

② 见 Edelstein 1967：65 – 85。

③ Nutton 2013：89.

下段落所表达的那样：

> 我建议你尽可能地谨慎，不仅在医学技艺（*technē*）的其他领域，而且在预后方面也要如此，因为你知道，当你预测成功时，你所治疗的病人会钦佩你，但当你失败时，你不仅会被讨厌，甚至可能被视为疯子。①[15]

几个世纪后的盖伦也非常重视预后，他专门写了一篇文章《论预后》（*On Prognosis*），用实例说明了自己在这一领域的实践。[16]正是在这篇文章中，他讲述了他第一次觐见马可·奥勒留皇帝的情形（*On Prognosis* 11）。三位医生已经为皇帝做了检查，并为他诊了脉，得出的结论是病情处于疾病初发。然而，皇帝命令盖伦为他检查。盖伦通过娴熟的把脉，确定奥勒留患的是消化不良，而不是初发的热病。

因此，良好的预言是建立自己权威的一种手段，同时也避免了对病人的伤害。然而，这就提出了一个问题，即有利和有害之间的界限在哪里。古代医生经常指责他们的对手造成伤害。因此，《希波克拉底文集》中《论妇女的疾病》第1卷第34章的作者就批评医生（*iatroi*）给产后子宫肿胀的病人使用收敛剂。[17]希波克拉底《论关节》（*On Joints*）第42章的作者则责备那些试图将驼背者的脊柱拉直的医生（同样，他们被称为 *iatroi*），这些医生把驼背者固定在一个梯子上，通过滑轮系统将梯子拉离地面，然后从高处落下。这除了哗众取宠，没有

---

① *Prorrhetic* 2.2.

任何治疗作用。[18] 此外，希波克拉底《论古代医学》第9章的作者在讨论病人的食物管理时说："我强烈赞扬那些只犯小错误的医生，因为很少能找到凡事准确无误的医生。"[19] 接着，他把医生比作水手，若是在平静的海面上航行时犯错，不会遭遇太严重的后果，但如果是在风暴中，他们的无知就会暴露出来，因为他们会失去自己的船而陷入万劫不复。同样地，如果是严重的疾病，不好的医生（他们是大多数）也会失去他们的病人。他总结说，"对于他们每个人 [坏水手和坏医生] 的惩罚都是迅速的"。在整个古代，有文化的医生都在继续用书面的形式批评他们的同行，对糟糕的医生予以批评指责。盖伦专门写了数篇文章，来驳斥竞争对手的理论和做法①。换句话说，医生们会通过打造自己的资质从正面树立自己的权威，也会从反面嘲笑对手的技术不行。

因此，良好的预后会带来良好的声誉，《誓言》对此表达了深切的关注。事实上，《誓言》的最后就对遵守誓言得到良好声誉表达了祝愿：

> 如果我履行这个誓言，如果我不模糊和混淆它而使它无效，愿我享受生命与医术的无上光荣，在所有人中永远保持良好声誉。若有违背，则视为伪誓。

可见，促使医生们对希波克拉底《誓言》宣誓的是人类同胞的认可，而不是对来世回报的任何期望②。

总而言之，透过《誓言》，我们可以了解古代医学权威研究的几个

---

① 例如，见 *Against Lycus; Against Julian*。

② 见 von Staden 1996: 409。

核心主题：家庭、技艺、文化和避免伤害。不过，值得注意的是，《誓言》突出的地位是逐渐获得的。到了4世纪，我们才能见到确凿的证据证明新入行的医生会宣誓，当然也不是所有的医生都会宣誓，事实上，直到16世纪，宣誓可能才变得普及[1]。在古代世界，要成为医生并不需要宣誓。

| 作者署名与权威

进一步来讲，希波克拉底《誓言》之所以与权威的研究相关是它的作者不详。该文本作为《希波克拉底文集》的一部分被保存下来，顾名思义，《希波克拉底文集》被认为是由活跃于公元前5世纪的科斯名医希波克拉底所著的文本（约60篇）。然而，很显然，这些文本不可能全部由一个人所撰，因为文本中有些是相互矛盾的，更不用说它们的文风有明显的不同。自希腊化时期以来直到最近，学者们一直在怀疑哪些文本是希波克拉底所写，哪些是他的家人或同一个圈子的成员所写，哪些是不符其实、担不起这位医学大师之名的[2]。

直到20世纪，人们普遍认为《誓言》货真价实，都是希波克拉底的著作，但文本中包含了一些不同寻常的禁忌，这使得著名学者路德

---

① Nutton 1995 b: 29.

② 简要介绍，见 Craik 2015: xx-xxiv；也见 Smith 1979。

维希·埃德尔斯坦怀疑这文本是毕达哥拉斯派所作[①]。的确，哲学家毕达哥拉斯（公元前6世纪）的追随者谴责任何形式的动物（也包括人类）杀戮。这一理论在古代医学史家的圈子之外被证明是非常有影响力的，因为它为"罗伊诉韦德案"的辩论提供了依据，该案是美国最高法院在1973年具有里程碑意义的裁决，此后各州将堕胎定为犯罪或限制堕胎的法律属于违宪[②]。今天，埃德尔斯坦的假说已被否定，大多数学者已经放弃了发掘希波克拉底文本真本的探索，尽管如此，透过所谓的"希波克拉底问题"，仍然可以看到在古代世界医学知识传播中权威与作者署名之间的复杂联系。

埃德尔斯坦的理论被用于罗伊诉韦德案（埃德尔斯坦在1973年已经去世）之中，认为人们不应过分迷信《誓言》，因为它是毕达哥拉斯派的文件。该案指出，《誓言》实为毕达哥拉斯派学者所著，这"对过于僵化的所谓希波克拉底《誓言》给出了一个令人满意且可以接受的解释。它使我们能够在历史语境中理解一个长期被接受和崇敬的医学伦理准则"[③]。将希波克拉底奉为权威（或认为他缺乏权威）的历史是十分悠久的。事实上，在整个古代，甚至之后更久的历史上，医学家们都会援引"希波克拉底"的学说，或者说是他们所构建的希波克拉底学说，来论证自己的理论和实践。其中最突出的是盖伦，当他在批评对手并为自己的观点辩护时，就经常会提到这位伟大的医学大师，从而将自己定位为新的希波克拉底。例如，在药学文本《论

---

① Edelstein [1943] 1967: 3 – 63.

② 410 US 113.

③ 410 US 113, 131 – 2.

产地与药物的成分》(*On the Composition of Drugs according to Places*) 序言中，他写道：

> 许多医生在使用他们自己写的药方时，许多医生不仅是在随机行事，有时是非常随机，以致造成了很大的损害，使病情无法治愈，就像那些没有章法地使用这些药方和其他许多药方的人一样。正如希波克拉底所写的那样，"帮助或至少不伤害"，我一直谨遵他的告诫，在能提供帮助的情况下采取行动。[1][20]

在这一段话中，盖伦将他自己的做法与那些"没有章法"的医生的做法进行了对比，认为自己遵循了希波克拉底的"不伤害"原则。对盖伦来说，希波克拉底是一个权威人物。杰弗里·劳埃德 (Geoffrey Lloyd) 对"权威"这个概念有如下定义：

> 我所说的权威人物是指那些被援引来支持或证明某一特定思想、理论或实践的人。并不是说这些人物一定被认为是无懈可击或不受批评的，尽管很明显，他们受到的批评越多，他们在建设性目的上的分量就越小。[2]

权威人物不一定是著述的作者，但对盖伦来说，希波克拉底是《誓言》和其他许多希波克拉底文本的作者，是真正亲笔撰写它们的作者。

---

[1] 摘自 K12.381，托特林译(Totelin 2012b)，略有修改。

[2] Lloyd 1996:20.

事实上，"作者"在《希波克拉底文集》中收集的许多篇章中都表现出很强的存在感。我们在《希波克拉底文集》中发现了许多以第一人称（使用代词"我"或"我们"）表述的情况。通过这些陈述，《希波克拉底文集》的作者们会吹嘘他们自己在该领域的专业知识，批评他们的对手，或提到他们自己的著作。然而，古代希波克拉底文本的"作者"与近现代的作者有很大不同，因为《希波克拉底文集》本质上是汇编性的论文集。这些作品是对疾病的描述、治疗方法和其他医学信息汇总的合集。在两部或更多的希波克拉底文本中发现几乎完全相同的段落是很常见的[1]。因此，帕梅拉·朗（Pamela Long）对所谓"作者身份"的定义尤其适用于《希波克拉底文集》：

> 在最基本的层面上，作者身份是指创造某种东西的行为或做法，如一篇论文、一幅画或一项物质发明。在最平凡的意义上，书面作品的作者是作家，他必须持续创作，而不是逐字逐句地复制另一个文本，复制两个或更多的文本并把它们放在一起可能就足够了。[2]

汇编并不是《希波克拉底文集》所独有的，在古代，医生们继续以新的格式重新使用和"重新包装"医学素材。例如，上文提到的盖伦的药学文本《论产地与药物的成分》，这也是一本极其庞大的文献汇编，共分10卷，所有药方是从旧的权威文献中摘录而来[3]，盖伦将

---

① 关于希波克拉底作者的编纂方法的介绍，见 Langholf 2004。

② Long 2001: 7 – 8.

③ 见 Fabricius 1972。

其按从头到脚的身体顺序重新组织。在这套书中，经常会有很长的段落是原封不动从他的原始资料中直接引用的。然而，古代的引文方法没有现代那么严格，现代读者可能很难确定哪里是引用的，哪里又是盖伦自己写的。再加上盖伦有时会引用以第一人称书写的材料，原作者的存在感非常明显，因此，盖伦的权威和引文的权限之间的界限是非常模糊的 ①。在现在看来，盖伦以及他之前和之后的许多其他医学作者的做法是一种抄袭，但正如帕梅拉·朗令人信服地提出的 ②，在阅读古代技术文本时，我们必须对"剽窃（plagiarism）"和"知识产权（intellectual property）"加以区分。对于古代的技术文献作者来说，知识产权并不是什么大问题，他们毫无顾忌地从资料中"借用"大篇幅的段落。事实上，医学作者可能认为这种"借用"是好的做法，因为这表明他们建立在过去作家的权威之上 ③。

"剽窃"，即错误的作者归属，是一个令人担忧的问题，盖伦讲述的一个著名的轶事就说明了这一点。这位著名的医生当时正在罗马名为桑达拉里姆（Sandalarium）的购物区闲逛，他就发现了一本名为《名医盖伦》（*Galen: The Doctor*）的书，而这本书并不是原作（*On My Own Books,* 序言）。[21] 盖伦表示，这则小插曲并不是孤立事件："我的书受到了各种各样的破坏，各个国家都有人经过各种删减、补充和修改，然后用自己的名字出版了不同的文本。" ④ 盖伦正是因为自己的作品遭到篡改，才决定编写一份著作清单。从盖伦的抱怨，我们也可以窥见

①③　见 Totelin 2012b。

②　Long 2001：10 – 12；另见 Silk 1996。

④　译文见 Singer 1997：3。

古代医疗市场的竞争性，我们现在就来谈谈这个问题。

| 医疗市场

在本章中，我们遇到了几个古代医生竞争行为的例子：他们正是通过竞争争取到客户和学徒，他们也正是通过竞争树立了自己的权威。竞争并不局限于与其他医生的竞争，在维维安·诺顿笔下的"医疗市场"上[①]，在古代世界还活跃着许多其他的治疗者。然而，如果把这种竞争看作是一群医者完全试图超越（和驱逐）另一群医者，那就错了。大多数治疗者都承认，他们的技能和专业知识是有限的，而且不同类别的治疗者之间开展合作的例子也比比皆是，尽管有时是自愿的，有时是有些勉强的。

《誓言》的作者明确承认自己的医术有限，并提到了（内科）医生(physician)之外的另一类治疗者——外科医生(surgeons)。事实上，宣誓的人承诺不行切开术，当然也不可切开取石，并补充说"我将把这让给从事这种活动的人"。除了外科医生之外，《誓言》还可能隐晦地提到了另外两类治疗者：草药师和助产士。因为我们知道，《誓言》中提到的有毒植物和堕胎药，分别是草药师和助产士负责的领域。接下来，让我们稍微更详细地研究一下这两类治疗者，我们还将对活跃

---

① Nutton 1992；另参见 Jenner & Wallis 2007。

在古代医疗市场上的巫医加以讨论。

《希波克拉底文集》中包含大量的药方，其中大部分是以草药成分为基础的（尽管也有矿物药和动物药成分）。与后来的一些药理学文本不同的是，这些文本并没有就如何采购原料给出很多建议。希波克拉底的文本基本没有提到古代专门从事采集和销售植物药的人，只有一个例外。这个例外记录在稍晚一些的希波克拉底《书信集》（*Letters*）中，这是一部书信体中篇小说，讲述了希波克拉底如何遇到哲学家德谟克利特的故事，德谟克利特似乎得了一种疯癫病，总是不停地笑。[22]在第16封信中，希波克拉底写信给一位优秀的割根者，他的祖父克拉特乌斯（Crateuas）也是一位割根者，请他给提供一些催吐催泻的植物药来治疗德谟克利特。虽然这封信是虚构的，但它可能部分真实地反映了公元前5—前4世纪医生和草药师之间的合作。[23]

关于参与采集和销售植物药的治疗者，一个更可靠的来源是哲学家泰奥弗拉斯托斯，他在《植物志》的第9卷中描述了采集植物药的各种仪式①，并列举了6个卖根者（root sellers）②：曼提尼里的特拉西亚斯（Thrasyas of Mantinea）和他的学生亚历克西亚斯（Alexias），尤德摩斯（Eudemus），基俄斯的尤诺摩斯（Eunomus of Chios），普拉提亚的阿里斯托弗鲁斯（Aristophilus of Plataea）和一个"印度人"。[24]这些人知道如何对藜芦的效果产生抵抗力③，如何准备增强性能力的药物④，以及如何实

---

① 如 *Enquiry into Plants* 9.8.6 – 7。
② 见 Samama 2006 ; Totelin 2016c。
③ *Enquiry into Plants* 9.17.1 – 3.
④ *Enquiry into Plants* 9.18.4，9.

现没有痛苦的死亡：

> 曼提尼里的特拉西亚斯说，他发现了一种药可以导致轻松无痛的死亡，是用毒堇（hemlock）、罂粟和其他植物的汁液制备而成，其剂型非常便于携带，而且重量很小，约为一德拉克马（*drachma*，译注：古希腊重量单位）。它没有任何治病的作用，可以无限期地保存而不会发生任何改变。他收集的毒堇并不是随便哪里都可以的普通毒堇，而是专门从卢索伊 [Lousoi，位于希腊阿卡迪亚（Arcadia）的古城] 和其他一些寒冷且植被很厚的地方采集的，同样，其他的植物成分也是如此。他用许多其他成分配制了各种不同的药物。他的学生亚历克西亚斯也很有天赋，技术（*en-technos*）并不比他的老师差。事实上，他在医术方面很有经验，也更全面。①

因此，特拉西亚斯能够提供希波克拉底《誓言》中禁忌的致命药物。他有一种技艺，叫作 *en-technos*，泰奥弗拉斯托斯将其定义为与医学不同的技艺。另一方面，他的学生亚历克西亚斯似乎有更广泛的医疗技能，但这些技能可能是什么，我们不得而知。

历史学家狄奥多罗斯·西库路斯（Diodorus Siculus，公元前1世纪）讲述了另一个卖药人的故事，他所从事的活动在古代的医生看来便是在可接受的边缘。卡洛（Callō）是一个来自埃皮达罗斯

---

① Theophrastus, *Enquiry into Plants* 9.16.8.

[Epidaurus, 古希腊阿尔戈利斯（Asclepius）的古镇，医药之神阿斯克勒庇俄斯的神庙所在地] 的女人，她患有阴道"闭锁"。她结婚了，但不能进行"正常"的性交。后来她得了一种病，所有能找的医生都找了，但都无法解决这个问题。只有一个卖药人同意为她治疗：

> 后来，她的生殖器周围出现了炎症，由于它引起了可怕的疼痛，所以找了很多医生（*iatron*）求诊。其他医生都不愿意为她治疗，只有一个卖药人同意为她治疗，切开了肿胀的部位，然后，男性生殖器的部分露了出来，即睾丸和未穿孔的阴茎。① [25]

然后，卖药人在阴茎上打孔，并通过一个银质的导管，将引起炎症的液体引流出来。对于他的治疗，他要求双倍的费用，"因为他收治了一个生病的女人，并把她变成了一个健康的年轻男人"。卡洛将名字改为男性化的卡洛，辞去了拣羊毛的工作，改变了衣着，之后开始过着男人的生活。

在卡洛抑或是男性化卡洛的故事中，医生们拒绝给他/她切开生殖器，也许是因为他们觉得这超出了他们的技能，又也许是因为干预生殖器的一些禁忌。在希腊世界，性交被认为带来了污染，在性交后，人们需要先净身才能进入圣地②。可以说，生殖器切开术会被视为比性交污染更严重，对希波克拉底《誓言》中禁止行取石术的一种解读是，它可能

---

① *Diodorus Siculus* 32.11；译文见 Totelin 2016c: 74，略有修改。

② 见 Parker 1983。

反映了一种"对切割男性生殖器的自我审查"①。

虽然切割生殖器和污染之间的联系仍不清楚，但出生、死亡与污染之间的联系是肯定的。在古代世界，接触出生和死亡被认为会带来污染，这也就意味着许多治疗者经常会有发生污染的风险。助产士尤其如此，在围产期死亡率很高的社会中，他们协助分娩，经常要处理婴儿和母亲的死亡问题②。希腊最早的助产士之一法诺斯特拉特（Phanostrate）的墓碑上就铭写了赞扬的诗篇，也许正是因为她的大多数危急的病人都活了下来："助产士（maia）和医生（iatros）法诺斯特拉特长眠于斯 / 她没有给任何人带来痛苦，身后被所有世人怀念。"③法诺斯特拉特没有给任何人带来痛苦的说法，让人不难想起希波克拉底的"不伤害"原则和希波克拉底《誓言》。[26]经她治疗的病人很可能社会各阶层都有，而不仅仅是妇女和婴儿。

在她的墓碑上，法诺斯特拉特的形象是坐着的，握着另一个女性的手，她们的周围是几个孩子。这种画面属于典型的墓碑，并没有展现法诺斯特拉特的医学知识④。另一方面，后来的女医生则大多在墓碑暗示自己从书籍中获得的知识。因此，穆萨（Mousa）是活跃在公元前2世纪或公元前1世纪的拜占庭女医生（希腊语：iatreinē），她的墓碑上呈现的她手中拿着一个纸莎草卷轴⑤。公元前2世纪，另一位活跃

---

① Miles 2005：107.

② 见 Parkin 2013。

③ *Carmina Epigraphica Graeca* 2.569，译文见 Lambert & Totelin 2017；见 Samama 2003：109 – 10。

④ 另有稍微不同的论点，见 Demand 1995。

⑤ 关于她的墓志铭文本，见 Samama 2003：413 – 4。

在梅斯（Metz）的女医生（拉丁语：*medica*），她名字没有被记载下来，墓碑上也是拿着一卷书。在1世纪医学作者索拉努斯《妇科病学》第1卷第2.2章对助产士的刻画中，识字是优秀助产士的特征之一①。[27]那么，在古代，识字大概是助产士和女医生构建其权威的方式之一。

另一位古代女治疗者（她给自己的具体头衔不详）斯克里波尼亚·阿蒂斯（Scribonia Attice）选择在她的坟墓上呈现她的医术：为一个妇女接生 [奥斯提亚安提卡（Ostia Antica），萨克拉岛（Necropolis of Isola Sacra）墓地100号]。斯克里波尼亚看着我们，而产妇则抓着分娩椅的把手，一个侍者在一旁支持她。斯克里波尼亚并不是其家族中唯一的治疗者。她和她的丈夫马可·乌尔皮乌斯·阿梅里姆努斯（Marcus Ulpius Amerimnus）葬在一起，画面中他在治疗病人的腿，旁边是一套大型手术器械（见图8.4）。这对夫妇的合作关系取得了丰厚的利润，这使他们能够有钱负担起一座纪念碑式的坟墓和自由人的服侍（坟墓的献词中提到了自由人）②。

盖伦为我们提供了另一个他与助产士合作的例子。他被请去为罗马执政官波埃修（Boethus）的妻子进行医治，她患有女性流感（female flux），但"起初羞于告诉这么顶级的医生们，而我被普遍认为是其中之一，但她把自己交给了舒适的助产士来照料"③。盖伦与这些助产士一起工作，他认为首席助产士是"优秀的"，但也将自己描述为其高贵的病人设法找到治愈良方的救世主。盖伦治疗一个月后，波埃修的

---

① 关于助产士的学习，见 Laes 2010。

② Helttula 2007: no.133.

③ *On Prognosis* 8；译文见 Nutton 1979: 111.

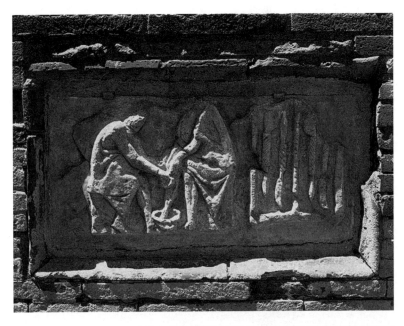

图 8.4 外科医生乌尔皮乌斯·阿梅里姆努斯的浮雕，来自奥斯提亚（罗马附近），2 世纪中期。乌尔皮乌斯与他的妻子斯克里波尼亚·阿蒂斯葬在一起，后者在同一座墓的另一块浮雕上有所体现。乌尔皮乌斯正在为病人的腿进行治疗。在他们旁边有一个超大的手术器械箱。奥斯提亚安提卡，萨克拉岛墓地 100 号。来源：Ministero per i beni culturali。

妻子痊愈了，他得到了400块钱的奖励，但也成为其他医生嫉妒的对象。

盖伦强调，他"完全遵照希波克拉底和他最好的医学继承人的治疗方法"。然而，他的治疗方法为他赢得了"起死回生（*paradoxopoios*，译注：创造奇迹的人）"的称号。盖伦似乎欣然接受了这一称号，但这也可能是一种调侃的意思。虽然古代医生承认医神阿斯克勒庇俄斯、他的信徒和希腊罗马万神殿的其他神灵有能力起死回生（见上文），但他们对其他人是否具有这样的能力是非常怀疑的。另外还有一个重要文本讨论了这个问题，那就是希波克拉底的《论圣病》，作者在其中记录了他对所谓"圣病"（一种以癫痫发作为特征的疾病）的看法。他断言，这种疾病并不比其他疾病更神圣，因为它有一个自然的原因（黏液过多），并批评了那些首先称其为"圣病"的人：

> 在我看来，最初认为这种疾病神圣的人就像我们今天所说的术士、催吐催泻师、江湖郎中和庸医一样，这些人自称极虔诚，而且知识渊博。然后，这些人以神性为借口，为他们无法提供任何帮助进行辩护，为了不显示他们的完全无知，诡称这种病是神圣的。他们添油加醋地编些似是而非的故事，于是确立了巩固自己地位的疗法，他们使用催吐催泻疗法和咒语，要病人禁止洗澡，并禁食许多种食物。[①][28]

作者认为，如果他们的治疗失败，病人死亡，这些人可以躲在神性的背后，但如果他们成功了，就会让自己显得非常聪明[②]。整个古代的医学作者对庸医[③]、魔术师[④]和宗教治疗师表示保留，但这当然不妨碍其中一些治疗师声名大噪。在这些人中，包括拿撒勒的耶稣（Jesus of Nazareth），他以神的名义治病救人[⑤]；或者聪明的新毕达哥拉斯派提亚那的阿波罗尼乌斯（Apollonius of Tyana，1世纪），诡辩家菲洛

---

① *On the Sacred Disease* 2.

② 关于这段文字的分析，见 Laskaris 2002。

③ 见 Boudon – Millot 2003；McNamara 2003。

④ 见 Jouanna 2011；Petit 2017。

⑤ 见 Ferngren 2009。

斯特拉图 (Philostratus，2—3世纪) 记述了他的生平。

　　据称，阿波罗尼乌斯有许多治病救人的传奇故事 [菲洛斯特拉图《阿波罗尼乌斯的一生》(Philostratus，*Life of Apollonius*) 第3卷第39章，第6卷第43章]：他治愈了一个患狂犬病30天的男孩、一个在猎狮时受伤的瘸子、一个双目失明的人、一个手瘫的人和一个分娩时遭遇严重痛苦的妇女：

　　　　还有一个已经经历了7次难产的女人，假以丈夫之手，通过如下方式得到了治愈。阿波罗尼乌斯命令这个男人，一旦发现妻子怀孕，就把一只活的野兔带进她怀孕的房间，在她周围走一圈，同时把兔子放了。因为除非兔子立即被带出去，否则子宫会和胚胎一起被排出去。①[29]

　　这段话相当含糊，很难确切地知道阿波罗尼乌斯的治疗结果是什么：结果是流产、子宫脱垂膨出，还是只是在孕期的子宫脱垂？ 显然，阿波罗尼乌斯是通过一种仪式来"治病"，这种仪式包括把病人和一只活的野兔围起来，选择野兔的原因可能是它有很高的生育能力。盖伦和他的希波克拉底前辈们肯定会对这种充满巫术色彩的仪式感到不快。然而，在某些方面，这种治疗与盖伦这样的医生所推荐的治疗并无太大区别。在《希波克拉底文集》中，有若干个用兔毛涂抹妇科药的例子（如《论妇女的本质》第97章）。[30] 希波克拉底派的医生之所以选择这种介质来涂抹药物，可能也是为了满足病人的愿望吧。

_____

　　① Philostratus, *Life of Apollonius* 3.39.

病人和权威的构建

到目前为止，笔者一直在关注治疗者和他们建立权威的方法。然而，在医疗境遇中至少会有两个人：治疗者和病人，我现在要转向病人，和之前一样，依然是从希波克拉底《誓言》开始。

希波克拉底《誓言》将病人视为照护的被动接受者，他们是必须被保护的人，以免遭受治疗者可能造成的伤害和不公正。特别是，必须保护他们免受性虐待：

> 无论我步入多少户家庭，我都要为病人的利益而去，同时远离一切自愿的和破坏性的不公正，特别是不得对女人和男人、自由人和奴隶的身体有任何性行为。

宣誓者还承诺不得泄露病人向他透露的情况。在古典希腊法律的背景下，与自由人出身的妇女发生非婚性行为可能会遭到重罚，有时是死亡[①]；与自由人出身的男人发生性关系是可以接受的，但只在一些有限的范围内[②]；与奴隶的性交是由奴隶主控制的——奴隶几乎没有性自主权[③]。因此，《誓言》超越了希腊世界的法律，禁止医生与部分病

---

① D. Cohen 1991.

② 例如，见 Dover 1989；Davidson 2007。

③ E. Cohen 2014.

人发生性关系。这样一来，它承认性是一种可以让渡权利的方式。然而，它并没有承认这样一个事实，即医生并不总是自由人出身，他自己也可能是不情愿的性挑逗的对象，并且自己的地位未必允许他有权利拒绝性挑逗。在如此之短的文本中，这种缄默也许是很自然的，但它表明《誓言》的作者希望将病人呈现为医疗境遇中弱势一方。实际上，病人在医学权威的构建中可能发挥了巨大的作用，至少在古代世界的某些地方的某些病人是如此。正如梅林达·莱茨（Melinda Letts）所说[1]，在一个没有正规执照许可的医疗市场中，医疗权威确实是一个非常脆弱的东西。在古代医学文献中，不听话的病人、拒绝遵医嘱的病人是常见的主题 [例如见希波克拉底的《论医术（七）》（*On the Art* 7）："相比医生给出错误的指示，病人不能听从指示的情况更常发生。"] [31] 盖伦认为，面对身为达官贵人的病人，那些自由人出身的医生总是像奴隶一样去投其所好：

> 由于（治疗中）他们无法确保有效，他们从不要求他们的病人服从和跟随他们的指示。相反，他们自降身份，沦为了病人的奴隶。他们服从病人，甚至迎合他们，以满足他们的欲望；他们从来无意于引导他们去做最适宜和最有用的，因为他们对这些知识一无所知。他们不论情况如何，都竭尽所能地去讨好病人，满足病人的欢心，从而将奴性做到了极致。这样一来，他们就成了邪恶的奴隶，他们的服务是无用的，甚至是有害的。[2] [32]

---

① Letts 2015.

② Galen, *On Recognizing the Best Physician* 5；译文见 Iskandar 1988: 77 – 9。

盖伦蔑视"奴化"的医生，这是他在社会中所处特权地位的产物：他的父亲是一个富有的建筑师，他自己后来也官至御医，他有能力不去讨好病人，按照他们的喜好来提供药方。这种特权并不是所有人都能享有的，那些原本是奴隶的医生就更不可能享有。但是，在古代世界，即使是最尊贵的医生也可能失宠，罗马城雇用的第一位公共医生阿卡加索斯 (Archagathus) 的故事便说明了这一点。

> 卡西乌斯·海米纳 [Cassius Hemina，活跃于公元前 2 世纪的罗马年鉴历史学家]，我们最古老的作者之一，写道：第一个来到罗马的医生是伯罗奔尼撒人（Peloponnesian）阿卡加索斯，他是利萨尼亚斯（Lysanias）的儿子。那年是罗马历 535 年 [公元前 219 年]，正值卢修斯·埃米利乌斯（Lucius Aemilius）和马可·李维斯（Marcus Livius）执政。他被授予公民权利，并在阿基里乌斯（Acilius）的十字路口用公共资金购买了一个工场。他们说，他是一个创伤治疗者（wound healer），他起初是最受欢迎的，但很快，由于他在切割和烧灼时手法残忍，他的名字被改成了"屠夫"，他的医术和所有医生一起，成为人们厌恶的对象。①[33]

由于老普林尼的记载是这一事件唯一的资料来源，我们无法确定阿卡加索斯是否真的用其残忍的方式滥用自己的职权，或者他的治疗方法是否合理，但可以确定的是，他的治疗由于过于痛苦没有得到病人

---

① *Natural History* 29.12 – 13.

的认可。老普林尼本人在讲述这个故事时也有自己的目的。在他看来，专业医学是一种从希腊世界传入的疾病。按照意大利理想家庭中的治疗方式，是由一家之主即家长（pater familias），负责照顾他的妻子、孩子和奴隶，而与之相比，专业医学这种治疗方式是非常低级的[1]。诚然，老普林尼对传统罗马治疗的看法恐怕不能反映他那个时代的现实，但在古希腊罗马世界，许多治疗的确都是在家庭中进行的[2]。古代医生承认这一现实，于是专门为有文化的外行人写了医书，最早的一部当数希波克拉底的《论病症》[3]。在面对的是有眼光、对治疗有了解的病人时，古代的治疗师必须把自己塑造成权威的形象。

│ 结论

把古代医学比作由竞争原则支配的市场，已经成为一种司空见惯的说法。在这个市场上，治疗者必须通过竞争来吸引病人的注意力，而病人本身对如何照顾自己和他们的亲属可能是非常熟练和熟稔的。当然，病人可选的治疗者层次肯定是不同的，这取决于几个因素，包括财富、社会地位、地点和文化水平。因此，生活在偏远地区的农民与生活在雅典、亚历山大里亚或罗马相对富有的人相比，选择余地要

---

① 见 Nutton 1993；von Staden 1996 b。

② 见 Draycott 2019。

③ 见 Pérez Cañizares 2010。

小得多。精英医学家通常在古代世界的大都市中谋生，他们经常会批评自己的竞争对手。他们通过积极地展示自己的能力、消极地揭露他人的无能来建立自己的权威。

虽然学术界非常关注古代医学特有的对抗性和竞争性，但另一个方面——合作——或许尚未得到足够的重视。在这一章中，笔者讨论了古代不同治疗者之间合作的几个例子。医生、草药师、助产士和其他治疗者可能非常不情愿去合作，但他们还是这样做了。他们这样做是有原因的，一方面是为了使自己的医术得到承认，一方面是为了使他们被承认为权威，彼此之间的合作又必须保有明确的界限。因此，希波克拉底《誓言》是奠基性的古代医学文献之一，它在很大程度上专注于界定医学技艺的局限。治疗者可以突破这些局限，有时会侵犯其他治疗者的领地，但他们不能完全摆脱这些局限。当他们无视自身医术的局限，拒绝与他人合作（或至少拒绝将病例转给他人）时，治疗者就有可能伤害他们的病人和自己的声誉。只有神灵和少数巫医可以超出希腊人所谓的技术（*technē*）和罗马人所谓的艺术（*ars*）的范畴。

注释

[1]　除非另有说明，本章所有译文均为作者本人所译。卢西恩的引文引自洛布古典丛书版，哈蒙译（Harmon 1921）。

[2]　《希波克拉底文集》中《法律篇》与《礼仪篇》引用自洛布古典丛书版，琼斯译（Jones 1923b）。

[3]　本文引用自洛布古典丛书版，约翰斯顿和霍斯利译（Johnston & Horsley 2011）。

[4]　这篇文章和之后的所有引文都来自法兰西大学版，约安娜译 (Jouanna 2018)。

[5]　关于《誓言》的参考书目非常多。海因里希·冯·斯塔登 (Heinrich von Staden 1996 a) 的研究是必须阅读的。另见 Nutton 1995 a; Jouanna 1999: 401-2; Craik 2015: 145-9。本章所有的誓词都是由冯·斯塔登翻译的。

[6]　本文引用自洛布古典丛书版，波特译 (Potter 2012)。

[7]　此处和以后所有引文都是来自洛布古典丛书版，兰姆译 (Lamb 1924)。

[8]　这篇文章和以后的所有引文都来自法兰西大学版，波登－米洛译 (Boudon-Millot 2007)。有关英译本，见 Singer 1997: 23-34。

[9]　柏拉图的《斐德罗篇》引自洛布古典丛书版，福勒译 (Fowler 1914)。亚里士多德的《尼各马可伦理学》(*Nicomachean Ethics*) 引自洛布古典丛书版，拉克姆译 (Rackham 1926)。色诺芬的《回忆苏格拉底》(*Memorabilia*) 引自洛布古典丛书版，马尔尚、托德和亨德森译 (Marchant, Todd & Henderson 2013)。

[10]　本文引自法兰西大学版，波登－米洛等译 (Boudon- Millot 2010)。有关英译本，请参见 Nutton in Singer et al. 2014: 77-99。

[11]　本文引自洛布古典丛书版，亨德森译 (Henderson 2002)。

[12]　本文引自洛布古典丛书版，埃姆林－琼斯和普雷迪译 (Emlyn-Jones & Preddy 2013)。

[13]　这是引用自洛布古典丛书版，琼斯译 (Jones 1923 a)。

[14]　这是引用自法兰西大学版，约安娜译 (Jouanna 2013)。有关英译本，请参阅 Jones 1923 b。

[15]　这是引自洛布古典丛书版，波特译 (Potter 1995)。

[16]　这篇文章和以后所有的引文都来自《希腊医学文献集成》，诺顿译 (Nutton 1979)。

[17]　本文引自洛布古典丛书版，波特译 (Potter 2018)。

[18]　这是引用自洛布古典丛书版，威辛顿译 (Withington 1928)。

[19]　这是引用自法兰西大学版，约安娜译（Jouanna 1990）。有关英文译本，请参阅琼斯译 (Jones 1923 a)。

[20]　本文摘自库恩版第12卷，简称"K 12"。

[21]　引自法兰西大学版 (2007)。英语译文见 Singer 1997：3−22。

[22]　引自博睿版，史密斯译 (Smith 1990)。

[23]　"克拉特乌斯"是一部喜剧中卖药者 (*pharmakopōlēs*) 的名字，这部喜剧作者是亚历克西斯 (Alexis，公元前4世纪)，现已失传。后来，药理学家克拉特乌斯与之重名，他与国王米特拉达梯六世有书信往来。

[24]　这篇文章和以后的所有引用都来自法兰西大学版，阿米戈斯译 (Amigues 2006)。有关英文译本 (有时不完整)，请参见 Hort 1916。

[25]　这一引文来自洛布古典丛书版，沃尔顿译 (Walton 1957)。

[26]　也可能有关于法诺斯特拉特带来了安全堕胎能力的影射。

[27]　引自《希腊医学文献集成》，伊尔伯格译 (Ilberg 1927)。有关英译本，见 Temkin 1956。

[28]　引自法兰西大学版，约安娜译 (Jouanna 2003)。有关英文译本，请参见 Jones 1923 b。

[29]　《阿波罗尼乌斯的一生》是由皇后朱莉亚·多姆娜 (Julia Domna) 委托所著。在位期间，盖伦担任御医。引自洛布古典丛书版，琼斯译 (Jones 2005)。

[30]　这是引用自法兰西大学版，波旁译 (Bourbon 2008)。如需英译本，请参见 Potter 2012。

[31]　这是引用自法兰西大学版，约安娜译 (Jouanna 1988)。有关英文译本，请参见琼斯译 (Jones 1923 b)。

[32]　此引语出自《希腊医学文献集成》，依斯干达译 (Iskandar 1988)。希腊文原文已经遗失，但中世纪的阿拉伯语译本可用。

[33]　引自洛布古典丛书版，琼斯译 (Jones 1963)。

史　料

Aelius Aristides 阿利乌斯·阿里斯蒂德

Sacred Tales《神圣故事》

Behr, Charles A., transl. (1981–1986), *The Complete Works of P. Aelius Aristides.* 2 vols, Leiden: Brill.

Keil, Bruno, ed. (1898), *Aelii Aristidis Smyrnaei quae supersunt omnia.* Vol. II, Berlin: Weidmann.

Aeschylus 埃斯库罗斯

Prometheus Bound《被缚的普罗米修斯》

Sommerstein, Alan H., ed. and transl. (2009), *Aeschylus. Persians. Seven against Thebes. Suppliants. Prometheus Bound. Edited and Translated by Alan H. Sommerstein*, Cambridge, MA: Harvard University Press.

Aetius 埃提乌斯

Placita《学说》

Diels, Hermann, ed. (1879), *Doxographi Graeci*, Berlin: G. Reimer.

Aetius of Amida 阿米达的埃提乌斯

Medical Collection《医学书合集》

Olivieri, A., ed. (1935–1950), *Aetiii Amideni Libri medicinales. Edidit A. Olivieri.* 2 vols, Leipzig and Berlin: Teubner.

Anonymus Londinensis 匿名的伦敦纸莎草书

Manetti, Daniela, ed. (2003), *Anonymus Londinensis. De medicina. Edidit Daniela Manetti*, Berlin: Teubner.

Anonymus Parisinus 匿名的巴黎纸莎草书

Garofalo, Ivan and Brian Fuchs, eds and transls (1997), *Anonymi medici De morbis acutis et chroniis. Edited with Commentary by Ivan Garofalo. Translated into English by Brian Fuchs*, Leiden: Brill.

Apuleius 阿普列乌斯

Apology《道歉书》

Hunink, Vincent, ed. and transl. (1997), *Apuleius of Madauros. Pro se de magia (Apologia). Edited with a Commentary by Vincent Hunink*, Amsterdam: Gieben.

Aristophanes 阿里斯托芬

Frogs《蛙》

Henderson, Jeffrey, ed. and transl. (2002), *Aristophanes. Frogs. Assemblywomen. Wealth. Edited and Translated by Jeffrey Henderson*, Cambridge, MA:

Harvard University Press.

Aristotle 亚里士多德

On Marvellous Things Heard《听谬见》

Hett, W. S., transl. (1936), *Aristotle. Minor Works: On Colours. On Things Heard. Physiognomics. On Plants. On Marvellous Things Heard. Mechanical Problems. On Indivisible Lines. The Situations and Names of Winds. On Melissus, Xenophanes, Gorgias. Translated by W. S. Hett*, Cambridge, MA: Harvard University Press.

Nicomachean Ethics《尼各马可伦理学》

Rackham, H., transl. (1926), *Aristotle. Nicomachean Ethics. Translated by H. Rackham*, Cambridge, MA: Harvard University Press.

Parts of Animals《论动物的部分》

Peck, A. L. and E. S. Forster, transls (1937), *Aristotle. Parts of Animals. Movement of Animals. Progression of Animals. Translated by A. L. Peck and E. S. Forster*, Cambridge, MA: Harvard University Press.

Artemidorus 阿特米德鲁斯

Harris-McCoy, Daniel E., ed. and transl. (2012), *Artemidorus. Oneirocritica: Text, Translation, and Commentary*, Oxford: Oxford University Press.

Athenaeus 阿忒纳乌斯

Deipnosophists《智者之宴》

Olson, S. Douglas, ed. and transl. (2012), *Athenaeus. The Learned Banqueters. Volume VIII. Book 15. Indexes. Edited and Translated by S. Douglas Olson*, Cambridge, MA: Harvard University Press.

Aulus Gellius 奥卢斯·革利乌斯

Attic Nights《阿提卡之夜》

Marshall, P. K., ed. (1968), *Aulus Gellius Noctes Atticae*. 2 vols, Oxford: Clarendon Press.

Rolfe, J. C., transl. (1927), *Gellius. Attic Nights. Translated by J. C. Rolfe*. 3 vols, Cambridge, MA: Harvard University Press.

Caelius Aurelianus 凯利乌斯·奥雷利安努斯

On Acute Diseases and *On Chronic Diseases*《论急性病》和《论慢性病》

Bendz, G., ed. and transl. (1990–1993), *Caelii Aureliani Celerum passionum libri III, Tardarum passionum libri V. Edidit G. Bendz, in linguam Germanicam transtulit I. Pape*, Berlin: Teubner.

Drabkin, I. E., ed. and transl. (1950), *Caelius Aurelianus. On Acute Diseases and On Chronic Diseases*, Chicago: University of Chicago Press.

Calcidius 卡尔西迪乌斯

Commentary on Plato's Timaeus《评柏拉图的〈蒂迈欧篇〉》

Waszink, J. H., ed. (1975), *Timaeus a Calcidio Translatus Commentarioque Instructus*, 2nd edn, Leiden: Brill.

Carmina Epigraphica Graeca《希腊诗歌碑铭》

Hansen, Peter A., ed. (1989), *Carmina Epigraphica Graeca Saeculorum VIII–V a. Chr. n.* Vol., Berlin: De Gruyter.

Cato 加图

On Agriculture《农业志》

Hooper, W. D. and Harrison Boyd Ash, transls (1934), *Cato. Varro. On*

Agriculture. Translated by W. D. Hooper and Harrison Boyd Ash, Cambridge, MA: Harvard University Press.

Celsus 塞尔苏斯
On Medicine《论医学》

Spencer, W. G., transl. (1935–1938), *On Medicine. Translated by W. G. Spencer.* 3 vols, Cambridge, MA: Harvard University Press.

Cicero 西塞罗
Letters《书信集》

Shackleton Bailey, D. R., ed. and transl. (2001), *Cicero. Letters to Friends. Volume II. Letters 114–280. Edited and Translated by D. R. Shackleton Bailey*, Cambridge, MA: Harvard University Press.

Columella 科路美拉
On Agriculture《论农业》

Boyd Ash, Harrison, transl. (1941–1955), *Columella. On Agriculture. Translated by Harrison Boyd Ash*. 3 vols, Cambridge, MA: Harvard University Press.

Corpus Hippiatricorum Graecorum《古希腊马医文献全集》

Oder, Eugen and Karl Hoppe, eds (1924–1927), *Corpus Hippiatricorum Graecorum*.2 vols, Leipzig: Teubner.

Digest 查士丁尼《法律汇编》

Waston, Alan (1998), *The Digest of Justinian*. 2 vols, revised English language edn, Philadelphia: University of Philadelphia Press.

Dio Cassius 狄奥·卡西乌斯

Roman History《罗马史》

Books 51–55: Cary, Earnest and Herbert B. Foster, transls (1917), *Dio Cassius. Roman History. Volume VI. Books 51–55. Translated by Earnest Cary and Herbert B. Foster*, Cambridge, MA: Harvard University Press.

Books 56–60: Cary, Earnest and Herbert B. Foster, transls (1924), *Dio Cassius. Roman History. Volume VII. Books 56–60. Translated by Earnest Cary and Herbert B. Foster*, Cambridge, MA: Harvard University Press.

Books 71–80: Cary, Earnest and Herbert B. Foster, transls (1927), *Dio Cassius. Roman History. Volume IX. Books 71–80. Translated by Earnest Cary and Herbert B. Foster*, Cambridge, MA: Harvard University Press.

Diocles 迪奥克莱斯

Fragments 片段

van der Eijk, Philip J., ed. and transl. (2000–2001), *Diocles of Carystus. A Collection of the Fragments with Translation and Commentary*. 2 vols, Leiden: Brill.

Diodorus Siculus 狄奥多罗斯·西库路斯

Library of History《历史丛书》

Walton, Francis R., transl. (1957), *Diodorus Siculus. Library of History. Volume XI. Fragments of Books 21–32. Translated by Francis R. Walton*, Cambridge, MA: Harvard University Press.

Dioscorides 迪奥斯科里德斯

Materia Medica《论药物》

Wellmann, M. ed. (1907–1914), *Pedanii Dioscuridis Anazarbei De materia medica libri quinque. Edidit Max Wellmann*. 3 vols, Berlin: Weidmann.

Beck, Lily Y., transl. ([2005] 2011), *Pedanius Dioscorides of Anazarbus De Materia Medica. Translated by L.Y. Beck*, Hildesheim: Olms-Weidmann.

Erasistratus 埃拉西斯特拉图斯

Fragments 片段

Garofalo, Ivan, ed. (1988), *Erasistrati fragmenta*, Pisa: Giardini.

Euripides 欧里庇得斯

Heracles《赫拉克勒斯》

Kovacs, David, ed. and transl. (1998), *Euripides. Suppliant Women. Electra. Heracles. Edited and Translated by David Kovacs*, Cambridge, MA: Harvard University Press.

Frontinus 弗龙蒂努斯

On the Aqueducts of Rome《罗马的水渠》

Rodgers, Robert H., ed. (2004), *Frontinus. De aquaeductu urbis Romae*, Cambridge: Cambridge University Press.

Fronto 弗隆托

Correspondence《通信》

Haines, C. R., transl. (1919–1920), *Fronto. Correspondence. Translated by C. R. Haines*. 2 vols, Cambridge, MA: Harvard University Press.

van den Hout, Michael P. J., ed. (1988), *M. Cornelii Frontonis Epistulae. Schedis tam editis quam ineditis Edmundi Hauleri; usus iterum edidit Michael P. J. van den Hout*, Leipzig: Teubner.

Galen and Pseudo-Galen 盖伦和伪盖伦

Opera omnia《全集》

Kühn, Karl Gottlob, ed. (1821–1833), *Claudii Galeni Opera omnia*. 22 vols, Leipzig: Cnobloch [henceforth abbreviated as 'K', followed by volume number].

Singer, Peter N., transl. (1997), *Galen. Selected Works*, Oxford: Oxford University Press.

Avoiding Distress《避免痛苦》

Boudon-Millot, Véronique, Jacques Jouanna and Antoine Pietrobelli, eds and transls (2010), *Galien. Œuvres. Tome IV. Ne pas se chagriner. Texte établi et traduit par Véronique Boudon-Millot et Jacques Jouanna, avec la contribution d'Antoine Pietrobelli*, Paris: Les Belles Lettres.

Singer, Peter N., Vivian Nutton, Daniel Davies and Piero Tassinari, transls (2014), *Galen. Psychological Writings: Avoiding Distress, Character Traits, The Diagnosis and Treatment of the Affections and Errors Peculiar to Each Person's Soul, The Capacities of the Soul Depend on the Mixtures of the Body. Edited by P. N. Singer. Translated with Introductions and Notes by Vivian Nutton, Daniel Davies and P. N. Singer. With the Collaboration of Piero Tassinari*, Cambridge: Cambridge University Press.

Causes of Pulses《脉搏的原因》

K2

Commentary to Hippocrates' Epidemics VI《评希波克拉底〈论流行病（六）〉》

K17B

Introduction or 'the Doctor'《导言或"医生"篇》

Petit, Caroline, ed. and transl. (2009), *Galien. Oeuvres. Tome II. Le médecin, Introduction. Texte établi et traduit par Caroline Petit*, Paris: Les Belles Lettres.

On Anatomical Procedures《论解剖规程》

K2

On Antidotes《论解药》

K14

On Good and Bad Juices《论好的和坏的汁液》

Koch, Konrad, Georg Helmreich, K. Kalbfleisch and O. Hartlich, eds (1923), *Galeni De sanitate tuenda, edidit K. Koch. De alimentorum facultatibus, De bonis malisque sucis, edidit G. Helmreich. De victu attenuante, edidit K. Kalbfleisch. De ptisana, edidit O. Hartlich*, Leipzig and Berlin: Teubner.

On Mixtures《论混合》

Helmreich, Georg, ed. (1904), *Galeni de temperamentis libri III*, Leipzig: Teubner.

Singer, Peter, N., trans. (1957), *Galen. Selected Works*, Oxford: Oxford World Classics.

On My Own Books and *On the Order of My Own Books*《论我自己的书》和《论我自己书籍的顺序》

Boudon-Millot, Véronique, ed. and transl. (2007), *Galien. Oeuvre. Tome 1. Introduction générale. Sur l'ordre de ses propres livres. Sur ses propres livres. Que l'excellent médecin est aussi philosophe. Texte établi, traduit et annoté par Véronique Boudon-Millot*, Paris: Les Belles Lettres.

Singer, Peter N., trans. (1997), *Galen. Selected Works*, Oxford: Oxford World Classics.

On Prognosis《论预后》

Nutton, Vivian, ed. and transl. (1979), *Galeni De praecognitione. Edidit, in linguam Anglicam vertit, commentatus est Vivian Nutton*, Berlin: Teubner.

On Recognizing the Best Physician《论认识最好的医生》

Iskandar, A. Z., ed. and transl. (1988), *Galeni De optimo medico cognoscendo libelli. Versio Arabica, edidit, in linguam Anglicam vertit, commentatus est A. Z.*

Iskandar, Berlin: Teubner.

On Synectic Causes《论综合原因》

Lyons, Malcolm, ed. and transl. (1969), *Galeni De partibus artis medicativae, De causis contentivis, De diaeta in morbis acutis secundum Hippocratem libellorum versiones Arabicas edidit et in linguam Anglicam vertit Malcolm Lyons*, Berlin: Teubner.

On the Composition of Drugs according to Kind《论药物的组成》

K12 and K13

On the Composition of Drugs according to Places《论产地与药物的成分》

K12

On the Opinions of Hippocrates and Plato《论希波克拉底和柏拉图的观点》

De Lacy, Philip, ed. and transl. (1978–1984), *Galeni De placitis Hippocratis et Platonis. Edidit, in linguam Anglicam vertit, commentatus est Philip De Lacy.* 3 vols, Berlin: Teubner.

On the Order of My Own Books《论我自己书籍的顺序》

See under **On My Own Books** 另见《论我自己的书》

On the Powers of Simple Drugs《单方药力论》

K11 and K12

On the Preservation of Health《论养生》

Johnston, Ian, ed. and transl. (2018), *Galen. Hygiene. Volume II. Books 5–6. Thrasybulus. On Exercise with a Small Ball. Edited and Translated by Ian Johnston*, Cambridge, MA: Harvard University Press.

On the Properties of Foodstuffs《论食物的特性》

Wilkins, John, ed. and transl. (2013), *Galien. Oeuvre. Tome V. Sur les facultés des aliments. Texte établi et traduit by John Wilkins*, Paris: Les Belles Lettres.

Powell, Owen, transl. (2003), *Galen. On the Properties of Foodstuffs. Introduction, Translation and Commentary. With a Foreword by John Wilkins*,

Cambridge: Cambridge University Press.

On Theriac to Pamphilianus《论潘菲力安之底野迦》

K14

On Theriac to Piso《论庇索之底野迦》

Boudon-Millot, Véronique, ed. and transl. (2016), *Galien. Oeuvres. Tome VI.*
   Thériaque à Pison. Texte établi et traduit par Véronique Boudon-Millot, Paris:
   Les Belles Lettres.

Leigh, Robert, ed. and transl. (2015), *On Theriac to Piso, Attributed to Galen. A*
   Critical Edition with Translation and Commentary, Leiden: Brill.

On the Therapeutic Method《论疗法》

Johnston, I. and G. H. R. Horsley, eds and transls (2011), *Galen. Method of*
   Medicine.Edited and Translated by Ian Johnston and G. H. R. Horsley. 3 vols,
   Cambridge, MA: Harvard University Press.

On the Use of Respiration《论呼吸的作用》

K4

On the Usefulness of Parts of the Body《论身体各部分的作用》

Helmreich, Georg, ed. (1907–1909), *Galeni De usu partium libri XVII. Ad*
   codicum fidem recensuit Georgius Helmreich. 2 vols, Leipzig: Teubner.

The Capacities of the Soul Depend on the Mixtures of the Body《灵魂的能力取
   决于身体的调和》

Singer, Peter N., Vivian Nutton, Daniel Davies and Piero Tassinari, transls
   (2014), *Galen. Psychological Writings: Avoiding Distress, Character Traits,*
   The Diagnosis and Treatment of the Affections and Errors Peculiar to Each
   Person's Soul, The Capacities of the Soul Depend on the Mixtures of the
   Body. Edited by P. N. Singer. Translated with Introductions and Notes by
   Vivian Nutton, Daniel Davies and P. N. Singer. With the Collaboration of Piero
   Tassinari, Cambridge: Cambridge University Press.

***Thrasybulus: Is Health a Part of Medicine or Gymnastics*《特扰叙布洛斯》**

Helmreich, Georg, ed. (1893), *Claudii Galeni Pergameni Scripta Minora. Bd. III,* Leipzig: Teubner.

Singer, Peter N., transl. (1997), *Galen. Selected Works*, Oxford: Oxford World Classics.

***Geoponica*《农事书》**

Dalby, Andrew, transl. (2011), *Geoponica: Farm Work. A Modern Translation of the Roman and Byzantine Farming Handbook by Andrew Dalby*, Totnes: Prospect Books.

Herodian 希罗狄安

***History of the Empire*《帝国的历史》**

Whittaker, C. R., transl. (1970), *Herodian. History of the Empire. Volume II. Books 5–8. Translated by C. R. Whittaker*, Cambridge, MA: Harvard University Press.

Herodotus 希罗多德

***The Histories*《历史》**

Godley, A. D., transl. (1920–1925), *Herodotus. The Persian Wars. Translated by A. D. Godley*. 4 vols, Cambridge, MA: Harvard University Press.

Herophilus 希罗菲卢斯

***Fragments* 片段**

von Staden, Heinrich, ed., transl. and comm. (1989), *Herophilus: The Art of Medicine in Early Alexandria*, Cambridge: Cambridge University Press.

Hesiod 赫西俄德

Works and Days《工作与时日》

Most, Glenn W., ed. and transl. (2007), *Hesiod. Theogony. Works and Days. Testimonia. Edited and Translated by Glenn W. Most*, Cambridge, MA: Harvard University Press.

Hippocrates and Hippocratic Corpus 希波克拉底和希波克拉底文集

Opera omnia《全集》

Littré, Émile, ed. and transl. (1839–1861), *Œuvres Complètes d'Hippocrate*. 10 vols, Paris: J. B. Baillière [henceforth abbreviated as 'L', followed by the volume number].

Aphorisms《箴言》

Jones, W. H. S., transl. (1931), *Hippocrates. Heracleitus. Nature of Man. Regimen in Health. Humours. Aphorisms. Regimen 1–3. Dreams. Heracleitus: On the Universe. Translated by W. H. S. Jones*, Cambridge, MA: Harvard University Press.

Epidemics 1 and 3《论流行病（一）（三）》

Jones, W. H. S., transl. (1923a), *Hippocrates. Ancient Medicine. Airs, Waters, Places. Epidemics 1 and 3. The Oath. Precepts. Nutriment. Translated by W. H. S. Jones*, Cambridge, MA: Harvard University Press.

Epidemics 2, 4–7《论流行病（二）（四）（五）（六）（七）》

Smith, Wesley D., ed. and transl. (1994), *Hippocrates. Epidemics 2, 4–7. Edited and Translated by Wesley D. Smith*, Cambridge, MA: Harvard University Press.

Epidemics 5 and 7《论流行病（五）（七）》

Grmek, Mirko D. and Jacques Jouanna, ed. and transl. (2000), *Hippocrate. Tome IV. 3e partie. Epidémies V et VII. Notes de Mirko D. Grmek. Texte établi et traduit par Jacques Jouanna*, Paris: Les Belles Lettres.

Law《法律篇》

Jones, W. H. S., transl. (1923b), *Hippocrates. Prognostic. Regimen in Acute Diseases. The Sacred Disease. The Art. Breaths. Law. Decorum. Physician (Ch. 1). Dentition. Translated by W. H. S. Jones*, Cambridge, MA: Harvard University Press.

Letters《书信集》

Smith, Wesley D., ed., and transl. (1990), *Hippocrates. Pseudepigraphic Writings: Letters, Embassy, Speech from the Altar, Decree. Edited and Translated with an Introduction by Wesley D. Smith*, Leiden: Brill.

Oath《誓言》

Jouanna, Jacques, ed. and transl. (2018), *Hippocrate. Tome 1. 2e partie. Le serment. Les serments chrétiens. La loi. Texte établi et traduit par Jacques Jouanna*, Paris: Les Belles Lettres.

Jones, W. H. S., transl. (1923a), *Hippocrates. Ancient Medicine. Airs, Waters, Places. Epidemics 1 and 3. The Oath. Precepts. Nutriment. Translated by W. H. S. Jones*, Cambridge, MA: Harvard University Press.

On Airs, Waters and Places《气候水土论》

Jouanna, Jacques, ed. and transl. (1996), *Hippocrate. Airs, Eaux, Lieux. Texte établi et traduit par Jacques Jouanna*, Paris: Les Belles Lettres.

Jones, W. H. S., transl. (1923a), *Hippocrates. Ancient Medicine. Airs, Waters, Places. Epidemics 1 and 3. The Oath. Precepts. Nutriments. Translated by W. H. S. Jones*, Cambridge, MA: Harvard University Press.

On Ancient Medicine《论古代医学》

Jouanna, Jacques, ed. and transl. (1990), *Hippocrate. Tome II. 1ʳᵉ partie. L'ancienne médecine. Texte établi et traduit par Jacques Jouanna*, Paris: Les Belles Lettres.

Jones, W. H. S., transl. (1923a), *Hippocrates. Ancient Medicine. Airs, Waters,*

Places. Epidemics 1 and 3. The Oath. Precepts. Nutriments. Translated by W. H. S. Jones, Cambridge, MA: Harvard University Press.

On Barrenness《论不孕不育》

Potter, Paul, ed. and transl. (2012), *Hippocrates. Generation. Nature of the Child. Diseases 4. Nature of Women and Barrenness. Edited and Translated by Paul Potter*, Cambridge, MA: Harvard University Press.

On Decorum《礼仪篇》

Jones, W. H. S., transl. (1923b), *Hippocrates. Prognostic. Regimen in Acute Diseases. The Sacred Disease. The Art. Breaths. Law. Decorum. Physician (Ch. 1). Dentition. Translated by W. H. S. Jones*, Cambridge, MA: Harvard University Press.

On Diseases 1《论疾病（一）》

Potter, Paul, transl. (1988), *Hippocrates. Affections. Diseases 1. Diseases 2. Translated by Paul Potter*, Cambridge, MA: Harvard University Press.

On Diseases of Women《论妇女的疾病》

Potter, Paul, ed. and transl. (2018), *Hippocrates. Diseases of Women 1–2. Edited and Translated by Paul Potter*, Cambridge, MA: Harvard University Press.

On Fistulas《论瘘管》

Potter, Paul, ed. and transl. (1995), *Hippocrates. Places in Man. Glands. Fleshes. Prorrhetic 1–2. Physician. Use of Liquids. Ulcers. Haemorrhoids and Fistulas. Edited and Translated by Paul Potter*, Cambridge, MA: Harvard University Press.

On Joints《论关节》

Withington, E. T., transl. (1928), *Hippocrates. On Wounds in the Head. In the Surgery.On Fractures. On Joints. Mochlicon. Translated by E. T. Withington*, Cambridge, MA: Harvard University Press.

On Regimen《论摄生法》

Joly, Robert, ed. and transl. (1967), *Hippocrate. Du régime. Texte établi et traduit par Robert Joly*, Paris: Les Belles Lettres.

Jones, W. H. S., transl. (1931), *Hippocrates. Heracleitus. Nature of Man. Regimen in Health. Humours. Aphorisms. Regimen 1–3. Dreams. Heracleitus: On the Universe. Translated by W. H. S. Jones*, Cambridge, MA: Harvard University Press.

On Regimen in Acute Diseases《论急性病摄生法》

L2

On the Art《论医术》

Jouanna, Jacques, ed. and transl. (1988), *Hippocrate. Tome V. 1ʳᵉ partie. Des vents. De l'art. Texte établi et traduit par Jacques Jouanna*, Paris: Les Belles Lettres.

Jones, W. H. S., transl. (1923b), *Hippocrates. Prognostic. Regimen in Acute Diseases. The Sacred Disease. The Art. Breaths. Law. Decorum. Physician (Ch. 1). Dentition. Translated by W. H. S. Jones*, Cambridge, MA: Harvard University Press.

On the Heart《论心脏》

Potter, Paul, ed. and transl. (2010), *Hippocrates. Coan Prenotions. Anatomical and Minor Clinical Writings. Edited and Translated by Paul Potter*, Cambridge, MA: Harvard University Press.

On the Nature of Man《论人的本质》

Jones, W. H. S., transl. (1931), *Hippocrates. Heracleitus. Nature of Man. Regimen in Health. Humours. Aphorisms. Regimen 1–3. Dreams. Heracleitus: On the Universe. Translated by W. H. S. Jones*, Cambridge, MA: Harvard University Press.

On the Nature of the Child《论儿童的本质》

Potter, Paul, ed. and transl. (2012), *Hippocrates. Generation. Nature of the Child. Diseases 4. Nature of Women and Barrenness. Edited and Translated by Paul Potter*, Cambridge, MA: Harvard University Press.

On the Nature of Woman《论女人的本质》

Potter, Paul, ed. and transl. (2012), *Hippocrates. Generation. Nature of the Child.*
Diseases 4. Nature of Women and Barrenness. Edited and Translated by Paul
Potter, Cambridge, MA: Harvard University Press.

On the Sacred Disease《论圣病》

Jouanna, Jacques, ed. and transl. (2003), *Hippocrate. Œuvres. Tome II. 3ᵉ partie.*
La maladie sacrée. Texte établi et traduit par Jacques Jouanna, Paris: Les
Belles Lettres.

Jones, W. H. S., transl. (1923b), *Hippocrates. Prognostic. Regimen in Acute*
Diseases. The Sacred Disease. The Art. Breaths. Law. Decorum. Physician
(Ch. 1). Dentition. Translated by W. H. S. Jones, Cambridge, MA: Harvard
University Press.

Prognostic《论预后》

Jouanna, Jacques, Anargyros Anastassiou and Caroline Magdeleine, eds and
transls (2013), *Hippocrate. Tome III. 1e partie. Pronostic. Texte établi, traduit*
et annoté par Jacques Jouanna avec la collaboration d'Anargyros Anastassiou
et Caroline Magdelaine, Paris: Les Belles Lettres.

Jones, W. H. S., transl. (1923b), *Hippocrates. Prognostic. Regimen in Acute*
Diseases. The Sacred Disease. The Art. Breaths. Law. Decorum. Physician
(Ch. 1). Dentition. Translated by W. H. S. Jones, Cambridge, MA: Harvard
University Press.

Prorrhetic《预言》

Potter, Paul, ed. and transl. (1995), *Hippocrates. Places in Man. Glands. Fleshes.*
Prorrhetic 1–2. Physician. Use of Liquids. Ulcers. Haemorrhoids and Fistulas.
Edited and Translated by Paul Potter, Cambridge, MA: Harvard University
Press.

Homer 荷马

Iliad《伊利亚特》

Murray, A. T., transl. (1924), *Homer. Iliad. Volume I. Books 1–12. Translated by A. T. Murray. Revised by William F. Wyatt*, Cambridge, MA: Harvard University Press.

Odyssey《奥德赛》

Murray, A. T., transl. (1919), *Homer. Odyssey. Volume I. Books 1–12. Translated by A. T. Murray. Revised by George E. Dimock*, Cambridge, MA: Harvard University Press.

Horace 贺拉斯

Epistles《圣徒书信》

Fairclough, H. Rushton, transl. (1926), *Horace. Satires. Epistles. The Art of Poetry. Translated by H. Rushton Fairclough*, Cambridge, MA: Harvard University Press.

Inscriptiones Latinae Selectae《拉丁铭文选集》

Dessau, Hermann, ed. (1906), *Inscriptiones Latinae Selectae. Vol. II. Pars II. Edidit Hermannus Dessau*, Berlin: Weidmann.

Isidore 圣伊西多尔

Etymologies《词源》

Lindsay, Wallace Martin, ed. (1911), *Etymologiarvm sive Originvm libri XX. Recognovit brevique adnotatione critica instrvxit W. M. Lindsay,* Oxford: Oxford University Press.

Juvenal 尤韦纳尔

Morton Braund, Susanna, ed. and transl. (2004), *Juvenal and Persius. Edited and*

Translated by Susanna Morton Braund, Cambridge, MA: Harvard University Press.

Lucian and Pseudo-Lucian 卢西恩和伪卢西恩
Affairs of the Heart《论心脏》

MacLeod, M. D., transl. (1967), *Lucian. Soloecista. Lucius or The Ass. Amores. Halcyon. Demosthenes. Podagra. Ocypus. Cyniscus. Philopatris. Charidemus. Nero. Translated by M. D. MacLeod*, Cambridge, MA: Harvard University Press.

The Ignorant Book Collector《无知的藏书家》

Harmon, A. M., transl. (1921), *Lucian. Volume III. The Dead Come to Life or The Fisherman. The Double Indictment or Trials by Jury. On Sacrifices. The Ignorant Book Collector. The Dream or Lucian's Career. The Parasite. The Lover of Lies. The Judgement of the Goddesses. On Salaried Posts in Great Houses. Translated by A. M. Harmon*, Cambridge, MA: Harvard University Press.

Lucretius 卢克莱修
On the Nature of Things《物性论》

Rouse, W. H. D., transl. (1924), *Lucretius. On the Nature of Things. Translated by W. H. D. Rouse. Revised by Martin F. Smith*, Cambridge, MA: Harvard University Press.

Marcus Aurelius 马可·奥勒留（古罗马皇帝）
Meditations《沉思录》

Farquharson, A. S. L., ed., transl. and comm. (1944), *The Meditations of the Emperor Marcus Antoninus*. 2 vols, Oxford: Clarendon Press.

Haines, C. R., ed. and transl. (1916), *Marcus Aurelius. Edited and Translated by C. R. Haines*, Cambridge, MA: Harvard University Press.

Martial 马提亚尔
Epigrams《警句》
Shackleton Bailey, D. R., ed. and transl. (1993), *Martial. Epigrams, Volume I. Spectacles, Books 1–5. Edited and Translated by D. R. Shackleton Bailey*, Cambridge, MA: Harvard University Press.

Mnesitheus 姆尼修斯
Fragments 片段
Bertier, Janine, ed. and transl. (1972), *Mnésithée et Dieuchès*, Leiden: Brill.

Muscio 穆西奥
Rose, Valentin, ed., (1882), *Sorani Gynaeciorum vetus translatio latina nunc prima edita a Valentino Rose*, Leipzig: Teubner.

Nicander 尼坎德
Theriaka《底野迦诗》
Jacques, J. M., ed. and transl. (2002), *Nicandre de Colophon. Œuvres. Tome II. Les thériaques, Fragments iologiques antérieurs à Nicandre. Texte établi et traduit par J.-M. Jacques*, Paris: Les Belles Lettres.

Onasander 奥纳桑德
Illinois Greek Club, transl. (1928), *Aeneas Tacticus, Asclepiodotus, and Onasander. Translated by Illinois Greek Club*, Cambridge, MA: Harvard University Press.

Oribasius 奥里巴修斯

Raeder, J., ed. (1928–1933), *Oribasii Collectionum medicarum reliquiae. Edidit J. Raeder.* 4 vols, Leipzig and Berlin: Teubner.

Palladius 帕拉狄乌斯

On Agriculture《论农业》

Fitch, John G., transl. (2013), *Palladius. Opus agriculturae: The Work of Farming. A New Translation from the Latin by John G. Fitch*, Totnes: Prospect.

Papyri and Ostraca 纸莎草文献和土陶片文献

BGU

= Aegyptische Urkunden aus den Königlichen (later Staatlichen) Museen zu Berlin, Griechische Urkunden《柏林藏希腊文献》(《柏林帝国博物馆藏埃及文献》)

(1895), *Aegyptische Urkunden aus den Koeniglichen Museen zu Berlin: Griechische Urkunden.* Vol. 1, Berlin: Weidmann.

O.Claud.

= Mons Claudianus. Ostraca graeca et latina《蒙斯·克劳迪亚努斯，希腊语和拉丁语土陶片》

Bingen, J., A. Bülow-Jacobsen, W. E. H. Cockle, H. Cuvigny, L. Rubinstein and W. Van Rengen, eds (1992), *Mons Claudianus. Ostraca graeca et latina.* Vol. 1, Cairo: Institut Français d'Archéologie Orientale.

O. Florida

= The Florida Ostraka《佛罗里达土陶片》

Bagnall, R. G., ed. (1976), *The Florida Ostraka: Documents from the Roman Army in Upper Egypt*, Durham, NC: Duke University Press.

P. Brem.

= *Die Bremer Papyri*《不来梅海外博物馆藏纸莎草文献》

Wilcken, U., ed. (1936), *Die Bremer Papyri*, Berlin: Verlag der Akademie der Wissenschaften.

P .Fouad

= *Les Papyrus Fouad*《福阿德一世纸莎草文献》

Bataille, A., O. Guéraud, P. Jouguet, N. Lewis, H. Marrou, J. Scherer and W. G. Waddell, eds (1939), *Les Papyrus Fouad*. Vol. I, Cairo: Institut français d'archéologie orientale.

P.Gen.

= *Les Papyrus de Genève*《日内瓦纸莎草文献》

Wehrli, Claude, ed. (1986), *Les Papyrus de Genève*. Vol. II, Geneva: Bibliothèque publique et universitaire.

PGM

= *Papyri Graecae Magicae*《魔法纸莎草文献》

Preisendanz, Karl and Albert Henrichs, eds and transls (1973–1974), *Papyri Graecae magicae. Die griechischen Zauberpapyri. Herausgegeben und übersetzt von Karl Preisendanz. Zweite, verbesserte Auflage. Mit Ergänzungen von Karl Preisendanz. Durchgesehen und herausgegeben von Albert Henrichs.* 2 vols, Stuttgart: Teubner.

Betz, Dieter, transl. (1992), *The Greek Magical Papyri in Translation, Including the Demotic Spells. Vol. 1 Texts, with an Updated Bibliography. Edited by Hans Dieter Betz.* 2nd ed., Chicago: University of Chicago Press.

P.Mich.

= *Michigan Papyri*《密歇根纸莎草文献》

Youtie, H. C. and J. G. Winter, eds (1951), *Michigan Papyri. VIII, Papyri and Ostraca from Karanis,* Ann Arbor: Michigan University Press.

P.Oxf.

= Oxford Papyri《牛津纸莎草文献》

Wegener, E. P., ed. (1942) (text) and (1948) (plates), *Some Oxford Papyri*, Leiden: Brill.

P.Oxy.

= The Oxyrhynchus Papyri《俄克喜林库斯纸莎草文献》

Rea, J. R., ed. (1978), *The Oxyrhynchus Papyri*. Vol. XLVI, London: Egypt Exploration Society.

SB

= Sammelbuch griechischer Urkunden aus Aegypten《埃及希腊语文献汇编》

(1934–1955), *Sammelbuch griechischer Urkunden aus Aegypten*. Vol. V, Heidelberg and Wiesbaden: Harrassowitz.

Paul of Aegina 埃吉纳的保罗

Heiberg, J. L., ed. (1921–1924), *Paulus Aegineta. Edidit J. L. Heiberg*. 2 vols, Leipzig and Berlin: Teubner.

Pausanias 保萨尼亚斯

Description of Greece《希腊行纪》

Jones, W. H. S., ed. and transl. (1918–1935), *Pausanias. Description of Greece*. 4 vols, Cambridge, MA: Harvard University Press.

Philostratus 菲洛斯特拉图

Life of Apollonius of Tyana《提亚那的阿波罗尼乌斯的一生》

Jones, Christopher P., ed. and transl. (2005), *Philostratus. Life of Apollonius of Tyana. Edited and Translated by Christopher P. Jones*. 2 vols, Cambridge, MA: Cambridge University Press.

Philostratus of Athens 雅典的菲洛斯特拉图

Gymnasticus《体操论》

Rusten, Jeffrey and Jason König, eds and transls (2014), *Philostratus. Heroicus. Gymnasticus. Discourses 1 and 2. Edited and Translated by Jeffrey Rusten and Jason König*, Cambridge, MA: Harvard University Press.

Plato 柏拉图

Gorgias《高尔吉亚篇》

Lamb, W. R. M., transl. (1925), *Plato. Lysis. Symposium. Gorgias. Translated by W. R. M. Lamb*, Cambridge, MA: Harvard University Press.

Menexenus《美涅克塞努篇》

Bury, R. G., transl. (1929), *Plato. Timaeus. Critias. Cleitophon. Menexenus. Translated by R. G. Bury*, Cambridge, MA: Harvard University Press.

Phaedrus《斐德罗篇》

Fowler, Harold North, transl. (1914), *Plato. Euthyphro. Apology. Crito. Phaedo. Phaedrus.Translated by Harold North Fowler*, Cambridge, MA: Harvard University Press.

Protagoras《普罗塔戈拉》

Lamb, W. R. M., transl. (1924), *Plato. Laches. Protagoras. Meno. Euthydemus. Translated by W. R. M. Lamb*, Cambridge, MA: Harvard University Press.

Republic《理想国》

Emlyn-Jones, William and William Preddy, eds and transls (2013), *Plato. Republic, Volume I. Books 1–5. Edited and Translated by Christopher Emlyn-Jones and William Preddy*, Cambridge, MA: Harvard University Press.

Timaeus《蒂迈欧篇》

Bbury, R. G., transl. (1929), *Timaeus. Critias. Cleitophon. Menexenus. Translated by R. G. Bury*, Cambridge, MA: Harvard University Press.

Pliny the Elder 老普林尼

Natural History《博物志》

Books 20–23: Jones, W. H. S., transl. (1951), *Pliny. Natural History, Volume VI. Books 20–23. Translated by W. H. S. Jones*, Cambridge, MA: Harvard University Press.

Book 24–27: Jones, W. H. S., transl. (1956), *Pliny. Natural History. Volume VII. Books 24–27. Translated by W. H. S. Jones*, Cambridge, MA: Harvard University Press.

Book 28–32: Jones, W. H. S., transl. (1963), *Pliny. Natural History. Volume VIII. Books 28–32. Translated by W. H. S. Jones*, Cambridge, MA: Harvard University Press.

Books 33–35: Rackham, H., transl. (1952), *Pliny. Natural History, Volume IX. Books 33–35. Translated by H. Rackham*, Cambridge, MA: Harvard University Press.

Books 36–37: Eichholz, D. E., transl. (1962), *Pliny. Natural History, Volume X. Books 36–37. Translated by D. E. Eichholz*, Cambridge, MA: Harvard University Press.

Pliny the Younger 小普林尼

Letters《书信》

Mynors, R. A. B., ed. (1963), *C. Plini Caecili Secundi epistularum libri decem*, Oxford: Clarendon Press.

Radice, Betty, transl. (1969), *Pliny the Younger. Letters. Translated by Betty Radice*. 2 vols, Cambridge, MA: Harvard University Press.

Plutarch 普鲁塔克

How to Tell a Flatterer《如何识别一个阿谀奉承者》

Babbitt, Frank Cole, transl. (1927), *Plutarch. Moralia. Volume I. The Education of Children. How the Young Man Should Study Poetry. On Listening to Lectures. How to Tell a Flatterer from a Friend. How a Man May Become Aware of His Progress in Virtue. Translated by Frank Cole*, Cambridge, MA: Harvard University Press.

Pericles《伯里克利》

Perrin, Bernadotte, transl. (1916), *Plutarch. Lives. Volume III. Pericles and Fabius Maximus. Nicias and Crassus. Translated by Bernadotte Perrin*, Cambridge, MA: Harvard University Press.

Roman Questions《罗马问题》

Babbitt, Frank Cole, transl. (1936), *Plutarch. Moralia. Volume IV. Roman Questions. Greek Questions. Greek and Roman Parallel Stories. On the Fortune of the Romans. On the Fortune or the Virtue of Alexander. Were the Athenians More Famous in War or in Wisdom? Translated by Frank Cole Babbitt*, Cambridge, MA: Harvard University Press.

Praxagoras 普罗塔哥拉斯

Fragments 片段

Lewis, Orly, ed. and transl. (2017), *Praxagoras of Cos on Arteries, Pulse and Pneuma*, Leiden: Brill.

Presocratic Philosophers 前苏格拉底哲学家

Fragments 片段

Kirk, G. S., J. E. Raven and M. Schofield ([1973] 1983), *The Presocratic Philosophers*, Cambridge: Cambridge University Press.

Quintus Serenus 昆图斯·塞勒努斯

The Medical Book《医学之书》

Vollmer, Friedrich, ed. (1916), *Quinti Sereni Liber Medicinalis*, Leipzig: Teubner.

Sallust 萨鲁斯特

The War with Catiline《与卡提琳娜的战争》

Ramsey, John T. and J. C. Rolfe, ed. and transl. (2013), *Sallust. The War with Catiline.The War with Jugurtha. Edited by John T. Ramsey. Translated by J. C. Rolfe*, Cambridge, MA: Harvard University Press.

Scribonius Largus 斯克里波尼乌斯·拉格斯

Composite Remedies《论复方》

Jouanna-Bouchet, Joëlle, ed. and transl. (2016), *Scribonius Largus. Compositions médicales. Texte établi et traduit par J. Jouanna-Bouchet*, Paris: Les Belles Lettres.

Sconocchia, Sergio, ed. (1983), *Scribonii Largi Compositiones. Edidit Sergio Sconocchia*, Leipzig: Teubner.

Semonides 西蒙尼戴斯

Fragments 片段

Gerber, Douglas E., ed. and transl. (1999), *Archilochus, Semonides, Hipponax. Greek Iambic Poetry: From the Seventh to the Fifth Centuries BC. Edited and Translated by Douglas E. Gerber*, Cambridge, MA: Harvard University Press.

Seneca the Younger 小塞涅卡

On Providence《天命论》

Basore, John W., ed. and transl. (1928), *Moral Essays. Volume I. De providentia.*

De constantia. De ira. De clementia. Translated by John W. Basore, Cambridge, MA: Harvard University Press.

Moral Epistles《道德书简》

Gummere, Richard M., transl. (1920), *Seneca. Epistles, Volume II. Epistles 66–92. Translated by Richard M. Gummere*, Cambridge, MA: Harvard University Press.

Reynolds, L. d., ed. (1965), *L. Annaei Senecae ad Lucilium epistulae morales*. 2 vols, Oxford: Clarendon Press.

Sextus Empiricus 塞克斯都·恩皮里克

Against the Logicians《反对逻辑学家》

Mutschmann, H., ed. (1914), *Sexti Empirici Opera. Vol. II. Adversus dogmaticos libros quinque (Adv. Mathem. VII-XI)*, Leipzig: Teubner.

Bett, Richard, transl. (2005), *Sextus Empiricus. Against the Logicians*, Cambridge: Cambridge University Press.

Sophocles 索福克勒斯

Philoctetes and **Women of Trachis**《菲洛克忒忒斯》和《特拉基斯少女》

Lloyd-Jones, Hugh, ed. and transl. (1994), *Sophocles. Antigone. The Women of Trachis. Philoctetes. Oedipus at Colonus. Edited and Translated by Hugh Lloyd-Jones*, Cambridge, MA: Harvard University Press.

Soranus 索拉努斯

Gynecology《妇科病学》

Ilberg, Johannes, ed. (1927), *Sorani Gynaeciorum libri IV. De signis fractuarum. De fasciis. Vita Hippocratis secundum Soranum. Edidit J. Ilberg*, Leipzig and Berlin: Teubner.

Temkin, Owsei, transl. (1956), *Soranus' Gynecology. Translated by Owsei Temkin*, with the Assistance of Nicholson J. Eastman, Ludwig Edelstein, and Alan F. Guttmacher, Baltimore, MD: Johns Hopkins Press.

Strabo 斯特拉博

Geography《地理学》

Jones, Horace Leonard, transl. (1917–1932), *Strabo. Geography. Translated by Horace Leonard Jones*. 8 vols, Cambridge, MA: Harvard University Press.

Suetonius 苏埃托尼乌斯

Lives of the Caesars《诸恺撒生平》

Rolfe, J. C. and K. R. Bradley, transl. (1914), *Suetonius. Lives of the Caesars, Volume I. Julius. Augustus. Tiberius. Gaius. Caligula. Translated by J. C. Rolfe. Introduction by K. R. Bradley*, Cambridge, MA: Harvard University Press.

Tacitus 塔西佗

Agricola and *Germania*《阿格里科拉》和《日耳曼尼亚志》

Hutton, M., W. Peterson, R. M. Ogilvie, E. H. Warmington and Michael Winterbottom, transls (1914), *Tacitus. Agricola, Germania. Dialogue on Oratory. Translated by M. Hutton, W. Peterson. Revised by R. M. Ogilvie, E. H. Warmington and Michael Winterbottom*, Cambridge, MA: Harvard University Press.

Annals《年鉴》

Jackson, John, transl. (1937), *Tacitus. Annals. Books 4–6, 11–12. Translated by John Jackson*, Cambridge, MA: Harvard University Press.

Tatian 塔蒂安

Whittaker, Molly, ed. and transl. (1982), *Oratio ad Graecos and Fragments. Edited and Translated by Molly Whittaker*, Oxford: Oxford University Press.

Tertullian 德尔图良

On the Soul《论灵魂》

Waszink, J. H., ed. (1947), *Q. Septimi Florentis Tertulliani De anima*, Amsterdam: Meulenhoff.

Theophrastus 泰奥弗拉斯托斯

Enquiry into Plants《植物志》

Amigues, Suzanne, ed. and transl. (2006), *Théophraste. Recherches sur les plantes. Tome V. Livre IX. Texte établi et traduit par S. Amigues*, Paris: Les Belles Lettres.

Hort, Arthur F., transl. (1916), *Theophrastus. Enquiry into Plants, Volume II. Books 6–9. On Odours. Weather Signs. Translated by Arthur F. Hort*, Cambridge, MA: Harvard University Press.

On Sense-Perception《论感觉 — 感知》

Diels, Hermann, ed. (1879), *Doxographi Graeci*, Berlin: G. Reimer.

Thucydides 修昔底德

History of the Peloponnesian War《伯罗奔尼撒战争史》

Smith, C. F., transl. (1919–1923), *Thucydides. History of the Peloponnesian War. Translated by C. F. Smith*. 4 vols, Cambridge, MA: Harvard University Press.

Varro 瓦罗

On Agriculture《论农业》

Hooper, W. D. and Harrison Boyd Ash, transl. (1934), *Cato. Varro. On Agriculture. Translated by W. D. Hooper, Harrison Boyd Ash*, Cambridge, MA: Harvard University Press.

Vegetius 维吉休斯

Epitome of Military Science《罗马军制论》

Reeve, M. D., ed. (2004), *Vegetius. Epitome rei militaris. Edited by M. D. Reeve*, Oxford: Clarendon Press.

Milner, N. P., transl. (1993), *Vegetius. Epitome of Military Science. Translated with Notes and Introduction*, Liverpool: Liverpool University Press.

Vitruvius 维特鲁威

On Architecture《论建筑》

Granger, Frank (1931), *Vitruvius. On Architecture. Volume I. Books 1–5. Translated by Frank Granger*, Cambridge, MA: Harvard University Press.

Xenophon 色诺芬

Anabasis《远征记》

Brownson, Carleton L. and John Dillery, transls (1998), *Xenophon. Anabasis. Translated by Carleton L. Brownson. Revised by John Dillery*, Cambridge, MA: Harvard University Press.

Memorabilia《回忆苏格拉底》

Marchant, E. C., O. J. Todd and Jeffrey Henderson, eds and transls (2013), *Xenophon.Memorabilia. Oeconomicus. Symposium. Apology. Translated by E. C. Marchant, O. J. Todd. Revised by Jeffrey Henderson*, Cambridge, MA: Harvard University Press.

参考文献

Africa, Thomas W. (1961), 'The Opium Addiction of Marcus Aurelius', *Journal of the History of Ideas*, 22: 97–102.

Allason-Jones, Lindsay and Bruce McKay (1985), *Coventina's Well: A Shrine on Hadrian's Wall*, Gloucester: Alan Sutton Publishing.

Allen-Hornblower, Emily (2013), 'Sounds and Suffering in Sophocles' *Philoctetes* and Gide's *Philoctète*', *Studi Italiani di Filologia Classica*, 11 (1): 5–41.

Allen-Hornblower, Emily (2016), 'Moral Disgust in Sophocles' *Philoctetes*', in Donald Lateiner and Dimos Spatharas (eds), *The Ancient Emotion of Disgust, Emotions of the Past Series*, 69–86, Oxford: Oxford University Press.

Amigues, Suzanne (2008), 'Remèdes et poisons végétaux transmis à l'homme par l'animal', in Isabelle Boehm and Pascal Luccioni (eds), *Le médecin initié par l'animal*, 97–107, Lyon: Maison de l'Orient et de la Méditerranée–Jean Pouilloux.

Amundsen, Darrel W.and Carol Jean Diers (1969), 'The Age of Menarche in

Classical Greece and Rome', *Human Biology*, 41 (1): 125–32.

Annas, Julia E. (1992), *Hellenistic Philosophy of Mind*, Berkeley, CA: University of California Press.

Arnott, Robert (2005), 'Disease and the Prehistory of the Aegean', in Helen King (ed.), *Health in Antiquity*, 12–31, London and New York: Routledge.

Arnott, Robert (2008), 'Chrysokamino: Occupational Health and the Earliest Medicine on Crete', in Yannis Tzedakis, Holley Martlew and Martin Jones (eds), *Archaeology Meets Science: Biomolecular and Site Investigations in Bronze Age Greece*, 108–20, Oxford: Oxbow Books.

Arnott, Robert, Stanley Finger and Christopher U. M. Smith, eds (2003), *Trepanation: History, Discovery, Theory*, Lisse: Swets & Zeitlinger.

Bagnall, Roger S. and Rafaella Cribiore (2008), *Women's Letters from Ancient Egypt:300 BC–AD 800*, Ann Arbor, MI: University of Michigan Press.

Baker, Patricia (2001), 'Medicine, Culture and Military Identity', in Gwyn Davies, Andrew Gardner and Kris Lockyear (eds), *TRAC 2000: The Theoretical Roman Archaeology Conference Proceedings 2000*, 51–70, Oxford: Oxbow Press.

Baker, Patricia (2004), 'Roman Medical Instruments: Archaeological Interpretations of their Possible "Non-functional" Uses', *Social History of Medicine*, 17: 3–21.

Baker, Patricia (2011), 'Collyrium Stamps: An Indicator of Regional Medical Practices in Roman Gaul', *European Journal of Archaeology*, 14 (1–2): 158–89.

Baker, Patricia (2013), *The Archaeology of Medicine in the Greco-Roman World*, Cambridge: Cambridge University Press.

Barbara, Sébastien (2008), 'Castoréum et basilic, deux substances animales de la pharmacopée ancienne', in Isabelle Boehm and Pascal Luccioni (eds),

Le médecin initié par l'animal, 121–48, Lyon: Maison de l'Orient et de la Méditerranée-Jean Pouilloux.

Barrett, John C. (1989), 'Afterwards: Render unto Caesar', in John C. Barrett, Andrew P. Fitzpatrick and Lesley Macinnes (eds), *Barbarians and Romans in North-West Europe from the Later Republic to Late Antiquity*, 235–41, Oxford: British Archaeological Reports.

Bartoš, Hynek (2015), *Philosophy and Dietetics in the Hippocratic On Regimen: A Delicate Balance of Health*, Leiden: Brill.

Berger, Arthur A. (2009), *What Objects Mean: An Introduction to Material Culture*, Walnut Creek, CA: West Coast Press.

Bertier, Janine (1972), *Mnésithée et Dieuchès*, Leiden: Brill.

Bianucci, Raffaella, Adauto Araujo, Carsten M. Pusch and Andreas G. Nerlich (2015), 'The Identification of Malaria in Paleopathology: An in-Depth Assessment of the Strategies to Detect Malaria in Ancient Remains', *Acta Tropica*, 152: 162–80.

Bliquez, Lawrence (1981), 'Greek and Roman Medicine', *Archaeology*, 34 (2): 10–17.

Bliquez, Lawrence (1988), *Roman Surgical Instruments and Minor Objects Found in the University of Mississippi*, Göteborg: Paul Åstroms Förlag.

Bliquez, Lawrence (1992), 'The Hercules Motif on Greco-Roman Surgical Tools', in Antje Krug (ed.), *From Epidaurus to Salerno: Symposium Held at the European University Centre for Cultural Heritage, Ravello, April 1990*, 35–50, Rixensart, Belgium: PACT 34.

Bliquez, Lawrence (1994), *Roman Surgical Implements and Other Minor Objects in the National Archaeological Museum of Naples*, Mainz: Verlag Philipp von Zabern.

Bliquez, Lawrence (2014), *The Tools of Asclepius: Surgical Implements in Greek and Roman Times*, Leiden: Brill.

Bliquez, Lawrence and J. P. Oleson (1994), 'The Origins, Early History and Applications of the *Pyoulkos* (Syringe)', in Gilbert Argoud (ed.), *Science et vie intellectuelle à Alexandrie*, 83–103, Saint-Étienne: Publications de l'Université de Saint-Étienne.

Bodson, Liliane (2005), 'Tierheilkunde', in Karl-Heinz Leven (ed.), *Antike Medizin: Ein Lexikon*, 863–4, München: C.H. Beck.

Bosman, Arjen V. A. J. (1995), 'Velserbroek B6 Velsen1-Velsen2: Is there a Relationship between the Military Equipment from the Ritual Site and the fortress of Velsen?' *Journal of Roman Military Equipment Studies*, 6: 89–98.

Boudon-Millot, Véronique (2003), 'Aux marges de la médecine rationnelle: Médecins et charlatans à Rome au temps de Galien (IIe s. de notre ère)', *Revue des Études Grecques*, 116: 109–31.

Boudon-Millot, Véronique (2010), 'Aux origines de la thériaque: La recette d'Andromaque', *Revue d'Histoire de la Pharmacie*, 367: 261–70.

Boudon-Millot, Véronique (2012), *Galien de Pergame: Un médecin grec à Rome*, Paris: Les Belles Lettres.

Bouffartigue, Jean (2008), 'L'automédication des animaux chez les auteurs antiques', in Isabelle boehm and Pascal Luccioni (eds), *Le médecin initié par l'animal*, 79–96, Lyon: Maison de l'Orient et de la Méditerranée–Jean Pouilloux.

Bourbon, Florence (2008), 'Poulpe de mer et crabe de rivière dans la *Collection Hippocratique*', in Isabelle Boehm and Pascal Luccioni (eds), *La médecin initié par l'animal*, 109–19, Lyon: Maison de l'Orient et de la Méditerranée–Jean Pouilloux.

Bowersock, Glen W. (1969), *Greek Sophists in the Roman Empire*, Oxford: Clarendon.

Bowersock, Glen (2004), 'Artemidorus and the Second Sophistic', in Barbara Borg (ed.), *Paideia: The World of the Second Sophistic*, 53–63, Berlin: De Gruyter.

Braund, David (forthcoming), 'Milk and Mutilation', in *Scythians in Greek Culture*.

Braund, David and John Wilkins, eds (2000), *Athenaeus and His World*, Exeter: Exeter University Press.

Bruun, Christer (2012), 'La mancanza di prove di un effetto catastrofico della "Peste Antonina" (dal 166 D.C. in poi)', in Elio Lo Cascio (ed.), *L'impatto della 'Peste Antonina'*, 123–65, Bari: Edipuglia.

Byl, Simon (1999), 'La thérapeutique par le miel dans le Corpus Hippocraticum', in I. Garofalo et al (eds), *Aspetti della Terapia nel Corpus Hippocraticum*, 119–24, Florence: L. S. Olschki.

Campbell, Gordon (2008), 'And Bright Was the Flame of Their Friendship (Empedocles B130): Humans, Animals, Justice, and Friendship, in Lucretius and Empedocles', *Leeds International Classical Studies*, 7 (4): 1–23.

Casadei, Elena (1997), 'La dottrina corpuscolare di Asclepiade e i suoi rapporti con la tradizione atomista', *Elenchos*, 18 (1): 77–106.

Cech, Brigitte, ed. (2008), *Die Produktion von Ferrum Noricum am Hüttenberger Erzberg: Die Ergebnisse der interdisziplinären Forschungen auf der Fundstelle Semlach. Eisner in den Jahren 2003–2005*, Wien: Österreichische Gesellschaft für Archäologie.

Champlin, Edward (1980), *Fronto and Antonine Rome*, Cambridge, MA: Harvard University Press.

Chandezon, Christophe (2015), 'Animals, Meat and Alimentary By-Products: Patterns of Production and Consumption', in John Wilkins and Robin Nadeau (eds), *A Companion to Food in the Ancient World*, 135–47, Malden, MA:

Wiley-Blackwell.

Chandezon, Christophe and Christine Homdoume, eds (2004), *Les Hommes et la terre dans la Méditerranée gréco-romaine*, Toulouse: Presses universitaires du Mirail.

Charpentier, Marie-Claude and Jordi Pàmias (2006), 'Les animaux et la crise de panique en Grèce antique', in Isabelle Boehm and Pascal Luccioni (eds), *Le médecin initié par l'animal*, 197–209, Lyon: Maison de l'Orient et de la Méditerranée–Jean Pouilloux.

Ciaraldi, Marina (2000), 'Drug Preparation in Evidence? An Unusual Plant and Bone Assemblage from the Pompeian Countryside, Italy', *Vegetation History and Archaeobotany*, 9(2): 91–8.

Clafin Kyri W. and Peter Scholliers, eds (2012), *Writing Food History: A Global Perspective*, London: Bloomsbury.

Clarke, Michael (1995), 'Between Lions and Man: Images of the Hero in the *Iliad*', *Greek, Roman and Byzantine Studies*, 36: 137–60.

Cohen, David (1991), *Law, Sexuality and Society*, Cambridge: Cambridge University Press.

Cohen, Edward E. (2014), 'Sexual Abuse and Sexual Rights: Slaves' Erotic Experience at Athens and Rome', in Thomas K. Hubbard (ed.), *A Companion to Greek and Roman Sexualities*, 184–98, Chichester: Wiley-Blackwell.

Cohn, Samuel K. (2012), 'Pandemics: Waves of Disease, Waves of Hate from the Plague of Athens to A.I.D.S', *Historical Research: The Bulletin of the Institute of Historical Research*, 85, no. 230: 535–55.

Cohn-Haft, Louis (1956), *The Public Physicians of Ancient Greece*, Northampton, MA: Smith College Studies in History.

Collins, Andrew W. (2012), 'Alexander the Great and the Office of *Edeatros*', *Historia*, 61(4): 414–20.

Comelles, Josep M. (1997), 'The Fear of (One's Own) History: On the Relations between Medical Anthropology, Medicine and History', *Dynamis*, 17: 37–68.

Condrau, Flurin (2007), 'The Patient's View Meets the Clinical Gaze', *Social History of Medicine*, 20: 525–40.

Cook, Harold (1986), *The Decline of the Old Medical Regime in Stuart London*, Ithaca, NY: Cornell University Press.

Cowen, David L. (1985), 'Expunctum est Mithridatium', *Pharmaceutical Historian*, 153: 2–3.

Craik, Elizabeth (2015), *The 'Hippocratic' Corpus: Content and Context*, London: Routledge.

Craik, Elizabeth (2017), 'Malaria and the Environment of Greece', in Orietta D. Cordovana and Gian Franco Chiai (eds), *Pollution and the Environment in Ancient Life and Thought*, 153–62, Stuttgart: Franz Steiner Verlag.

Craik, Elizabeth (2020), 'Malaria, Childbirth and the Cult of Artemis', in Laurence M. V. Totelin and Rebecca Flemming (eds), *Medicine and Markets in the Graeco-Roman World and Beyond: Essays on Ancient Medicine in Honour of Vivian Nutton*, 87–99, Swansea: Classical Press of Wales.

Croon, J. H. (1967), 'Hot Springs and Healing Gods', *Mnemosyne*, 40: 225–46

Crummy, N. (2007), 'The Identities of the "Doctor" and the "Warrior"', in Philip Crummy, S. Benfield, N. Crummy, V. Rigby and D. Shimmin (eds), *Stanway: An Élite Burial Site at Camulodunum*, 444–7, London: Society for the Promotion of Roman Studies.

Crummy, Philip (2002), 'A Preliminary Account of the Doctor's Grave at Stanway, Colchester, England', in Patricia Baker and Gillian Carr (eds), *Practitioners, Practices and Patients: New Approaches to Medical Archaeology and Anthropology*, 44–57, Oxford: Oxbow Books.

Cuomo, Serafina (2007), *Technology and Culture in Greek and Roman Antiquity*,

Cambridge: Cambridge University Press.

Curtis, Robert I. (1991), *Garum and Salsamenta: Production and Commerce in Materia Medica,* Leiden: Brill.

Dalby, Andrew (1996), *Siren Feasts: A History of Food and Gastronomy in Greece,* London: Routledge.

Dalby, Andrew (2003), *Food in the Ancient World from A to Z,* London: Routledge.

D'arms, John H. (1970), *Romans on the Bay of Naples: A Social and Cultural Study of the Villas and Their Owners from 150 BC to AD 40,* Cambridge, MA: Harvard University Press.

Davidson, James N. (1995), 'Don't Try this at Home: Pliny's Salpe, Salpe's *Paignia* and Magic', *The Classical Quarterly (New Series),* 45 (2): 590–2.

Davidson, James N. (1997), *Courtesans and Fishcakes: The Consuming Passions of Classical Athens,* Chicago: University of Chicago Press.

Davidson, James (2007), *The Greeks and Greek Love: A Radical Reappraisal of Homosexuality in Ancient Greece,* London: Weidenfeld & Nicolson.

Deacy, Susan and Fiona McHardy (2015), 'Ajax, Cassandra and Athena: Retaliatory Warfare and Gender Violence at the Sack of Troy', in Geoff Lee, Hélène Whittaker and Graham Wrightson (eds), *Ancient Warfare: Introducing Current Research Volume I,* 252–72, Newcastle: Cambridge Scholars Publishing.

Dean-Jones, Lesley A. (1994), *Women's Bodies in Classical Greek Science,* Oxford: Oxford University Press.

Dean-Jones, Lesley A. (2006), 'Galen on the Brain', *Apeiron,* 39: 289–92.

Debru, Armelle (1994), 'L'expérimentation chez Galien', in Hildgard Temporini and Wolfgang Haase (eds), *Aufstieg und Niedergang der Romischen Welt.* Band II 37.2, 1728–56, Berlin: De Gruyter.

Debru, Armelle (1995), 'Les démonstrations médicales à Rome au temps de

Galien', in Philip J. van der Eijk, Herman F. J. Horstmanshoff and P. H. Schrijvers (eds), *Ancient Medicine in its Socio-Cultural Context. Papers Read at the Congress Held at Leiden University. 13–15 April 1992*, 69–82, Amsterdam: Rodopi Press.

Demand, Nancy (1994), *Birth, Death, and Motherhood in Classical Greece*, Baltimore, MD: Johns Hopkins University Press.

Demand, Nancy (1995), 'Monuments, Midwives and Gynecology', in Philip J. van der Eijk, Herman F. J. Horstmanshoff and P. H. Schrijvers (eds), *Ancient Medicine in its Socio-Cultural Context. Papers Read at the Congress Held at Leiden University. 13–15 April 1992*, 275–90, Amsterdam: Rodopi Press.

Desch, Franziska (2017), 'Reconsidering the Term *Dreckapotheke* for the Ancient Near-East', in Lennart Lehmhaus and Matteo Martelli (eds), *Collecting Recipes: Byzantine and Jewish Pharmacology in Dialogue*, 35–50, Berlin: De Gruyter.

Detys, S. (1988), 'Les ex-voto de guérison en Gaule', *Dossiers Histoire et Archéologie*, 123: 82–7.

Dossabhoy, Shernaz S., Jessica Feng and Manisha S. Desai (2018), 'The Use and Relevance of the Hippocratic Oath in 2015: A Survey of US Medical Schools', *Journal of Anesthesia History*, 4 (2): 139–46.

Dover, Kenneth J. (1989), *Greek Homosexuality: Updated and with a New Postscript*, Cambridge, MA: Harvard University Press.

Downie, Janet (2013), *At the Limits of Art: A Literary Study of Aelius Aristides' Hieroi Logoi*, Oxford: Oxford University Press.

Draycott, Jane (2019), *Roman Domestic Medical Practice in Central Italy: From the Middle Republic to the Early Empire*, London: Routledge.

Duncan-Jones, R. P. (1996), 'The Impact of the Antonine Plague', *Journal of Roman Archaeology*, 9: 108–36.

Edelstein, Ludwig (1967), *Ancient Medicine: Selected Papers of Ludwig Edelstein*, Baltimore, MD: Johns Hopkins University Press.

Edelstein, Emma J. and Ludwig Edelstein (1945), *Asclepius: A Collection and Interpretation of the Testimonies*. 2 vols, Baltimore, MD: Johns Hopkins University Press.

Elliott, Colin P. (2016), 'The Antonine Plague, Climate Change and Local Violence in Roman Egypt', *Past & Present*, 231 (1): 3–31.

Etkin, Nina L. (1988), 'Cultural Constructions of Efficacy', in S. Van der Geest and S. Reynolds Whyte (eds), *The Context of Medicines in Developing Countries: Studies in Pharmaceutical Anthropology*, 299–326, Dordrecht: Kluwer Academic.

Etkin, Nina L. (2008), *Edible Medicines: An Ethnopharmacology of Food*, Tucson, AZ: University of Arizona Press.

Fabricius, Cajus (1972), *Galens Exzerpte aus älteren Pharmakologen*, Berlin and New York: De Gruyter.

Faure, Eric (2014), 'Malarial Pathocoenosis: Beneficial and Deleterious Interactions between Malaria and Other Human Diseases', *Frontiers in Physiology*, 5, no. 441: 1–13.

Fernando, Sumadhya D., Chaturaka Rodrigo and Senaka Rajapakse (2010), 'The "Hidden" Burden of Malaria: Cognitive Impairment Following Infection', *Malaria Journal*, 9, no. 366: 1–11.

Ferngren, Gary (2009), *Medicine and Health Care in Early Christianity*, Baltimore, MD: Johns Hopkins University Press.

Ferraces Rodríguez, Arsenio (2006), 'Antropoterapia de la Antigüedad Tardía', *Les Études Classiques*, 74: 219–52.

Ferraces Rodríguez, Arsenio (2016), *Curae quae ex hominibus atque animalibus fiunt*, Santiago de Compostela: Andavira Editora.

Flemming, Rebecca (2003), 'Empires of Knowledge: Medicine and Health in the Hellenistic World', in Andrew Erskine (ed.), *A Companion to the Hellenistic World*, 449–63, Malden, MA: Wiley-Blackwell.

Flemming, Rebecca (2005), 'Suicide, Euthanasia and Medicine: Reflections Ancient and Modern', *Economy and Society*, 34 (2): 295–321.

Fögen, Thorsten (2016), 'All Creatures Great and Small: On the Roles and Functions of Animals in Columella's *De Re Rustica*', *Hermes*, 144: 321–51.

Fögen, Thorsten and Thomas Edmunds, eds (2017), *Interactions between Animals and Humans in Graeco-Roman Antiquity*, Berlin: De Gruyter.

Forbes, Robert J. (1966), *Studies in Ancient Technology*, Leiden: Brill.

Foucault, Michel ([1984] 1990), *The History of Sexuality*. Vol. 3. *The Care of the Self*, transl. Robert Hurley, London: Penguin.

Fox, Sherry C. (2005), 'Health in Hellenistic and Roman Times: The Case Studies of Paphos, Cyprus and Corinth, Greece', in Helen King (ed.), *Health in Antiquity*, 59–82, London and New York: Routledge.

Foxhall, Lin (1998), 'Cargoes of the Heart's Desire: The Character of Trade in the Archaic Mediterranean World', in Nick Fisher and Hans van Wees (eds), *Archaic Greece: New Approaches and New Evidence*, 295–309, London: Duckworth.

Foxhall, Lin (2005), 'Village to City: Staples and Luxuries? Exchange Networks and Urbanization', in Robin Osborne and Barry Cunliffe (eds), *Mediterranean Urbanization 800–600 BC*, 233–48, Oxford: Oxford University Press.

Foxhall Lin and H. A. Forbes (1982), 'Sitometreia: The Role of Grain as a Staple Food in Classical Antiquity', *Chiron*, 12: 41–90.

Frede, Michael (1987), 'The Ancient Empiricists', in Michael Frede (ed.), *Essays in Ancient Philosophy*, 243–60, Minneapolis, MN: University of Minnesota Press.

Freisenbruch, Annelise (2007), 'Back to Fronto: Doctor and Patient in his Correspondence with an Emperor', in Ruth Morello and A. D. Morrison (eds), *Ancient Letters: Classical and Late Antique Epistolography*, 235–56, Oxford: Oxford University Press.

Frier, Bruce W. (2000), 'Demography', in Alan K. Bowman, Peter Garnsey and Dominic Rathbone (eds), *The Cambridge Ancient History: The High Empire, AD 70–192*. 2nd ed. Vol. 11, 787–816, Cambridge: Cambridge University Press.

Gagneux, Sebastien (2012), 'Host-Pathogen Coevolution in Human Tuberculosis', *Philosophical Transactions: Biological Sciences*, 367, no. 1590: 850–9.

Galagan, James E. (2014), 'Genomic Insights into Tuberculosis', *Nature Reviews. Genetics*, 15 (5): 307–20.

Gallant, Thomas W. (1991), *Risk and Survival in Ancient Greece: Reconstructing the Rural Domestic Economy,* Stanford, CA: Stanford University Press.

Garnsey, Peter D. A. (1988), *Famine and Food Supply in the Graeco-Roman World: Responses to Risk and Crisis*, Cambridge: Cambridge University Press.

Garnsey, Peter D. A. (1999), *Food and Society in Classical Antiquity,* Cambridge: Cambridge University Press.

Gazza, Vittorino (1956), 'Prescrizioni mediche nei papiri dell'Egitto Greco-Romano', *Aegyptus*, 36: 73–114.

Germain, Louis R. F. (1969), 'Aspects du droit d'exposition en Grèce', *Revue Historique de Droit Française*, 47: 177–97.

Gill, Christopher (2010), *Naturalistic Philosophy in Galen and Stoicism*, Oxford: Oxford University Press.

Ginouvès, René (1962), *Balaneutikè: Recherches sur le bain dans l'antiquité grecque*, Paris: de Boccard.

Ginouvès, René (1994), 'L'eau dans les sanctuaires médicaux', in René Ginouvès,

A.-M. Guimier-Sorbets, Jacques Jouanna and Laurence Villard (eds), *L'eau, la santé et la maladie dans le monde grec*, 236–43, Paris: de Boccard.

Gitton-Ripoll, Valérie (2008), 'Chiron, le cheval-médecin ou pourquoi Hippocrate s'appelle Hippocrate', in Isabelle Boehm and Pascal Luccioni (eds), *Le médecin initié par l'animal*, 211–34, Lyon: Maison de l'Orient et de la Méditerranée–Jean Pouilloux.

Gleason, Maud W. (2009), 'Shock and Awe: The Performance Dimension of Galen's Anatomy Demonstrations', in Christopher Gill, Tim Whitmarsh and John Wilkins (eds), *Galen and the World of Knowledge*, 85–114, Cambridge: Cambridge University Press.

Goebel, V. and Peters, J. (2010), 'Veterinary Medicine', in G. L. Campbell (ed.), *Oxford Handbook of Animals in Classical Thought and Life*, 589–606, Oxford: Oxford University Press.

Gorrini, Maria Elena (2005), 'The Hippocratic Impact on Healing Cults: The Archaeological Evidence in Attica', in Philip J. Van der Eijk (ed.), *Hippocrates in Context. Papers Read at the XIIth International Hippocrates Colloquium, University of Newcastle-upon-Tyne, 27–31 August 2002*, 135–56, Leiden: Brill.

Gosselain, Olivier (1992), 'Technology and Style: Potters and Pottery among the Bafia of Cameroon', *Man New Series*, 27 (3): 559–86.

Gourevitch, Danielle (2000), 'Hicesius' Fish and Chips', in David Braund and John Wilkins (eds), *Athenaeus and His World*, 483–91, Exeter: Exeter University Press.

Gourevitch, Danielle (2001), 'Le nourrisson et sa nourrice: Étude de quelques cas pédiatriques chez Galien', *Revue de Philosophie Ancienne*, 19: 63–76.

Graham, Emma-Jayne (2013), 'The Making of Infants in Hellenistic and Early Roman Italy: A Votive Perspective', *World Archaeology*, 45 (2): 215–31.

Graham, Emma-Jayne (2016), 'Wombs and Tombs in the Roman World', *Material Religion*, 12 (1): 251–4.

Greenlaw, Cybelle (2011), *The Representation of Monkeys in the Art and Thought of Mediterranean Cultures*, Oxford: Oxford University Press.

Greene, Kevin (2008), 'Learning to Consume: Consumption and Consumerism in the Roman Empire', *Journal of Roman Archaeology*, 21: 64–82.

Griffin, Miriam ([1976] 1992), *Seneca: A Philosopher in Politics*, Oxford: Oxford University Press.

Grivell, Timothy, Helen Clegg and Elizabeth C. Roxburgh (2014), 'An Interpretative Phenomenological Analysis of Identity in the Therian Community', *Identity: An International Journal of Theory and Research*, 14 (2): 113–35.

Grmek, Mirko D. ([1983] 1989), *Diseases in the Ancient Greek World* [Les maladies à l'aube de la civilisation occidentale]. Translated by Mireille Muellner and Leonard Muellner, Baltimore, MD: Johns Hopkins University Press.

Grmek, Mirko D. (1996), *Il calderone di Medea: La sperimentazione sul vivente nell'antichità*, Rome: Editori Laterza.

Gruen, Erich S. (2011), *Rethinking the Other in Antiquity*, Princeton, NJ: Princeton University Press.

Hadot, Pierre (1984), 'Marc Aurèle était-il opiomane?' In E. Lucchesi and H. D. Saffron (eds), *Mémorial André-Jean Festugière: Antiquité païenne et chrétienne*, 35–50, Geneva: Cramer.

Hankinson, R. J. (1991a), 'Greek Medical Models of Mind', in S. Everson (ed.), *Psychology*. Companions to Ancient Thought, vol. 2, Cambridge: Cambridge University Press.

Hankinson, R. J. (1991b), 'Galen's Anatomy of the Soul', *Phronesis*, 36: 197–233.

Hankinson, R. J., ed. (2008), *The Cambridge Companion to Galen*, Cambridge: Cambridge University Press.

Hanson, Ann Ellis (1987), 'The Eight-Months Child and the Etiquette of Birth: *obsit omen!*', *Bulletin of the History of Medicine*, 61: 589–602.

Hanson, Ann Ellis (1990), 'The Medical Writers' Woman', in David M. Halperin, John J. Winkler and Froma I. Zeitlin (eds), *Before Sexuality: The Construction of Erotic Experience in the Ancient Greek World*, 309–38, Princeton, NJ: Princeton University Press.

Hanson, Ann Ellis (2010), 'Doctors' Literacy and Papyri of Medical Content', in Herman F. J. Horstmanshoff and Cornelis van Tilburg (eds), *Hippocrates and Medical Education. Selected Papers read at the XIIth International Hippocrates Colloquium, Universiteit Leiden, 24–26 August 2005*, 187–204, Leiden: Brill.

Hanson, Ann Ellis, and Monica Green (1994), 'Soranus of Ephesus: *Methodicorum princeps*', in Hildegard Temporini and Wolfgang Haase (eds), *Aufstieg und Niedergang der Romischen Welt*. Band II 37.2, 968–1075, Berlin: De Gruyter.

Hardy, Gavin and Laurence M. V. Totelin (2016), *Ancient Botany*, London: Routledge.

Harig, Georg (1977), 'Die antike Auffassung vom Gift und der Tod des Mithridates. (Le concept antique de poison et la mort de Mithridate)', *NTM. Schriftenreihe für Geschichte der Naturwissenschaften Technik und Medizin Leipzig*, 14(1): 104–12.

Harris, Charles R. S. (1973), *The Heart and the Vascular System in Ancient Greek Medicine*, Oxford: Clarendon Press.

Harris, William V., ed. (2013), *Mental Disorders in the Classical World*, Leiden: Brill.

Harris, William V. (2016), 'Popular Medicine in the Classical World', in William V.

Harris (ed.), *Popular Medicine in the Greco-Roman World: Explorations*, 1–64, Leiden: Brill.

Harris, William V., ed. (2016), *Popular Medicine in Graeco-Roman Antiquity: Explorations*, Leiden: Brill.

Harris, William V. (2020), 'Scatological Asklepios: The Use of Excrement in Graeco- Roman Healthcare', *Journal of the History of Medicine and Allied Sciences*, 75 (1): 1–23.

Harrison, Adrian P., Ilenia Cattani and Jean M. Turfa (2010), 'Metallurgy, Environmental Pollution and the Decline of Etruscan Civilisation', *Environmental Science and Pollution Research*, 17: 165–80.

Heath, John (2005), *The Talking Greeks: Speech, Animals, and the Other in Homer, Aeschylus and Plato*, Cambridge: Cambridge University Press.

Heinimann, Felix (1945), *Nomos und Physis: Herkunft und Bedeutung einer Antithese im griechischen Denken des 5. Jahrhunderts*, Basel: F. Reinhardt.

Hillert, Andreas (1990), *Antike Ärztedarstellungen*, Frankfurt: Peter Lang.

Hin, Saskia (2013), *The Demography of Roman Italy: Population Dynamics in an Ancient Conquest Society (201 BCE–14 CE)*, Cambridge: Cambridge University Press.

Hingley, Richard (1997), 'Resistance and Domination: Social Change in Roman Britain', in David Mattingly (ed.), *Dialogues in Roman Imperialism*, 81–100, Ann Arbor, MI: *Journal of Roman Archaeology*.

Hodder, Ian (1982), *Symbols in Action*, Cambridge: Cambridge University Press.

Holford-Strevens, Leofranc ([1988] 2003), *Aulus Gellius: An Antonine Scholar and His Achievement*, Oxford: Oxford University Press.

Holmes, Brooke (2017), 'The Generous Text: Animal, Intuition, Human Knowledge and Written Tradition in Pliny's Books on Medicine', in Marco Formisano and Philip J. van der Eijk (eds), *Knowledge, Text and Practice in*

Ancient Greek Technical Writing, 231–51, Cambridge: Cambridge University Press.

Horden, Peregrine and Nicholas Purcell (2000), *The Corrupting Sea: A Study of Mediterranean History*, Malden, MA: Blackwell.

Horky, Phillip S. (2017), 'The Spectrum of Animal Rationality in Plutarch', *Apeiron*, 50 (1): 103–33.

Horstmanshoff, Herman F. J. (1976), 'The Ancient Physician: Craftsman or Scientist?', *Bulletin of the History of Medicine*, 31: 448–59.

Horstmanshoff, Herman F. J. (2004), 'Did the God Learn Medicine: Asclepius and Temple Medicine in Aelius Aristides' *Sacred Tales*', in Herman F. J. Horstmanshoff and Marten Stol (eds), *Magic and Rationality in Ancient Near Eastern and Graeco- Roman Medicine*, 325–42, Leiden: Brill.

Hughes, Jessica (2008), 'Fragmentation as Metaphor in the Classical Healing Sanctuary', *Social History of Medicine*, 21 (2): 217–36.

Hulttala, Anne (2007), *Le inscrizione sepulcrali latine nell'isola sacra*, Rome: Finnish Institute.

Ingold, T. (2001), 'Beyond Art and Technology: The Anthropology of Skill', in Michale B. Schiffer (ed.), *Anthropological Perspectives on Technology*, 17–32, Albuquerque, NM: University of New Mexico Press.

Isaac, Benjamin (2004), *The Invention of Racism in Classical Antiquity*, Princeton, NJ: Princeton University Press.

Israelowich, Ido (2012), *Society, Medicine and Religion in the* Sacred Tales *of Aelius Aristides*, Leiden: Brill.

Israelowich, Ido (2015), *Patients and Healers in the High Empire*, Baltimore, MD: Johns Hopkins University Press.

Israelowich, Ido (2016a), 'Medical Care in the Roman Army during the High Empire', in William V. Harris (ed.), *Perspectives on Popular Medicine in*

Classical Antiquity, 215–30, Leiden: Brill.

Israelowich, Ido (2016b), 'The Use and Abuse of Hippocratic Medicine in the *Apology* of Lucius Apuleius', *Classical Quarterly*, 67: 635–44.

Jackson, Ralph (1990a), 'Waters and Spas in the Classical World', in Roy Porter (ed.), *The Medical History of Waters and Spas*, 1–13, London: Wellcome Institute for the History of Medicine.

Jackson, Ralph (1990b), 'Roman Doctors and their Instruments: Recent Research into Ancient Practice', *Journal of Roman Archaeology*, 3: 5–27.

Jackson, Ralph (1993), 'Roman Medicine: Practitioners and their Practices', in Hildegard Temporini and Wolfgang Haase (eds), *Aufstieg und Niedergang der Romischen Welt*. Band II 37.1, 79–100, Berlin: De Gruyter.

Jackson, Ralph (1994a), 'The Surgical Instruments, Appliances and Equipment in Celsus' *De Medicina*', in Guy Sabbah and Philippe Mudry (eds), *La médecine de Celse: Aspects historiques, scientifiques et littéraires*, 167–209, Saint-Étienne: Publications de l'Université de Saint-Étienne.

Jackson, Ralph (1994b), '*Styphylagra, Staphylocaustes*, Uvulectomy and Haemorrhoidectomy: The Roman Instruments and Operations', in Antje Krug (ed.), *From Epidauros to Salerno. Symposium Held at the European University Centre for Cultural Heritage, Ravello, April 1990*, 167–85, Rixensart: Pact Belgium.

Jackson, Ralph (1995), 'The Composition of Roman Medical *Instrumentaria* as an Indicator of Medical Practice: A Provisional Assessment', in Philip J. van der Eijk, Herman F. J. Horstmanshoff and P. H. Schrijvers (eds), *Ancient Medicine in its Socio-Cultural Context. Papers Read at the Congress Held at Leiden University. 13–15 April 1992*, 189–208, Amsterdam: Rodopi Press.

Jackson, Ralph (1996), 'Eye Medicine in the Roman Empire', in Hildegard Temporini and Wolfgang Haase (eds), *Aufstieg und Niedergang der Romischen*

Welt. Band II 37.3, 2228–51, Berlin: De Gruyter.

Jackson, Ralph (1999), 'Spas, Waters, and Hydrotherapy in the Roman World', in J. DeLaine and D. E. Johnston (eds), *Roman Baths and Bathing* (JRA Suppl.), 37: 107–16.

Jackson, Ralph (2007), 'The Surgical Instruments', in P. Crummy, S. Benfield, N. Crummy, V. Rigby and D. Shimmin (eds), *Stanway: An Élite Burial Site at Camulodunum*, 236–52, London: Society for the Promotion of Roman Studies.

Jacoby, Felix (1911), 'Zu Hippokrates' ΠΕΡΙ ΑΕΡΩΝ ΥΔΑΤΩΝ ΤΟΠΩΝ', *Hermes*, 46: 518–67.

Jacques, Jean-Marie (2008), 'L'animal et la médecine iologique: À propos de Nicandre de Colophon', in Isabelle Boehm and Pascal Luccioni (eds), *Le médecin initié par l'animal*, 49–61, Lyon: Maison de l'Orient et de la Méditerranée–Jean Pouilloux.

Jasny, Naum (1944), *The Wheats of Classical Antiquity*, Baltimore, MD: Johns Hopkins University Press.

Jenner, Mark S. R. and Patrick Wallis (2007), 'The Medical Market Place', in Mark S. R. Jenner and Patrick Wallis (eds), *Medicine and the Market in England and its Colonies, c. 1450–c. 1850*, 1–23, London: Macmillan Palgrave.

Jeong, Goun, Byung Chan Lim and Jong-Hee Chae (2015), 'Pediatric Stroke', *Journal of Korean Neurosurgical Society*, 57 (6): 396–400.

Johansen, T. K. (2012), *The Powers of Aristotle's Soul*, Oxford: Oxford University Press.

Johns, Timothy ([1990] 1996), *The Origins of Human Diet & Medicine: Chemical Ecology*, Tucson, AZ: University of Arizona Press.

Johnson, Matthew (1999), *Archaeological Theory: An Introduction*, Oxford: Blackwell Publishers.

Jones, Andrew (2002), *Archaeological Theory and Scientific Practice*, Cambridge: Cambridge University Press.

Jones, Christopher P. (1991), 'Aelius Aristides on the Water in Pergamon', *Archäologischer Anzeiger*, 111–7.

Jouanna, Jacques ([1990] 2012), 'Disease as Aggression in the Hippocratic Corpus and Greek Tragedy: Wild and Devouring Disease', in Philip J. van der Eijk (ed. and transl.), *Jacques Jouanna. Greek Medicine from Hippocrates to Galen. Selected Papers*, 81–96, Leiden: Brill.

Jouanna, Jacques ([1992] 1999), *Hippocrates*. Translated by M. B. DeBevoise, Baltimore, MD: Johns Hopkins University Press.

Jouanna, Jacques (2000), 'Maladies et médecine chez Aristophane', in Jean Leclant and Jacques Jouanna (eds), *Le théâtre grec antique: La comédie. Actes du 10ème colloque de la Villa Kérylos à Beaulieu-sur-Mer les 1er et 2 octobre 1999*, 171–95, Paris: Académie des Inscriptions et Belles-Lettres.

Jouanna, Jacques (2011), 'Médecine rationnelle et magie: Le statut des amulettes et des incantations chez Galien', *Revue des Études Grecques*, 124: 47–77.

Keyser, Paul T. and Georgia L. Irby-Massie, eds (2008), *The Encyclopaedia of Ancient Natural Scientists*, London: Routledge.

King, Helen (1998), *Hippocrates' Woman: Reading the Female Body in Ancient Greece*, London: Routledge.

Kleinman, Arthur (1980), *Patients and Healers in the Context of Culture*, Berkeley, CA: University of California Press.

Kokoszko, Maciej, Krzysztof Jagusiak and Zofia Rzeźnicka (2014), *Cereals of Antiquity and Early Byzantine Times*, Łódź: Łódź University Press.

Kollesch, Jutta (1997), 'Die anatomischen Untersuchungen des Aristoteles und ihr Stellenwert als Forschungsmethode in der aristotelischen Biologie', in Wolfgang Kullmann and Sabine Föllinger (eds), *Aristotelische Biologie:*

Intentionen, Methoden, Ergebnisse, 367–74, Stuttgart: Franz Steiner Verlag.

Korpela, Jukka (1995), '*Aromatarii, pharmacopolae, thurarii et ceteri*: Zur Sozialgeschichte Roms', in Philip van der Eijk, Herman F. J. Horstmanshoff and Piet H. Schrijvers (eds), *Ancient Medicine in its Socio-Cultural Context. Papers Read at the Congress Held at Leiden University. 13–15 April 1992*, 101–18, Amsterdam: Rodopi.

Kron, Geoffrey (2012), 'Nutrition, Hygiene and Mortality: Setting Parameters for Roman Health and Life Expectancy Consistent with our Comparative Evidence', in Elio Lo Casco (ed.), *L'impatto della 'Peste Antonina'*, 193–252, Bari: Edipuglia.

Künzl, Ernst (1983), *Medizinische Instrumente aus Sepulkralfunden der römischen Kaiserzeit*, Cologne: Rheinland Verlag GmbH.

Künzl, Ernst (1996), 'Forschungsbericht zu den antiken medizinischen Instrumenten', in Hildgard Temporini and Wolfgang Haase (eds), *Aufstieg und Niedergang der Romischen Welt*. Band II 37.3, 2433–639, Berlin: De Gruyter.

Künzl, Ernst (2002), *Medizin in der Antike: Aus einer Welt ohne Narkose und Aspirin*, Stuttgart: Konrad Theiss Verlag GmBh.

Laes, Christian (2010), 'The Educated Midwife in the Roman Empire: An Example of Differential Equations', in Herman F. J. Horstmanshoff and Cornelis van Tilburg (eds), *Hippocrates and Medical Education. Selected Papers read at the XIIth International Hippocrates Colloquium, Universiteit Leiden, 24–26 August 2005*, 261–86, Leiden: Brill.

Lambert, Stephen and Laurence M. V. Totelin (2017), 'Funerary Monument of Phanostrate, Midwife and Doctor', *Attic Inscriptions Online*. Available online: www.atticinscriptions.com/inscription/CEG2/569 (accessed 5 October, 2020).

Lambrinoudakis, Vassilis (1994), 'L'eau médicale à Épidaure', in René Ginouvès, A.-M. Guimier-Sorbets, Jacques Jouanna and Laurence Villard (eds), *L'eau, la santé et la maladie dans le monde grec*, 225–36, Paris: de Boccard.

Langholf, Volker (2004), 'Structure and Genesis of Some Hippocratic Treatises', in Herman F. J. Horstmanshoff and Marten Stol (eds), *Magic and Rationality in Ancient Near Eastern and Graeco-Roman Medicine*, 219–75, Leiden: Brill.

Langslow, David R. (2000), *Medical Latin in the Roman Empire*, Oxford: Oxford University Press.

Lape, Susan (2010), *Race and Citizen Identity in the Classical Athenian Democracy*, Cambridge: Cambridge University Press.

Laskaris, Julie (2002), *The Art is Long:* On the Sacred Disease *and the Scientific Tradition*, Leiden: Brill.

Laskaris, Julie (2005), 'Error, Loss and Change in the Generation of Therapies', in Philip J. van der Eijk (ed.), *Hippocrates in Context. Papers read at the XIIth International Hippocrates Colloquium, University of Newcastle upon Tyne 27–31 August 2002*, 173–89, Leiden: Brill.

Laskaris, Julie (2015), 'Treating Hemorrhage in Greek and Roman Militaries', in Geoff Lee, Helène Whittaker and Graham Wrightson (eds), *Ancient Warfare: Introducing Current Research, Volume I*, 273–90, Newcastle: Cambridge Scholars Press.

Laskaris, Julie (2016), 'Metals in Medicine: From Telephus to Galen', in William V. Harris (ed.), *Popular Medicine in Graeco-Roman Antiquity: Explorations*, 147–60, Leiden: Brill.

Laurence, Ray (2005), 'Health and the Life Course at Herculaneum and Pompeii', in Helen King (ed.), *Health in Antiquity*, 83–96, London: Routledge.

Leith, David (2009), 'The Qualitative Status of the *Onkoi* in Asclepiades' Theory of Matter', *Oxford Studies in Ancient Philosophy*, 36: 283–320.

Leith, David (2012), 'Pores and Void in Asclepiades' Physical Theory', *Phronesis*, 57: 164–91.

Leith, David (2015a), 'Elements and Uniform Parts in Early Alexandrian Medicine', *Phronesis*, 60: 462–91.

Leith, David (2015b), 'Erasistratus' *Triplokia* of Arteries, Veins and Nerves', *Apeiron*, 48: 251–62.

Leith, David (2016), 'How Popular Were the Medical Sects?', in William V. Harris (ed.), *Popular Medicine in Graeco-Roman Antiquity: Explorations*, 231–50, Leiden: Brill.

Leith, David (2020), 'Herophilus and Erasistratus on the Hēgemonikon', in Brad Inwood and James Warren (eds), *Body and Soul in Hellenistic Philosophy*, 30–61, Cambridge: Cambridge University Press.

Letts, Melinda (2015), 'Questioning the Patient, Questioning Hippocrates: Rufus of Ephesus and the Limits of Medical Authority', D. Phil. dissertation, University of Oxford.

Leven, Karl-Heinz (2004), '"At Times these Ancient Facts Seem to Lie before Me like a Patient on a Hospital Bed": Retrospective Diagnosis and Ancient Medical History', in Herman F. J. Horstmanshoff and Marten Stol (eds), *Magic and Rationality in Ancient Near Eastern and Graeco-Roman Medicine*, 369–86, Leiden: Brill.

Leven, Karl-Heinz (2005), 'Tierversuch', in Karl-Heinz Leven (ed.), *Antike Medizin: Ein Lexikon*, 866–7, München: C. H. Beck.

Leven, Karl-Heinz and U. Tröhler (2005), 'Vivisektion', in Karl-Heinz Leven (ed.), *Antike Medizin: Ein Lexikon*, 906–8, München: C. H. Beck.

Lévi-Strauss, Claude (1970), *The Raw and the Cooked*. trans. from *Le Cru et le cuit* 1964, London: Penguin.

Lewis, Gwyneth and Luc de Bernis, eds (2006), *Obstetric Fistula: Guiding Principles for Clinical Management and Programme Development*, Geneva: World Health Organization.

Liston, Maria A. and Susan I. Rostoff (2013), 'Babies in the Well: Archeological Evidence for Newborn Disposal in Hellenistic Greece', in Judith Evans Grubbs and Tim Parkin (eds), *The Oxford Handbook of Childhood and Education in the Classical World*, 62–82, Oxford: Oxford University Press.

Littman, Robert J. (2009), 'The Plague of Athens: Epidemiology and Paleopathology', *The Mount Sinai Journal of Medicine, New York*, 76 (5): 456–67.

Lloyd, Geoffrey E. R. (1983), *Science, Folklore and Ideology: Studies in the Ancient Life Sciences*, Cambridge: Cambridge University Press.

Lloyd, Geoffrey E. R. (1985), *Science and Morality in Greco-Roman Antiquity*: An inaugural lecture, Cambridge: Cambridge University Press. Reprinted in Lloyd, Geoffrey E. R. (ed.) (1991), *Methods and Problems in Greek Science: Selected Papers*, Cambridge: Cambridge University Press.

Lloyd, Geoffrey E. R. (1991), 'Alcmaeon and the Early History of Dissection', in Geoffrey Lloyd (ed.)., *Methods and Problems in Greek Science*, 164–93, Cambridge: Cambridge University Press.

Lloyd, Geoffrey E. R. (1996), *Adversaries and Authorities: Investigations into Ancient Greek and Chinese Science*, Cambridge: Cambridge University Press.

Lloyd, Geoffrey E. R. (2003), *In the Grip of Disease: Studies in the Greek Imagination*, Oxford: Oxford University Press.

Lloyd, Geoffrey E. R. (2009), 'Galen's un-Hippocratic Case Studies', in Christopher Gill, Tim Whitmarsh and John Wilkins (eds), *Galen and the World of Knowledge*, 115–31, Oxford: Oxford University Press.

Long, Pamela O. (2001), *Openness, Secrecy, Authorship: Technical Arts and the Culture of Knowledge from Antiquity to the Renaissance*, Baltimore, MD: Johns Hopkins University Press.

Longrigg, James (2000), 'Epilepsy in Ancient Greek Medicine: The Vital Step',

Seizure: European Journal of Epilepsy 9 (1): 12–21.

López Salvá, M. (1992), 'La leche como fármaco terapéutico en el *Corpus Hippocraticum*', in J. A. López Ferez (ed.), *Tratados Hipocráticos*, 251–62, Madrid: Editorial Gredos.

Lo Presti, Roberto (2008), *In forma di senso: L'encefalocentrismo del trattato ippocratico* Sulla malattia sacra *nel suo contesto epistemologico*, Rome: Carocci.

Lorenz, H. (2008), 'Plato on the Soul', in G. Fine (ed.), *The Oxford Handbook of Plato*, 244–66, Oxford: Oxford University Press.

Luce, Jean-Marc, ed. (2000), *Paysage et alimentation dans le monde grec*, Toulouse: Presses universitaires du Mirail.

Maehle A.-H. and U. Troehler (1987), 'Animal Experimentation from Antiquity to the End of the Eighteenth Century: Attitudes and Arguments', in Nicolaas A. Rupke (ed.), *Vivisection in Historical Perspective*, 14–47, London: Croom Helm.

Majno, Guido (1975), *The Healing Hand: Man and Wound in the Ancient World*, Cambridge, MA: Harvard University Press.

Malinas, Yves and Danielle Gourevitch (1982), 'Chronique anachronique, I: Suffocation subite chez la femme enceinte', *Revue Française de Gynécologie et d'Obstétrique*, 77: 753–55.

Männlein-Robert, Irmgard, (2014), 'Schmerz und Schrei: Sophokles' *Philoktet* als Grenzfall der Ästhetik in Antike und Moderne', *Antike und Abendland*, 60 (1): 90–112.

Mansfeld, Jaap (1989), 'Chrysippus and the "Placita"', *Phronesis*, 34: 311–42.

Mansfeld, Jaap (1990), 'Doxography and Dialectic: The *Sitz im Leben* of the "Placita"', *ANRW* II 36.4, 3056–229, Berlin: De Gruyter.

Martin, Roland and Henri Metzger (1976), *La religion grecque*, Paris: PUF.

Marganne, Marie-Hélène (1997), 'Les médicaments estampillés dans le corpus galénique', in Armelle Debru (ed.), *Galen on Pharmacology: Philosophy, History and Medicine. Proceedings of the Vth International Galen Colloquium, Lille, 16–18 March 1995*, 158–64, Leiden: Brill.

Massar, Natacha (2005), *Soigner et servir: Histoire sociale et culturelle de la médecine grecque à l'époque hellénistique*, Paris: De Boccard.

Massar, Natacha (2010), '"Choose Your Master Well": Medical Training, Testimonies and Claims to Authority', in Herman F. J. Horstmanshoff and Cornelis van Tilburg (eds), *Hippocrates and Medical Education. Selected Papers read at the XIIth International Hippocrates Colloquium, Universiteit Leiden, 24–26 August 2005*, 169–86, Leiden: Brill.

Mattern, Susan (2008), *Galen's Rhetoric of Healing*, Baltimore, MD: Johns Hopkins University Press.

Mattern, Susan (2013), *The Prince of Medicine: Galen in the Roman Empire*, Oxford: Oxford University Press.

Mattingly, David (2004), 'Being Roman: Expressing Identity in a Provincial Setting', *Journal of Roman Archaeology*, 17: 5–25.

Mattingly, David (2006), *An Imperial Possession: Britain in the Roman Empire 54* BC-AD *409*, London: Penguin Books.

Mauss, Marcel ([1934] 1979), 'Les techniques du corps', Reprinted in *Sociology and Psychology: Essays by Marcel Mauss Translated by Ben Brewster*, 95–135, London: Routledge.

Mayor, Adrienne (2010), *The Poison King: The Life and Legend of Mithradates, Rome's Deadliest Enemy*, Princeton, NJ: Princeton University Press.

McDermott, W. C. (1938), *The Ape in Antiquity*, Baltimore, MD: Johns Hopkins Press.

McGing, Brian C. (2012), 'Mithradates', in Simon Hornblower, Antony Spawforth and Esther Eidinow (eds), *The Oxford Classical Dictionary*, 4th edn, Oxford: Oxford University Press.

McNamara, Leanne (2003), '"Conjurers, Purifiers, Vagabonds and Quacks"? The Clinical Roles of the Folk and Hippocratic Healers of Classical Greece', *Iris: Journal of the Classical Association of Victoria*, 16–17: 2–25.

McQuaid, John (2015), *Tasty: The Art and Science of What We Eat*, New York: Scribner.

Mee, Christopher and Josette Renard, eds (2007), *Cooking Up the Past: Food and Culinary Practices in the Neolithic and Bronze Age Aegean*, Oxford: Oxbow Books.

Mee, Christopher, and Anthony Spawforth (2001), *Greece: An Oxford Archaeological Guide*, Oxford: Oxford University Press.

Metzger, Nadine (2015), 'Kynanthropy: Canine Madness in Byzantine Late Antiquity', *History of Psychiatry*, 3 (3): 318–31.

Miller, William I. (2009), *The Anatomy of Disgust*, Cambridge, MA: Harvard University Press.

Miles, Steven H. (2005), *The Hippocratic Oath and the Ethics of Medicine*, Oxford: Oxford University Press.

Millett, Martin (1990), *The Romanization of Britain: An Essay on Archaeological Interpretation*, Cambridge: Cambridge University Press.

Milne, Johns S. (1907), *Surgical Instruments in Greek and Roman Times*, Oxford: Clarendon Press.

Mitchell, Piers (2011), 'Retrospective Diagnosis and the Use of Historical Texts for Investigating Disease in the Past', *International Journal of Paleopathology*, 1: 81–8.

Mitchell, Stephen (2005), 'Olive Cultivation in the Economy of Roman Asia Minor', in Stephen Mitchell and Constantina Katsari (eds), *Patterns in the*

Economy of Roman Asia Minor, 83–114, Swansea: Classical Press of Wales.

Molina, Monserrat (1981), 'Instrumental medico de epoca Romana en el Museo Arqueologico Nacional (Madrid)', *Archivo Español de Arqueologia*, 55: 255–62.

Moore, H. L. (1982), 'The Interpretation of Spatial Patterning in Settlement Residues', in Ian Hodder (ed.), *Symbolic and Structural Archaeology*, 74–9, Cambridge: Cambridge University Press.

Moritz, L. A. (1958), *Grain-Mills and Flour in Classical* Antiquity, Oxford: Clarendon Press.

Mudd, Shaun A. (2015), 'Constructive Drinking in the Roman Empire: The First to Third Centuries AD', PhD diss., University of Exeter.

Murray, Oswyn, ed. (1990), *Sympotica: The Papers of a Symposium on the Symposion*, Oxford: Clarendon Press.

Mylona, Dimitra (2008), *Fish-Eating in Greece from 500 BC to AD 700: A Story of Impoverished Fishermen or Lavish Fish Banquets?* Oxford: Archaeopress.

Mylona, Dimitra (2015), 'Fish', in John Wilkins and Robin Nadeau (eds), *A Companion to Food in the Ancient World*, 147–59, Malden, MA: Wiley Blackwell.

Naiden. F. S. (2012), 'Blessed Are the Parasites', in Christopher A. Faraone and F. S. Naiden (eds), *Greek and Roman Animal Sacrifice: Ancient Victims, Modern Observers*, 55–84, Cambridge: Cambridge University Press.

Naji, Myriem (2009), 'Gender and Materiality in-the-Making: The Manufacture of Sirwan Femininities through Weaving in Southern Morocco', *Journal of Material Culture*, 14 (1): 47–73.

Nash, Roderick (1972), 'American Environmental History: A New Teaching Frontier', *Pacific Historical Review*, 41 (3): 362–372.

Nutton, Vivian (1977), 'Archiatri and the Medical Profession', *Papers of the British School at Rome*, 32: 191–226.

Nutton, Vivian (1983), 'The Seeds of Disease: An Explanation of Contagion and Infection from the Greeks to the Renaissance', *Medical History*, 27: 1–24.

Nutton, Vivian (1985), 'The Drug Trade in Antiquity', *Journal of the Royal Society of Medicine*, 78: 138–45.

Nutton, Vivian (1986), 'Murders and Miracles: Lay Attitudes Towards Medicine in Classical Antiquity', in Roy Porter (ed.), *Patients and Practitioners: Lay Perceptions of Medicine in Pre-Industrial Society*, 25–53, Cambridge: Cambridge University Press.

Nutton, Vivian (1992), 'Healers in the Market Place: Towards a Social History of Graeco-Roman Medicine', in Andrew Wear (ed.), *Medicine in Society: Historical Essays*, 15–58, Cambridge: Cambridge University Press.

Nutton, Vivian (1993), 'Roman Medicine: Tradition, Confrontation, Assimilation', in Hildegard Temporini and Wolfgang Haase (eds), *Aufstieg und Niedergang der römischen Welt*. Band II 37.1, 49–78, Berlin: De Gruyter.

Nutton, Vivian (1995a), 'What's in an Oath?', *Journal of the Royal College of Physicians of London*, 29 (6): 518–24.

Nutton, Vivian (1995b), 'Medicine in the Greek World, 800–50 BC', in Lawrence Conrad, Michael Neve, Vivian Nutton, Roy Porter and Andrew Wear (eds), *The Western Medical Tradition: 800 BC to AD 1800*, Cambridge: Cambridge University Press.

Nutton, Vivian (1997), 'Galen on Theriac: Problems of Authenticity', in Armelle Debru (ed.), *Galen on Pharmacology: Philosophy, History and Medicine. Proceedings of the Vth International Galen Colloquium, Lille, 16–18 March 1995*, 133–52, Leiden: Brill.

Nutton, Vivian (2000), 'Medical Thoughts on Urban Pollution', in Valerie M. Hope and Eireann Marshall (eds), *Death and Disease in the Ancient City*, 65–73, London: Routledge.

Nutton, Vivian ([2004] 2013), *Ancient Medicine*, London: Routledge.

Nutton, Vivian (2020), *Galen: A Thinking Doctor in Imperial Rome*, London: Routledge.

Osborne, Catherine (2007), *Dumb Beasts and Dead Philosophers*, Oxford: Oxford University Press.

Overduin, Floris (2015), *Nicander of Colophon's Theriaca: A Literary Commentary*, Leiden: Brill.

Parker, Robert (1983), *Miasma: Pollution and Purification in Early Greek Religion*, Oxford: Oxford University Press.

Parkin, Tim (2013), 'The Demography of Infancy and Early Childhood in the Ancient World', in Judith Evans Grubbs and Tim Parkin (eds), *The Oxford Handbook of Childhood and Education in the Classical World*, 40–61, Oxford and New York: Oxford University Press.

Payne, Mark (2010), *The Animal Part: Human and Other Animals in the Poetic Imagination*, Chicago: University of Chicago Press.

Pérez Cañizares, Pilar (2010), 'The Importance of Having Medical Knowledge as a Layman: The Hippocratic Treatise *Affections* in the Context of the Hippocratic Corpus', in Herman F. J. Horstmanshoff and Cornelis van Tilburg (eds), *Hippocrates and Medical Education. Selected Papers Presented at the XIIth International Hippocrates Colloquium, Universeit Leiden, 24–26 August 2005*, 87–99, Leiden: Brill.

Perkins, Judith (1995), *The Suffering Self: Pain and Narrative Representation in the Early Christian Era*, London: Routledge.

Petit, Caroline (2017), 'Galen, Pharmacology and the Boundaries of Medicine: A Reassessment', in Lennart Lehmhaus and Matteo Martelli (eds), *Collecting Recipes: Byzantine and Jewish Pharmacology in Dialogue*, 51–80, Berlin: De Gruyter.

Petridou, Georgia (2015), 'Aelius Aristides as Informed Patient and Physician', in Georgia Petridou and Chiara Thumiger (eds), *Homo Patiens: Approaches to the Patient in the Ancient World*, 451–70, Leiden: Brill.

Petridou, Georgia (2016), 'Becoming a Doctor, Becoming a God: Religion and Medicine in Aelius Aristides' *Hieroi Logoi*', in Annette Weissenrieder and Gregor Etzelmuller (eds), *Religion and Illness*, 306–35, Eugene, OR: Cascade Books.

Petridou, Georgia and Chiara Thumiger, eds (2015), *Homo Patiens: Approaches to the Patient in the Ancient World*, Leiden: Brill.

Petrone, Pierpaolo, Massimo Niola, Pierpaolo Di Lorenzo, Mariano Paternoster, Vincenzo Graziano, Giuseppe Quaremba and Claudio Buccelli (2015), 'Early Medical Skull Surgery for Treatment of Post-Traumatic Osteomyelitis 5,000 Years Ago', *PloS One*, 10 (5).

Petsalis-Diomidis, Alexia (2005), 'The Body in Space: Visual Dynamics in Graeco-Roman Healing Pilgrimage', in Jas Elsner and Ian Rutherford (eds), *Seeing the Gods: Pilgrimage in Graeco-Roman and Early Christian Antiquity*, 183–218, Oxford: Oxford University Press.

Petsalis-Diomidis, Alexia (2010), *Truly Beyond Wonders: Aelius Aristides and the Cult of Asclepius*, Oxford: Oxford University Press.

Phillips, E. D. (1973), *Greek Medicine*, London: Thames and Hudson.

Pleket, H. W. (1995), 'The Social Status of Physicians in the Graeco-Roman World', in Philip J. van der Eijk, Herman F. J. Horstmanshoff and P. H. Schrijvers (eds), *Ancient Medicine in its Socio-Cultural Context. Papers Read at the Congress Held at Leiden University. 13–15 April 1992*, 27–34, Amsterdam: Rodopi Press.

Podolak, P. (2010), *Soranos von Ephesos: Peri psyches, Sammlung der Testimonien, Kommentar und Einleitung*, Berlin: De Gruyter.

Pohl, Rudolfus (1905), *De graecorum medicis publicis*, Berlin: Georg Reimer.

Pohlenz, Max (1938), *Hippokrates und die Begründung der wissenschaftlichen Medizin*, Berlin: De Gruyter.

Polito, Roberto (2006), 'Matter, Medicine, and the Mind: Asclepiades vs. Epicurus', *Oxford Studies in Ancient Philosophy*, 30: 285–335.

Pormann, Peter, ed. (2018), *The Cambridge Companion to Hippocrates*, Cambridge: Cambridge University Press.

Porter, Roy (1985), 'The Patient's View: Doing Medical History from Below', *Theory and Society*, 14: 175–98.

Porter, Roy ed. (1986), 'Introduction', in Roy Porter (ed.), *Patients and Practitioners: Lay Perceptions of Medicine in Pre-Industrial Society*, 1–22, Cambridge: Cambridge University Press.

Porter, Roy ed. (1986), *Patients and Practitioners: Lay Perceptions of Medicine in Pre-Industrial Society*, Cambridge: Cambridge University Press.

Purcell, Nicholas (1995), 'Eating Fish: The Paradoxes of Seafood', in John Wilkins, David Harvey and Michael Dobson (eds), *Food in Antiquity*, 132–49, Exeter: University of Exeter Press.

Rickman, Geoffrey E. (1971), *Roman Granaries and Store Buildings*, Cambridge: Cambridge University Press.

Riddle, John M. (1994), *Contraception and Abortion from the Ancient World to the Renaissance*, Cambridge, MA: Harvard University Press.

Roberts, Charlotte A. (2015), 'Old World Tuberculosis: Evidence from Human Remains with a Review of Current Research and Future Prospects', *Tuberculosis*, 95: S117–S121.

Roberts, Charlotte A. and Jane E. Buikstra (2003), *The Bioarchaeology of Tuberculosis*, Gainesville, Fl: University Press of Florida.

Rocca, Julius (2003), *Galen on the Brain: Anatomical Knowledge and*

Physiological Speculation in the Second Century AD, Leiden: Brill.

Rossignol, Benoît (2012), 'Le climat, les famines et la guerre: Éléments du contexte de la Peste Antonine', in Elio Lo Cascio (ed.), *L'impatto della "Peste Antonina"*, 87–122, Bari: Edipuglia.

Rowan, Erica (2014), 'Roman Diet and Nutrition in the Vesuvian Region: A Study of the Bioarchaeological Remains from the Cardo V Sewer at Herculaneum', D.Phil. diss., University of Oxford.

Rowlandson, Jane, ed. (1998), *Women and Society in Greek and Roman Egypt*, Cambridge: Cambridge University Press.

Rumor, Maddalena (2015), 'Babylonian Pharmacology in Graeco-Roman Dreckapotheke. With an Edition of Uruanna III 1–143 (138)', Diss. Berlin.

Rütten, Thomas (1996), 'Zootomieren im hippokratischen Briefroman: Motivgeschichtliche Untersuchungen zur Verhältnisbestimmung von Medizin und Philosophie', in Renate Wittern and Pierre Pellegrin (eds), *Hippokratische Medizin und antike Philosophie. Verhandlungen des VIII. Internationalen Hippokrates- Kolloquiums in Kloster Banz-Staffelstein vom 23. bis 28. September 1993*, 561–82, Hildesheim, Zürich, New York: Olms.

Rütten, Thomas and Leonie von Reppert-Bismarck (1996), 'Receptions of the Hippocratic Oath in the Renaissance: The Prohibition of Abortion as a Case Study in Reception', *Journal of the History of Medicine and Allied Sciences*, 51 (4): 456–83.

Saillant, Francine and Serge Genest, eds (2007), *Medical Anthropology: Regional Perspectives and Shared Concerns*, Oxford: Blackwell.

Salazar, Christine F. (2000), *The Treatment of War Wounds in Graeco-Roman Antiquity*, Leiden: Brill.

Salazar, Christine F. (forthcoming), 'Paul of Aegina on Venomous Animals', in Debby Banham (ed.), *The Missing Link: Studies in Early Medicine*, Oxford:

Archaeopress.

Sallares, Robert (1991), *The Ecology of the Ancient Greek World*, Ithaca, NY: Cornell University Press.

Sallares, Robert (2002), *Malaria and Rome: A History of Malaria in Ancient Italy*, Oxford: Oxford University Press.

Sallares, Robert (2005), 'Pathocoenoses Ancient and Modern', *History and Philosophy of the Life Sciences*, 27 (2): 201–20.

Sallares, Robert (2006), 'Role of Environmental Changes in the Spread of Malaria in Europe during the Holocene', *Quaternary International*, 150 (1): 21–7.

Salles, Catherine (1985), 'Les cachets d'oculistes', in André Pelletier (ed.), *La médecine en Gaule: Villes d'eaux, sanctuaires des eaux*, 89–102, Paris: Picard.

Samama, Évelyne (2002), 'Empoisonné ou guéri? Remarques lexicologiques sur les *pharmaka* et *venena*', in Évelyne Samama and Frank Collard (eds), *Le corps à l'épreuve. Poisons, remèdes et chirurgie: Aspects des pratiques médicales dans l'Antiquité et au Moyen-Âge*, 13–27, Langres: Dominique Guéniot.

Samama, Évelyne (2003), *Les médecins dans le monde grec: Sources épigraphiques sur la naissance d'un corps médical*, Geneva: Droz.

Samama, Évelyne (2006), '*Thaumatopoioi pharmakopôlai*: La singulière image des préparateurs et vendeurs de remèdes dans les textes grecs', in Franck Collard and Évelyne Samama (eds), *Pharmacopoles et apothicaires: Les «pharmaciens» de l'Antiquité au Grand Siècle*, 7–27, Paris: l'Harmattan.

Say, Lale, Doris Chou, Alison Gemmill, Özge Tunçalp, Ann-Beth Moller, Jane Daniels, A. Metin Gülmezoglu, Marleen Temmerman and Leontine Alkema (2014), 'Global Causes of Maternal Death: A WHO Systematic Analysis', *The Lancet. Global Health*, 2 (6): 323–33.

Scarborough, John (1995), 'The Opium Poppy in Hellenistic and Roman

Medicine', in Roy Porter and Mikulás Teich (eds), *Drugs and Narcotics in History*, 4–23, Cambridge: Cambridge University Press.

Scarborough, John and Vivian Nutton (1982), 'The Preface of Dioscorides' *De materia medica*: Introduction, Translation and Commentary', *Transactions of the College of Physicians of Philadelphia*, 5 (4): 187–227.

Scheidel, Walter (2007), 'A Model of Real Income Growth in Roman Italy', *Historia*, 56 (3): 322–46.

Scheidel, Walter (2012), 'Roman Wellbeing and the Economic Consequences of the Antonine Plague', in Elio Lo Cascio (ed.), *L'impatto della 'Peste Antonina'*, 265–95, Bari: Edipuglia.

Scheidel, Walter (2013), 'Disease and Death', in Paul Erdkamp (ed.), *The Cambridge Companion to Ancient Rome*, 45–59, Cambridge: Cambridge University Press.

Scobie, Alex (1986), 'Slums, Sanitation and Mortality in the Roman World', *Klio*, 68: 399–433.

Shaw, Brent D. (1996), 'Seasons of Death: Aspects of Mortality in Imperial Rome', *Journal of Roman Studies*, 86: 100–38.

Silk, M. S. (1996), 'Plagiarism', in Simon Hornblower and Antony Spawforth (eds), *The Oxford Classical Dictionary*, 3rd edn, 1088, Oxford: Oxford University Press.

Singer, Peter N. (2017), 'The Essence of Rage: Galen on Emotional Disturbances and their Physical Correlates', in Richard Seaford, John Wilkins and Matthew Wright (eds), *Selfhood and the Soul: Essays on Ancient Thought and Literature in Honour of Christopher Gill*, 161–96, Oxford: Oxford University Press.

Smith, Wesley D. (1979), *The Hippocratic Tradition*, Ithaca, NY: Cornell University Press.

Solmsen, F. (1961), 'Greek Philosophy and the Discovery of the Nerves', *Museum Helveticum*, 18: 150–97.

Soren, David (2003), 'Can Archaeologists Excavate Evidence of Malaria?', *World Archaeology*, 35 (2): 193–209.

Sparkes, B (1995), 'A Pretty Kettle of Fish', in John Wilkins, David Harvey and Michael Dobson (eds), *Food in Antiquity*, 150–61, Exeter: University of Exeter Press.

Spatafora, Giuseppe (2007), 'Il sistema terapeutico nei poemi di Nicandro', *Giornale Italiano di Filologia*, 59 (1): 31–63.

Stafford, Emma (2004), '"Without You No One is Happy": The Cult of Health in Ancient Greece', in Helen King (ed.), *Health in Antiquity*, 142–57, London: Routledge.

Stathakopoulos, Dionysios C. (2004), *Famine and Pestilence in the Late Roman and Early Byzantine Empire: A Systematic Survey of Subsistence Crises and Epidemics*, Aldershot: Ashgate.

Stein, Michael (1997), 'La thériaque chez Galien: Sa préparation et son usage thérapeutique', in Armelle Debru (ed.), *Galen on Pharmacology: Philosophy, History and Medicine. Proceedings of the Vth International Galen Colloquium, Lille, 16–18 March 1995*, 199–209, Leiden: Brill.

Stivala, Joan (2015), 'Malaria and Miscarriage in Ancient Rome', *Canadian Bulletin of Medical History*, 32 (1): 143–61.

Stolberg, Michael (2015), 'Approaches to the History of Patients: From the Ancient World to Early Modern Europe', in Georgia Petridou and Chiara Thumiger (eds), *Homo Patiens: Approaches to the Patient in the Ancient World*, 499–518, Leiden: Brill.

Taborelli, Luigi and Silvia M. Marengo (1998), 'Il medicamento λύκιον e i suoi contenitori', *Archeologia Classica*, 50: 213–72.

Taborelli, Luigi and Silvia M. Marengo (2010), 'Microcontenitori per *medicamenta di epoca ellenistica e romana*', *Archeologia Classica*, 61: 211–42.

Tecusan, Manuela (2004), *The Fragments of the Methodists. Volume One: Methodism outside Soranus*, Leiden: Brill.

Temkin, Oswei ([1945] 1971), *The Falling Sickness*: *A History of Epilepsy from the Greeks to the Beginnings of Modern Neurology*, Baltimore, MD: Johns Hopkins University Press.

Thomas, Julian (1996), *Time Culture and Identity: An Interpretative Archaeology*, London: Routledge.

Thomas, Rosalind (1992), *Literacy and Orality in Ancient Greece*, Cambridge: Cambridge University Press.

Thomas, Rosalind (2000), *Herodotus in Context: Ethnography, Science and the Art of Persuasion*, Cambridge: Cambridge University Press.

Thumiger, Chiara (2014), 'Animals in Tragedy', in Gordon L. Campbell (ed.), *Oxford Handbook of Animals*, 84–98, Oxford: Oxford University Press.

Thumiger, Chiara (2017), *A History of the Mind and Mental Health in Classical Greek Medical Thought*, Cambridge: Cambridge University Press.

Thumiger, Chiara (2019), 'Animality, Illness and Dehumanisation: The Phenomenology of Illness In Sophocles' *Philoctetes*', in Giulia Maria Chesi and Francesca Spiegel (eds), *Undoing the Human: Classical Literature and the Post-Human*, 95–102, London, Bloomsbury.

Tieleman, Teun (1996), *Galen and Chrysippus on the Soul: Argument and Refutation in the* De Placitis *Books II-III*, Leiden: Brill.

Trancas, Bruno, Nuno Borja Santos and Luís D. Patrício (2008), 'O uso do ópio na sociedade romana e a dependência do princeps Marco Aurélio', *Acta Médica Portuguesa*, 21 (6): 581–90.

Totelin, Laurence M. V. (2004), 'Mithradates' Antidote: A Pharmacological

Ghost', *Early Science and Medicine*, 9: 1–19.

Totelin, Laurence M. V. (2009), *Hippocratic Recipes: Oral and Written Transmission of Pharmacological Knowledge in Fifth- and Fourth-Century Greece*, Leiden: Brill.

Totelin, Laurence M. V. (2012a), 'Botanizing Rulers and their Herbal Subjects: Plants and Political Power in Greek and Roman Literature', *Phoenix,* 66 (1–2): 122–44.

Totelin, Laurence M. V. (2012b), 'And to End on a Poetic Note: Galen's Authorial Strategies in the Pharmacological Books', *Studies in History and Philosophy of Science Part A*, 43 (2): 307–15.

Totelin, Laurence M. V. (2016a), 'From *Technē* to *Kakotechnia:* Use and Abuse of Ancient Cosmetic Texts', in Marco Formisano and Philip J. van der Eijk (eds), *Knowledge, Text and Practice in Ancient Technical Writing*, 138–62, Cambridge: Cambridge University Press.

Totelin, Laurence M. V. (2016b), 'The World in a Pill: Local Specialties and Global Remedies in the Graeco-Roman World', in Rebecca Futo Kennedy and Molly Jones-Lewis (eds), *The Routledge Handbook of Identity and the Environment in the Classical and Medieval World*, 151–70, London: Routledge.

Totelin, Laurence M. V. (2016c), '*Pharmakopōlai:* A Re-Evaluation of the Sources', in William V. Harris (ed.), *Popular Medicine in Graeco-Roman Antiquity: Explorations*, 65–85, Leiden: Brill.

Totelin, Laurence M. V. (2020), 'Healing Correspondence', in Laurence M. V. Totelin and Rebecca Flemming (eds), *Medicine and Markets in the Graeco-Roman World and Beyond: Essays on Ancient Medicine in Honour of Vivian Nutton*, 17–36, Swansea: Classical Press of Wales.

Touwaide, Alain (2002), 'Veterinärmedizin. II. Klassische Antike', *Der Neue*

Pauly, 12 (2), 146–7.

Trapp, Michael (2016), 'Introduction', in Donald A. Russell, Michael Trapp and Heinz-Günther Nesselrath (eds), *In Praise of Asclepius: Aelius Aristides Selected Prose Hymns*, 3–16, Tübingen: Mohr Siebeck.

Valamoti, Soultana M. (2009), 'Plant Food Ingredients and "Recipes" from Prehistoric Greece: The Archaeobotanical Evidence', in J. P. Morel and A. M. Mercuri (eds), *Plants and Culture: Seeds of the Cultural Heritage of Europe*, 25–38, Bari: Centro Europea per I Beni Culturali Ravello.

Vallance, John T. (1990), *The Lost Theory of Asclepiades of Bithynia*, Oxford: Oxford University Press.

van der Eijk, Philip J. (1997), 'Galen's Use of the Concept of "Qualified Experience" in His Dietetic and Pharmacological Works', in Armelle Debru (ed.), *Galen on Pharmacology: Philosophy, History and Medicine. Proceedings of the Vth International Galen Colloquium, Lille, 16–18 March 1995*, 35–57, Leiden: Brill.

van der Eijk, Philip J. (1999), 'The Anonymus Parisinus and the Doctrines of "the Ancients"', in Philip J. van der Eijk (ed.), *Ancient Histories of Medicine*, 295–331, Leiden: Bristol.

van der Eijk, Philip J. (2005a), 'The Methodism of Caelius Aurelianus: Some Epistemological Issues', in Philip J. van der Eijk (ed.), *Medicine and Philosophy in Classical Antiquity*, 299–327, Cambridge: Cambridge University Press.

van der Eijk, Philip J. (2005b), 'The Heart, the Brain, the Blood and the Pneuma: Hippocrates, Diocles and Aristotle on the Location of Cognitive Processes', in Philip J. van der Eijk, *Medicine and Philosophy in Classical Antiquity*, 119–35, Cambridge: Cambridge University Press.

van der Eijk, Philip J. (2015), 'Galen on the Assessment of Bodily Mixtures', in

Brooke Holmes and Klaus-Dietrich Fischer, *The Frontiers of Ancient Science: Essays in Honor of Heinrich von Staden*, 675–98, Berlin: De Gruyter.

van Hooff, Anton J. L. (1990), *From Autothanasia to Suicide: Self-Killing in Classical Antiquity*, London: Routledge.

Vespa, Marco (2017), 'Why Avoid a Monkey: The Refusal of Interaction in Galen's *Epideixis*', in Thorsten Fögen and Edmund Thomas (eds), *Interactions between Animals and Humans in Graeco-Roman Antiquity*, 409–34, Berlin: De Gruyter.

von Staden, Heinrich (1975), 'Experiment and Experience in Hellenistic Medicine', *Bulletin of the Institute of Classical Studies*, 22: 178–99.

von Staden, Heinrich (1989), *Herophilus: The Art of Medicine in Early Alexandria*. Cambridge: Cambridge University Press.

von Staden, Heinrich (1991), 'Matière et signification: Rituel, sexe et pharmacologie dans le Corpus Hippocratique', *L'Antiquité Classique*, 60: 42–61.

von Staden, Heinrich (1992a), 'The Discovery of the Body: Human Dissection and its Cultural Contexts in Ancient Greece', *Yale Journal of Biology and Medicine*, 65 (3): 223–41.

von Staden, Heinrich (1992b), 'Women and Dirt', *Helios*, 19: 7–30.

von Staden, Heinrich (1995), 'Anatomy as Rhetoric: Galen on Dissection and Persuasion', *Journal of the History of Medicine and Allied Sciences*, 50: 48–67.

von Staden, Heinrich (1996a), '"In a Pure and Holy Way": Personal and Professional Conduct in the Hippocratic Oath?', *Journal of the History of Medicine and Allied Sciences*, 51: 404–37.

von Staden, Heinrich (1996b), 'Liminal Perils: Early Roman Receptions of Greek Medicine', in F. Jamil Ragep and Sally P. Ragep (eds), *Tradition,*

Transmission, Transformation: Proceedings of two Conferences on Pre-Modern Science, 369–418, Leiden: Brill.

von Staden, Heinrich (2000), 'Body, Soul, and Nerves: Epicurus, Herophilus, Erasistratus, the Stoics, and Galen', in J. P. Wright and P. Potter (eds), *Psyche and Soma: Physicians and Metaphysicians on the Mind-Body Problem from Antiquity to Enlightenment*, 79–116, Oxford: Oxford University Press.

von Staden, Heinrich (2012), 'The Living Environment: Animals and Humans in Celsus' *Medicina*', in Nicoletta Palmieri (ed.), *Conserver la santé ou la rétablir: Le rôle de l'environnement dans la médecine antique et médiévale*, 69–94, Saint- Étienne: Publications de l' Université de Saint-Étienne.

von Staden, Heinrich (2013), 'Writing the Animal: Aristotle, Pliny the Elder, Galen', in Markus Asper (ed.), *Writing Science: Medical and Mathematical Authorship in Ancient Greece*, 111–44, Berlin: De Gruyter.

Wallace-Hadrill, Andrew (2008), *Rome's Cultural Revolution*, Cambridge: Cambridge University Press.

Watson, Gilbert (1966), *Theriac and Mithridatium: A Study in Therapeutics*, London: Wellcome Historical Medical Library.

Wazer, Caroline (2016), 'Between Public Health and Popular Medicine: Senatorial and Popular Responses to Epidemic Disease in the Roman Republic', in William V. Harris (ed.), *Popular Medicine in Graeco-Roman Antiquity: Explorations*, 126–46, Leiden: Brill.

Webster, Jane (1997a), 'Necessary Comparisons: A Post-Colonial Approach to Religious Syncretism in the Roman Provinces', *World Archaeology*, 28 (3): 324–38.

Webster, Jane (1997b), 'A Negotiated Syncretism: Readings on the Development of Romano-Celtic Religion', in David Mattingly (ed.), *Dialogues in Roman Imperialism*, 165–84, Portsmouth, RI: Journal of Roman Archaeology.

White, Kenneth D. (1970), *Roman Farming*, Ithaca, NY: Cornell University Press.

Wickkiser, Bronwen L. (2008), *Asklepios, Medicine, and the Politics of Healing in Fifth-Century Greece: Between Craft and Cult*, Baltimore, MD: Johns Hopkins University Press.

Wilkins, John (2012), 'Food and Drink in the Ancient World', in Kyri W. Clafin and Peter Scholliers (eds), *Writing Food History: A Global Perspective*, 11–23, London: Bloomsbury.

Wilkins, John (2015), 'Medical Literature, Diet and Health', in John Wilkins and Robin Nadeau (eds), *A Companion to Food in the Ancient World*, 59–66, Malden, MA: Wiley-Blackwell.

Wilkins, J. (1995), 'Introduction to Part II', in John Wilkins, David Harvey and Michael Dobson (eds), *Food in Antiquity*, 102–6, Exeter: University of Exeter Press.

Wilkins, John and Shaun Hill (2006), *Food in the Ancient World*, Oxford: Blackwell.

Wilkins, John (2015), 'Medical Literature, Diet, and Health', in John Wilkins and Robin Nadeau (eds), *A Companion to Food in the Ancient World*, 59–66, Malden, MA: Wiley Blackwell.

Wilkins, John (2017), 'Galen on the Relationship between Human Beings and Fish', in Thorsten Fögen and Edmund Thomas (eds), *Interactions between Animals and Humans in Graeco-Roman Antiquity*, 389–408, Berlin:De Gruyter.

Wilkins, John and Robin Nadeau, eds (2015), *A Companion to Food in the Ancient World*, Malden, MA: Wiley Blackwell.

Whitehorne, J. E. G. (1977), 'Was Marcus Aurelius a Hypochondriac?', *Latomus*, 36: 413–21.

Winder, Stephanie (2017), '"The Hands of Gods": Poison in the Hellenistic Court', in Andrew Erskin, Lloyd Llewellyn-Jones and Shane Wallace (eds),

The Hellenistic Court: Monarchic Power and Elite Society from Alexander to Cleopatra, 373–408, Swansea: Classical Press of Wales.

Wöhrle, Georg (1990), Studien zur Theorie der antiken Gesundheitslehre, Stuttgart: Franz Steiner Verlag.

Woods, Robert (2007), 'Ancient and Early Modern Mortality: Experience and Understanding', Economic History Review, 60: 373–90.

Woolf, Greg (1998), Becoming Roman: The Origins of Provincial Civilization in Gaul, Cambridge: Cambridge University Press.

Woolf, Greg (2015), 'Ancient Illiteracy?', Bulletin of the Institute of Classical Studies, 58 (2): 31–42.

Wootton, David (2006), Bad Medicine: Doctors Doing Harm since Hippocrates, Oxford: Oxford University Press.

Worman, Nancy (2000), 'Infection in the Sentence: Discourse of Disease in Philoctetes', Arethusa, 33: 1–36.

Worster, Donald, ed. (1988), The Ends of the Earth: Perspectives on Modern Environmental History, Cambridge: Cambridge University Press.

Yegül, Fikret (2010), Bathing in the Roman World, Cambridge: Cambridge University Press.

Young, Gary K. (2001), Rome's Eastern Trade: International Commerce and Imperial Policy 31 BC-AD 305, Cambridge: Cambridge University Press.

Zelener, Yan (2012), 'Genetic Evidence, Density Dependence and Epidemiological Models of the "Antonine Plague"', in Elio Lo Cascio (ed.), L'impatto della 'Peste Antonina', 167–77, Bari: Edipuglia.

Zucker, Arnaud (2008), 'Homme et animal: Pathologies communes et thérapies partagées', in Isabelle Boehm and Pascal Luccioni (eds), Le médecin initié par l'animal, 63–78, Lyon: Maison de l'Orient et de la Méditerranée-Jean Pouilloux.

索　引

(comic poet) 298

阿利安诺伊古城 Allianoi 55

阿利乌斯·阿里斯蒂德(普布利乌斯·阿
利乌斯·阿里斯蒂德，演说家)
Aelius Aristides (Publius Aelius
Aristides, orator) 33, 49, 51, 62,
225, 235 – 241, 247, 249

阿纳克萨戈拉(克拉佐米纳的，哲学
家) Anaxagoras (of Clazomenae,
philosopher) 164

阿纳卡西斯(斯基泰哲学家) Anacharsis
(Scythian philosopher) 46

阿普列乌斯(卢修斯·阿普列乌斯·马道
林斯，拉丁语修辞学家) Apuleius
(Lucius Apuleius Madaurensis,
Latin rhetorician) 44 – 47, 62

阿奇格涅斯(医生)Archigenes
(physician) 2, 29

阿斯克莱皮亚德斯(比提尼亚的，医
生) Asclepiades (of Bithynia,
physician) 5, 70, 81, 253, 260,
272, 273

阿斯克勒庇德斯 Asclepiads 294, 295

阿斯克勒庇俄斯 Asclepius 33, 49 – 51,
66, 169, 172, 173, 192, 208, 225,
234 – 241, 248, 249, 252, 291, 294,
310, 313

另见盖伦 Galen, 阿斯克勒庇俄斯
医神庙 temples of Asclepius

阿斯克勒庇俄斯医神庙 temples of
Asclepius 33, 49 – 51, 66, 239, 248

阿塔卢斯三世(帕加蒙的，国王)
Attalus III (of Pergamum, king) 14

阿忒纳乌斯(阿塔利亚的，医生)
Athenaeus (of Attaleia, physician)
58, 273

阿忒纳乌斯(诺克拉提斯的, 修辞
学家) Athenaeus (of Naucratis,
rhetorician) 70, 80, 98, 99

阿特米德鲁斯(达尔地斯的, 占卜师)
Artemidorus (of Daldis, diviner)
235

埃博拉 ebola 130

埃拉西斯特拉图斯(喀俄斯的, 医生)
Erasistratus (of Ceos, physician) 72,
165, 223, 253, 257, 268 – 272,
274, 275, 278, 279, 282, 284

埃皮达罗斯 Epidaurus 49 – 51, 309 – 310

埃斯库罗斯(悲剧诗人)Aeschylus
(tragic poet) 144

埃提乌斯(古希腊哲学述说者) Aetius
(doxographer) 277, 286

埃提乌斯(阿米达的, 医生) Aetius (of
Amida, physician) 4 – 5, 153, 162

癌症 cancer 84, 109, 111

爱琴海 Aegean Sea 65, 66

安德烈亚斯 (卡利斯托的, 医生) Andreas (of Carystus, physician) 7, 80

安东尼·皮乌斯 (罗马皇帝) Antoninus Pius (Roman emperor) 226, 227, 232

安东尼瘟疫 Antonine Plague 113, 130, 131

安东尼·穆萨 (医生) Antonius Musa (physician) 55, 56

安乐死 euthanasia 292

安尼娅·福斯蒂娜 (罗马公主)Annia Faustina (Roman princess) 234

安提俄克 Antioch 59

安提勒斯 (医生)Antyllus (physician) 58

安提帕特 (医学作家) Antipater (medical author) 12

安条克 (阿斯卡隆的, 哲学家) Antiochus (of Ascalon, philosopher) 260

安慰剂效应 placebo effect 25

按摩师 masseurs 290

奥古斯都(罗马皇帝) Augustus (Roman emperor) 12, 19, 26, 41, 55–57, 203

奥里巴修斯 (帕加蒙的, 医生) Oribasius (of Pergamum, physician) 4, 58, 59, 65, 81, 153

奥卢斯·革利乌斯 (罗马作家)Aulus Gellius (Roman author) 7, 221–223, 225, 229, 242, 248, 249

奥纳桑德(军事作家) Onasander (military writer) 41, 43, 62

奥斯提亚 Ostia 298, 312, 313

奥亚 (北非城市) Oea (North African city) 45

B

八角 anise 26

巴比伦 Babylonia 172, 180

白喉 diphtheria 111

白内障 cataracts 162, 196, 205

百日咳 pertussis 111, 139

败血症 septicaemia 134

拜占庭 Byzantium 65, 67, 129, 311

拜占庭帝国 Byzantine Empire 129

斑蝥 cantharis 154

斑疹伤寒 typhus 130

胞衣 / 子宫 womb 136, 137, 158, 161, 164, 165, 179, 292, 293, 300, 315

保罗 (埃吉纳的, 医学作家) Paul (of Aegina, medical writer) 5, 142,

陶器 pottery 10, 17, 110, 152, 197, 200, 203, 296

特里卡 Tricca 49

特米森（老底嘉的，医生）Themison (of Laodicea, physician) 259

疼痛 / 痛苦 pains
  慢性 ~chronic 225
  另见镇痛剂 analgesics, 慢性疼痛 chronic pain

锑 antimony 210

提比略（罗马皇帝）Tiberius (Roman emperor) 21

体操教练 gymnastic trainers 223, 238, 239, 248, 251

体液平衡 humoural balance 22, 40, 83, 102

体质 physique 32, 35, 36, 39, 65, 89, 97, 101

天花 smallpox 111, 113, 130, 131

调和 mixtures (kraseis) 82, 83, 85, 93, 97, 98, 105

调和得当 dunameis 83, 98

听觉 hearing 77

铜合金 copper alloy 188, 190, 195, 196, 200, 209, 211, 214, 215

痛风 gout 22, 111, 228, 250

头骨 cranioclasts 162

头痛 headaches 91

图拉真（罗马皇帝）Trajan (Roman emperor) 15, 57, 243

驼背 hunchbacks 109, 124, 126, 300

唾液 saliva, spittle 153, 162, 180

W

瓦罗（马可·特伦提斯，农学作家）Varro (Marcus Terentius, agricultural writer) 37, 169, 181

外伤 wounds
  腹部 ~in the belly 154
  溃疡性 ~ulcerous 174

微生物 microbes 107, 113, 138

微生物组 microbiome 138

维吉休斯（普布利乌斯·弗拉维乌斯·雷纳图斯，军事作家）Vegetius (Publius Flavius Vegetius Renatus, military writer) 33–34, 42, 43, 47, 48, 60, 62

维生素 vitamins 25, 111

维特鲁威（马卡斯·维特鲁威·波利奥，工程师）Vitruvius (Marcus Vitruvius Pollio, engineer) 33, 39–41, 43, 54, 58, 60

维也纳抄本 Vienna Dioscorides 7

胃 stomach

自我治疗 self-medication 228, 248

自愈 self-healing 160, 169

宗教 religion 49, 97, 144, 146, 199,
204, 236, 241, 248, 314
另见神庙医学 temple medicine

宗派 sects 295

足痛风 *podagra* 228

钻颅术 trepanation 191

佐普鲁斯 (亚历山大里亚的，经验主
义医生)Zopyrus (of Alexandria,
Empiricist physician) 6, 8

译后记

古希腊罗马医学对于大多数中国读者来说是遥远而陌生的。

在某种程度上，古希腊罗马医学是西方医学传统的摇篮，被视为技术进步的基础和起点，其中，希波克拉底被誉为"西方医学之父"，盖伦被誉为"西方医学之王子"。因此，在医学史总论中，古希腊罗马医学始终在开篇占据重要地位和相当篇幅，无论是血液、尿液的历史探究，还是某个学科、专科、诊断、疗法、疾病的历史追溯，以及解剖学、药理学、外科、妇产科、公共卫生（包括环境卫生、生活方式与健康）乃至更加细分的亚学科、子学科，抑或医学伦理、医患关系、女性等议题，都可以从中找到源头。

当然，提到西方医学史，希波克拉底和盖伦的智慧固然经典，但对于绝大多数读者来说似乎也是"故纸堆"里的遗产，而且是看不懂的语言。大多数古希腊医学文本在中世纪的手稿中得以保存，但在人工抄写过程中，难免存在改写和错误。因此，古希腊罗马医学史的研究传统中，一直存在着一种主流的"语言学"研究范式，即对比希腊语和拉丁语、阿拉伯语和叙利亚语等不同文本，以讨论手稿的传统、不同文本之间的异同、同一文本的不同版本、作者之间的"师承关系"等。这种研究无疑有着极高的语言门槛，若没有足够的拉丁语或希腊语知识，是无法准确解释这些过于复杂的文本的。这也是中国学者在对中医和西方医学传统进行比较研究时遇到的主要困难。

不过，从1839年起，法国医生埃米尔·利特雷（Emile Littré）翻译出版了10卷本《希波克拉底全集》（*Oeuvres Completes D'Hippocrate*）；19世纪初，德国医生卡尔·格特洛布·库恩（Karl Gottlob Kühn）整理编纂了22卷本《盖伦全集》（*Claudii Galeni Opera omnia*）。近年来，几乎所有版本的希腊语或拉丁语医学文本都已经出现了现代语言的译本，特别是英译本和部分中译本的出现，极大地推动了该领域的研究。与此同时，学界对非文字证据的重视日益增加，例如石刻、纸莎草纸和物质文化；古代世界健康与疾病的生物考古学研究不仅关注到医疗器械、提供医疗保健的机构和场所、人体和营养残留物以及生活状况（社会状况和自然条件），还使用物质文化来推演隐含的医学信仰和价值观，例如丧葬行为。

长期以来，进步主义视角在古代医学叙事中占据主导地位，医学史中几乎所有注意力都放在了医学观念、医学哲学和医学学派上，强调对成就、发现、进步和进展的记录，而忽视或边缘化了对非理性、迷信、失败和挫折（或所谓的挫折）的探讨。

而医学史研究在社会文化转向之下，对古希腊罗马医学的研究不再主要因为它属于"奇迹"的一部分，甚至也不仅仅因为它对西方医学传统的奠基性影响（尽管后一点仍然很重要），而是因为希腊人和罗马人对健康和疾病的态度和理解，反映了当时的社会思想理念、道德价值观以及历史文化信息。可以说，医学史研究的社会文化转向使得古希腊罗马医学史的研究呈现出语境化趋势。在新的叙事中，"医生"逐渐为"治疗者"替代，"医学"也逐渐被"治疗干预"替代，因为后者隐含了西方生物医学作为正统或主流的偏见。在这样的趋向之下，对这一时期医学史的研究呈现出如下新的主题：

首先，学界开始关注到希波克拉底和盖伦以及体液理论经典化的过程。《希波克拉底文集》随着时间推移不断被丰富，成为医学文献中的经典之作。在此过程中，它不断被复制，以用于医学领域的学习和指导，同时影响着同时期的其他医学文献。古希腊罗马时期大量传记、史志和哲学家论述集，记录下了希波克拉底治疗疾病、保持健康的具体方法，也加强了这一经典化的过程。

这一进路最主要的兴趣并不在于特定医学概念是否真实、重要，是否有其价值和影响，而在于健康 / 疾病观本身的发轫、发展、交流与接受的过程，以及这些过程与所处历史背景之间的相互作用，从而理解医学如何成为一种专业、一门科学和 / 或艺术，抑或建立在理论之上的治疗实践。

其次，研究不再局限于医学，而是容纳了躯体健康、心理健康以及相关主题，如生活方式、生活质量、生活繁荣程度等也进入了古希腊罗马医学史的研究视野。医学史家对古代如何体验或理解健康，如何在私人和公共场域维持、管理、控制和增进健康，以及如何定义"身体健康"和"精神健康"的兴趣日益浓厚。

通过研究古希腊罗马世界中环境对健康和卫生保健的影响，探讨当时人们如何看待环境对人类体质的影响，以及这些观点如何影响了医疗保健方式，从而带来了历史维度下审视环境和种族的新视角。在古希腊罗马，环境被认为不仅塑造了人们的外貌，也决定了人们的习俗。它是导致某些疾病的原因，并通过草药、矿物药物和其他药物提供治疗。罗马建筑师、军事指挥官和立法者对环境与健康的相关性非常关注，如维特鲁威的论著《论建筑》(*On Architecture*)。塞尔苏斯在《论医学》(*On Medicine*) 中解释道，健康的居住地是指夏天明亮、空气流通，冬天阳光充足，应该远离河流和沼泽的地方。这在本卷"环境"一章有详尽的阐释。

以色列特拉维夫大学古典学教授本杰明·艾萨克 (Benjamin Isaac) 对古典时期种族主义的起源进行了研究（2004年），发现在整个古希腊罗马世界广泛存在着原生种族主义和对种族群体的偏见和仇外心理，并且被大多数重要的希腊和拉丁作家积极宣传。希腊特有的"蛮族 (barbarian)"概念表明希腊文化是如何有效地标记"他者"，并将其描述为道德和文化上的异类。"barbarian（野蛮人）"这个词最初源于希腊语，指那些不会讲希腊语的人。此外，艾萨克证明，希腊和罗马作家对腓尼基人、迦太基人、叙利亚人、埃及人、帕提亚人等族群的看法，以及罗马人对希腊人、山里人和平原人、高卢人、日耳曼人和犹太人的看法，都带有希波克拉底思想的明显痕迹，这些思想最早在《气候水土论》(*On Airs, Waters and Place*) 中都有所表达。

第三，该研究议程还涉及医学与其他学科和专业知识领域（如哲学、宗教和法律）之间不断变化的关系，随之而来的是权威、正统、多元化、问责制和创新等议题，以及如何在社会和文化权威的其他场域中判断医学专业知识。近年来，对古希腊罗马时期宗教治疗实践的研究激增，涉及巫术、民间疗法、邪教迷信和神灵启示仪式。本卷在"经验"一章中探讨了这一议题。

人们对"日常生活医学"的兴趣也日益浓厚，比如对饮食学（dietetics）和摄生法的解读，即古希腊罗马医学旨在通过调节生活方式来恢复和维持健康，这大大扩展了以手术和药物为主的医疗方法。其中，对食物、饮料、睡眠和性行为的调节是主要方法，在现代学术研究中这被视为古希腊饮食学的根源。也有学者注意到，任何关于人类生活的限制都可以用"节制"这个词来标记，但并非所有的节制都与健康有关，本卷"食物"一章就充分揭示了这一点。

总之，古代医学史的研究充分借鉴、融合了语言学、哲学、历史学、考古学和科技史的研究方法和成果，近年来呈现出显著的多元化趋势。对于中国学者而言，国外的相关研究译著势必有助于比较研究。不过，翻译过程中，囿于本人才疏学浅，疏漏之处在所难免，还请学界同仁批评指正。

苏静静

2024 年 9 月

译丛跋

英国医学史家罗杰·库特（Roger Cooter）担任总主编的六卷本
"医学文化史"系列是医学文化史领域的权威著作，跨越古代、中世
纪、文艺复兴、启蒙时代、帝国时代、现代六个时代，每卷都由多位
该领域的专家撰写，涵盖了身体、疾病、治疗、医学实践、医学思想
等方面，不但引人入胜、发人深省，而且将改变我们对医学在人类社
会中作用的理解。

20世纪60年代末至70年代初，反文化运动（counter-culture
movement）席卷西方世界，带来对传统价值观和社会制度的挑战，以
及对权威、权力和文化规范的质疑和反抗。在这一背景下，科学知
识社会学兴起，将科学纳入文化研究视野，整合了历史学、人类学、
社会学、科学哲学和性别研究等学科领域，科学实践的历史性、互
动性和意义被深入挖掘和审视。法国哲学家布鲁诺·拉图尔（Bruno

Latour）通过案例研究展示其价值，成功地将其取向与社会建构主义联系起来，强调了知识的生产过程。

医学作为一门具有社会人文属性的科学，它与疾病、病痛和身体的内在联系，使其成为透视社会、文化乃至政治的重要媒介。医学知识主张及其实践与机构密不可分，医学社会学、医学人类学、医学与文学等领域的研究表明，医学知识和实践嵌入了科学、社会和文化的语境中，并受其塑造。医学理论和实践深受文化规范和价值观的影响。与此同时，医学的女性主义批判促进了对女性和女性身体观念与实践的历史分析。出于同样原因，对技术的政治批判与当代政治议题（如核能、污染、帝国主义、科学管理）有着密切联系。医学应用范围不断扩大，重塑了社会秩序与身份；疾病的"发明"日益受到"药物"主导；生物医学知识和技术与日常生活相互渗透，由此引发了身体建构、审视和讨论方式的转变。

从20世纪80年代开始，在这种背景下，医学史的文化转向引发激烈争论，也推动了医学新文化史研究热潮。"医学作为文化"的视角得到积极倡导，医学史的研究范畴显著扩大，即使是医学家撰写的技术性医学史也受到这一趋势影响。在这一趋势之下，社会史对健康文化和医疗的理解受到批评，研究者指出医学社会史研究有时倾向于用简化的模型解释医学与社会结构之间的复杂关系，可能忽略医学自身的专业性和内在逻辑。

新的史料来源和面向普通人的历史叙述被提倡，自下而上的历史（相对于精英医学家中心论）为医学史引入了新维度。非医师的治疗者、患者及其家属、社会制度和机构，以及生老病死的不同阶段成为研究者关注的议题，揭示了普通人（包括外行和普通从业者）的生活经历、习俗和信仰。

医学文化史更加强调文化对医学实践、理论和制度的影响，包括医学知识的形成、医学符号的意义以及医学实践的文化背景。这使得医学文化史能够更全面地理解医学的发展和演变，而不仅仅局限于社会结构和经济因素。

医学文化史研究更加关注医学象征和符号的意义，包括医学实践中的仪式、符号和象征，以及医学文本和视觉材料的解读。这使得医学文化史能够更深入地理解医学和疾病在不同文化中的表达方式和文化意义，以及医学知识生产和再生产与社会权力之间的相互影响，也更加关注医学知识、观念在社会文化中的建构和传播，关注医学与文化的全球互动。

医学文化史更加注重探讨医疗实践中的日常细节、个人经验等微观层面，以及医患关系的文化动态，尤其是医疗中的病人经验、主体性。医学文化史研究通常会借鉴考古学、人类学、艺术史等学科的方法和理论，更加深入地挖掘文献和史料，相比关注官方文献、政策、制度、医学文本等正式史料，愈加重视绘画、照片、视频、建筑、器物（手术、诊疗工具、药品等）和生物考古遗迹等视觉材料和物质文化载体，以及艺术作品、文学作品、日记、信件、笔记等非正式文献资料，和反映日常生活层面的医学经验，从多个角度和多个信息源解读医学的文化意义和历史背景。

那么，医学文化史为我们理解过去的疾病、身体和医学提供了什么呢？早期现代欧洲医疗市场及其从业者的研究，虽然精英患者视角仍然占主导地位，但对医疗保健更为广泛的社会谈判、患者参与和期望（关于健康／医疗）等已经出现了更多、更深入的探索。将医生和患者放在同等地位上，对患者经历予以更细致的分析，可以发现人们对疾病的反应远非一致，患者和他们周围的人通常要从多种来源甚至相互矛盾的书面和口头交流中，构建出对疾病最合理的解释，并推导出最有希望的治疗方法。与此同时，关于早期现代欧洲医疗市场及其从业者的研究也被赋予更为广泛的视野，首先不再局限于受过医学专业训练的传统医生，而是包含了信仰疗法、助产士、护士、巫师、药剂师等，在此过程中也就加深了民间医疗文化／信仰体系、医疗体系制度化的理解，融入了客户／患者的利益、动机和选择等视角，尤其是经济、社会和宗教 — 道德机构／因素对于特定医疗商品／服务、技术和观念占据主流地位的作用和影响。

在新文化史视角下，随着对研究概念和范畴的重新思考，文艺复兴时期医学史叙事已经发生了颠覆性转变。对于现如今习惯称之为的"早期现代"时期来说，这一变革的核心在于对自然知识生产和医学核心主题做了认识论上的重新考量。现代性的根源本身也成为一个争议话题。通过探索欧洲知识实践与其他土著文化之间的接触区域，研究范围已大大拓展。早期现代物质文化和视觉文化的丰富性、"经验"和"权威"等关键认识论概念的塑造和定义都得到了关注。

新千年伊始，文化研究和残疾研究为身体史注入了新的活力，强调身体不仅是生物学和物质的存在，也是文化、社会和政治意义的载体，身体被视为反映了文化规范、社会结构和权力关系的可以阅读和阐释的文本，这对于理解个体与社会之间的相互作用，以及身份、权力和经验的构建具有深远的意义，也有学者将其称为身体转向（body turn）。身体不仅被视为私人领域的一部分，也是政治斗争和社会控制的场所。从生殖权到性工作，从饮食文化到运动实践，身体是权力作用的前线。性别、种族、阶级、性取向和残疾等身份类别如何通过身体得以构建和展现，成为研究重点，尤其强调身体差异如何被社会文化所塑造和理解。"身体转向"也关注个体的感官经验和情感生活，特别是如何通过身体来体验和感知世界，以及这些经验如何构成个人和集体的记忆与认同。英国医学史家罗伊·波特（Roy Porter）的开创性研究，深入洞察了医疗从业者、疾病和死亡的身体表征所附着的主导意义，以及通过以身体为中心的观念和实践来表达和嵌入文化的自我。一些研究涉及相对较为熟悉的领域，如被解剖和被折磨的身体，以及畸形、缺陷和怪物、异常。也有学者开拓了新的领域，从文学 — 文化和符号学角度以及社会 — 道德和心理、生理意义对男性、穷人和文学身体的医学构建，到对特定身体部位（手、肿块、红疹、皮肤）、体液（血液）和分泌物的研究。

自20世纪末开始，社会建构论为许多医学史研究提供了方法论框架，拉近了医学史与社会史、文化史的距离，医学史的目标不是追求单一的统一叙事，而是展示其多重含义和用途，并热衷于讨论"历史、政治和医疗保健的修辞战场"。比如，英国历史学家卢德米拉·乔丹诺娃（Ludmilla Jordanova）提倡从思维模式和医学文化的角度，而非"知识"的角度来思考医学，提出社会建构论与对医学思维的关注共同构成了医学文化史的学科范畴。然而，由于方法和史料的不同，该领域的学者形成了不同的"派别"，并深陷于关于医学史的目的、医学史与历史的关系、医学史与医学的关系等争论中。

对于这场文化转向，医学史学者有着不同的评判。有的质疑文化转向是否言过其实。文化转向兴起的动力之一是改变过去的所谓传统医学史。正如美国医学史家约翰·伯纳姆（John Burnham）在《什么是医学史》一书中写到的，"拥有哲学博士学位的历史学家，而不是获得医学博士学位的人们蜂拥进入了20世纪70年代兴起的新医学社会史中"，他们更倾向于将过去的医学史传统过于简单地概括为"由医生、为医生撰写的正统医学史，唯崇英雄医生及其成就，进步主义和胜利主义的色彩，内史和天真实证主义"。不过在书籍序言、期刊论文和基金申请中，炫耀并谴责一种老旧的医学史，成为一种现成且不需要分析和反思来宣示自己工作重要性的捷径。到20世纪80年代，这种对传统医学史的批评已退化为一种公认但未经深究的失真表述。而早在1904年，德国医学史家尤利乌斯·利奥波德·帕格尔（Julius Leopold Pagel，1851—1912）在其纲领性论文《医学文化史》中就开始倡导"医学文化史（medizinische Kulturgeschichte）"的研究路径，他主张"真正的医学史家就是文化史家"。他以文氏图的方式阐释了医学与科学、哲学、宗教、艺术、神学、法律、技术、工业、商业、语言等人类生活各个方面的关系，其重叠的方面都应当被深入研究。

2007年，罗杰·库特在《构架医学社会史的终结》（'Framing the End of the Social History of Medicine'）一文中对文化转向发起了一轮激烈挑战，认为"新兴的医学社会史计划的分析程序和活动力量已经偏离轨道，这在很大程度上是由于文化转向"，"文化研究的冲动、后现代主义的方法论相对主义以及全球新自由主义的政治使历史学家远离了史学研究的社会意义、影响力和对社会的批评"。在他看来，随着

"社会""历史"和"医学"这些关键词失去稳定的含义，以及社会学范畴被符号学取代，"社会"的地位降低，历史使命的清晰性也因此消失了。仅仅是顺应当下的政治、文化和经济状况从编史学上扭转这一亚学科，或者仅仅通过细枝末节的改变改旗易帜为"医学文化史"，这在政治和思想上是"毫无建树的"，已经"丧失了认真参与的能力"。

当然，文化史研究的一些固有褊狭，我们也要批判性对待。由于并非所有物质文化都能幸存或被保存在博物馆和档案中，这可能导致研究焦点偏向那些更容易保存或被视为"重要"的物品。此外，物品的意义可能随时间、空间和使用者而变化，其解读也容易受到研究者主观性的影响。物质文化的分析可能涉及对物品的使用、制造过程、流通和消费等多重因素的考虑，从而增加了解释的复杂性。也有一些批评者认为，医学文化史研究有时过于强调文化因素对医学实践的影响，而忽略了其他因素，如技术创新、经济因素等；医学文化史研究可能受到文化相对主义的影响，导致对不同文化中的医学实践过于包容，而忽视了对这些实践可能带来的负面影响的评估。

随着我们踏上医学文化史探索之旅，医学文化史的迷人之姿也将展现在我们中国读者眼前。从古希腊罗马到中世纪的欧洲，从医学革命到现代医学的困境，"医学文化史"系列跨越了几千年的广阔范围，提供了丰富多彩的医学画卷。这部译丛将为医学史研究者、医学从业者和一般读者提供一个宝贵的资源，还将为跨文化交流和思想对话创造空间，让我们对人类健康和幸福的丰富历史有一个全新的认识。

张大庆　苏静静

2024年9月